JICENG YILIAO WEISHENG
YEWU SHIYONG SHOUCE

基层医疗卫生业务实用手册

主 编／金必辉　吴先萍　唐雪峰　钟　波

U0254791

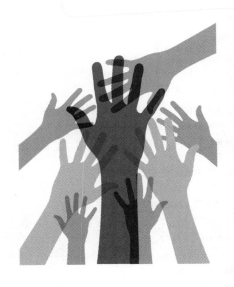

四川科学技术出版社

·成都·

图书在版编目（ＣＩＰ）数据

基层医疗卫生业务实用手册/金必辉等主编. —— 成都：四川科学技术出版社，2023.12
ISBN 978-7-5727-1209-8

Ⅰ.①基… Ⅱ.①金… Ⅲ.①医疗卫生服务—手册
Ⅳ.① R197.1-62

中国国家版本馆 CIP 数据核字 (2023) 第 224674 号

基层医疗卫生业务实用手册

主编 / 金必辉　吴先萍　唐雪峰　钟　波

出 品 人	程佳月
策划编辑	杨璐璐
责任编辑	李　栎
助理编辑	王天芳
封面设计	书　兰
校　　对	范贞玲
责任出版	欧晓春
出版发行	四川科学技术出版社
地　　址	四川省成都市锦江区三色路238号新华之星A座
	传真：028-86361756　邮政编码：610023
成品尺寸	143mm×210mm
印　　张	11　字　数　290 千
印　　刷	成都蜀通印务有限责任公司
版　　次	2023年12月第 1 版
印　　次	2023年12月第 1 次印刷
定　　价	52.00元

ISBN 978-7-5727-1209-8

《基层医疗卫生业务实用手册》编委会

主 编

金必辉　吴先萍　唐雪峰　钟　波

副主编

桑振修　丁　梅　彭　伯

王培培　杨　青

编 委

熊　敏　陈　锐　黄应丽　刘　熹

赵艳婷　魏咏兰　李　慧　冯　媛

罗　飞　廖俊萍　李　艳　刘睿聪

徐　静　付清培　梁锦铭　张静靖

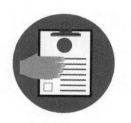

前　言

　　基层医疗卫生机构主要包括社区卫生服务中心（站）、乡镇卫生院和村卫生室，是城乡医疗卫生服务体系的基础，承担着为群众提供基本医疗卫生服务的重任，是保障人人享有基本医疗卫生服务的基础。

　　党中央历来高度重视基层和农村卫生工作，尤其是党的十八大以来，以习近平同志为核心的党中央坚持以"人民为中心"的发展理念，把"人民健康"放在优先发展的战略地位，召开全国卫生与健康大会，提出党的新时代卫生与健康工作方针，将"以基层为重点"放在首要位置。深入推进各项基层医疗卫生健康工作，提升基层医疗卫生服务能力，有利于不断提升群众对基层医疗卫生服务的获得感和满意度。大力发展基层医疗卫生机构，推动医疗卫生工作重心下移、医疗卫生资源下沉，有利于推进分级诊疗制度的落实，形成"基层首诊、双向转诊、上下联动、急慢分治"的合理就医秩序。提升基层医疗卫生机构的服务能力，对有效破解"看病远、看病贵、看病难"的突出问题具有十分重要的意义。

本书以近年来国家对基层医疗卫生服务工作的要求为基本准则，遵循"从保基本起步，从建机制着眼，从强基层入手"的理念，对新形式下基层医疗卫生服务工作中主要的或亟待规范的工作做一个较为系统、全面的介绍，旨在帮助基层医疗卫生机构进一步提升基本医疗卫生服务能力和公共卫生管理能力，提高医疗卫生服务工作质量，更好地服务广大群众。

本书适用于市、县（区）和乡镇的医疗卫生服务工作人员阅读。

编者

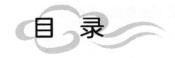

目 录

第一章
基层医疗卫生机构概述

　　基层医疗卫生机构主要为本机构服务辐射区域的居民提供基本公共卫生服务和基本医疗服务，包含社区卫生服务中心、乡镇卫生院、社区卫生服务站和村卫生室，其中社区卫生服务站、村卫生室为服务网底；乡镇卫生院是农村三级医疗卫生服务网络的重要组成部分，起到承上启下、协调各方的作用；社区卫生服务中心作为深化城市医疗卫生体制改革及有效解决城市居民看病难、看病贵等问题的重要举措，是城市卫生工作的重要组成部分，是保障人人享有基本医疗卫生服务的基础。大力发展基层医疗卫生机构，推动医疗卫生工作重心下移、医疗卫生资源下沉，有利于推进分级诊疗制度的落实，形成基层首诊、双向转诊、上下联动、急慢分治的合理就医秩序。社区医院以社区、家庭和居民为服务对象，以居民健康为中心，提供常见病、多发病和慢性病的基本医疗服务和基本公共卫生服务。现有社区卫生服务中心和有条件的乡镇卫生院，在医疗服务能力达到社区医院基本标准后，加挂社区医院牌子。

第一节　　主要任务

　　从实践层面，基层医疗卫生机构有基本医疗卫生服务和公共卫生管理两大职能。基本医疗卫生服务是指维护人体健康所必需、与经济社会发展水平相适应、公民可公平获得及采用适宜药物、适宜技术、适宜设备提供的疾病预防、诊断、治疗、护理和康复等服务。基本医疗卫生服务包括基本医疗服务和公共卫生服务。基层医疗卫生机构受当地卫生行政部门委托，承担辖区内公共卫生管理职能，负责社区卫生服务站、村卫生室的业务管理和技术指导。

一、基本医疗服务

国家实行基本医疗服务分级诊疗制度。基层医疗卫生机构能提供常见病、多发病的门诊诊疗服务和检验检查服务。

（一）基本药物

2008 年，经中央全面深化改革委员会同意，国家组织药品集中采购试点，并逐批实施，进一步降低了药价，涉及高血压、糖尿病、恶性肿瘤等药品品种，平均降价 53%。2009 年，国家启动基本药物制度建设，发布了基本药物目录。2010 年，颁布了《建立和规范政府办基层医疗卫生机构基本药物采购机制的指导意见》，实行以省为单位，集中采购、统一配送，发挥集中采购的优势，降低了基本药物价格，保障了基本药物的供应，并执行购销同价。2013 年，国家进一步出台了巩固完善基本药物制度的相关措施，着力解决基层医疗改革面临的新问题。2018—2022 年，因推行药品和医用耗材集中带量采购而降低的费用超过 4 000 亿元。

（二）医疗服务

识别、初步诊治常见病、多发病，如急性上呼吸道感染、腹泻、高血压、糖尿病等疾病门诊诊疗服务，以及清创缝合等服务；能运用中医药技术，开展内科、外科、妇科、儿科常见病、多发病的中医药服务。具备辖区内居民基层首诊、双向转诊等分级诊疗功能，能够落实首诊负责制和转诊审核责任制。有条件的基层医疗卫生机构，还应结合辖区内居民基本医疗卫生服务需要，开展与基层医疗卫生机构能力相适应的内科、妇科、儿科、外科、皮肤科、眼科、耳鼻喉科、口腔科等服务。具备一定的急诊急救服务能力，可开展多种中西医适宜技术，可开展二级以下常规手术，可提供常见病、多发病的住院诊疗服务，可为诊断明确、病情稳定的慢性病患者、康复期患者、老年病患者、晚期肿瘤患者等提供治疗、护理、康复服务。

二、公共卫生服务

（一）基本公共卫生服务

基本公共卫生服务是我国在坚持"预防为主"工作方针下做出的一项系统性、全局性的基本公共卫生服务制度安排，是实现健康中国战略的基础性措施。基本公共卫生服务主要由基层医疗卫生机构承担，针对当前城乡居民存在的主要健康问题，以儿童、孕产妇、老年人、慢性病患者为重点人群，面向全体居民免费提供最基本的公共卫生服务。项目包含居民健康档案管理、健康教育、预防接种、0～6岁儿童健康管理、孕产妇健康管理、老年人健康管理、高血压患者健康管理、2型糖尿病患者健康管理、严重精神障碍患者健康管理、结核病患者健康管理、中医药健康管理、传染病及突发公共卫生事件报告和处理、卫生计生监督协管等服务，国家及省、市、区安排的其他基本公共卫生服务。项目所需资金主要由政府承担，城乡居民可直接受益。至2023年，基本公共卫生服务经费标准已从2009年不低于15元/人提高到89元/人。该项目推动了基层医疗卫生机构从"以治病为中心"转向"以健康为中心"，从"以治疗为主"向"以预防为主、防治结合"转变，强化了公共卫生服务职能，扩大了其内涵。

（二）重大公共卫生服务

重大公共卫生服务是我国根据重大疾病预防控制需要，针对影响居民的重大疾病和主要健康影响因素，设立的一系列公共卫生服务项目。重大公共卫生服务项目多、涉及面广，如艾滋病、结核病、血吸虫病、精神疾病、慢性非传染性疾病、免疫规划等重大疾病预防控制项目；农村改水改厕等爱国卫生项目；增补叶酸、"两癌"筛查等妇幼健康项目；应对新型冠状病毒感染疫情等突发公共卫生服务事件相关项目。重大公共卫生服务项目由专业公共卫生机构牵头，基层医疗卫生机构配合实施，经费由财政保障。

三、一体化管理

鼓励基层医疗卫生机构对其下设的社区卫生服务站、村卫生室实行一体化管理。

（一）统一组织管理

实行一体化管理的社区卫生服务站、村卫生室的法人由所在基层医疗卫生机构负责人担任。社区卫生服务站、村卫生室的医疗执业注册由基层医疗卫生机构统一向区（市）县卫生健康局（简称卫健局）申请，经主管部门注册并备案方可从事医疗服务工作。

（二）统一人员管理

基层医疗卫生机构对社区卫生服务站、村卫生室人员聘用、考核、奖惩等情况实行动态管理；加强医德医风建设，规范人员行为；进行基础理论、基本操作技能和适宜技术的培训；选派符合条件的医务人员到县级医院脱产进修和轮训。

（三）统一药品管理

按照国家基本药物制度要求，社区卫生服务站、村卫生室统一配备、使用国家基本药物。建立药品耗材进、销、存账册，损益药品和变质药品一律填报损耗单，严禁私自购进药品。

（四）统一业务管理

基层医疗卫生机构监督指导社区卫生服务站、村卫生室建立健全医疗质量管理、医疗安全、人员岗位责任、定期在岗培训、门诊登记、法定传染病疫情报告、食源性疾病或疑似病例信息报告、医疗废物管理、医源性感染管理、免疫规划工作管理、严重精神障碍患者服务管理、妇幼保健工作管理及财务、药品、档案、信息管理等有关规章制度；推进健康管理关口前移，以儿童、孕产妇、老年人、慢性病患者为重点，积极开展家庭医生签约服务，提高基本公共卫生均等化服务水平。

（五）统一财务管理

规范会计核算和财务管理，公开医疗服务和药品收费项目价格。基层医疗卫生机构对社区卫生服务站、村卫生室统一会计科目，统一账号，设立账簿，独立核算，做到收费有单据、账目有记录、支出有凭证，收费项目规范、票据齐全，完善财务管理，接受上级有关部门的监督检查。

（六）统一绩效考核

基层医疗卫生机构合理制定绩效考核方案，对社区卫生服务站、村卫生室进行考核。考核内容包括基本医疗和基本公共卫生的数量、质量、群众满意度、学习培训及医德医风等情况。考核结果作为人员执业注册、工资（补助）发放、评优评先、签订合同等的主要依据，考核不合格者可予以解聘。

第二节　防治结合

防治结合一直是我国卫生健康的工作方针，在实践层面，基层医疗卫生机构既向城乡人群提供普适性服务，又向个体患者及其家庭提供个性化服务，是将疾病预防、诊断、治疗、护理和康复融为一体的整合型医疗卫生服务。

一、签约服务

国家推进基层医疗卫生机构实行家庭医生签约服务，为建立基层首诊、双向转诊、上下联动、急慢分治的合理就医秩序及健全治疗—康复—长期护理服务链奠定基础。基层医疗卫生机构建立家庭医生服务团队，与居民签订协议，通畅基层医生与居民联络渠道，建立稳定、信任、良好的服务关系，根据居民健康状况和医疗需求提供便捷、贴心、连续、综合的基本医疗卫生服务。

（一）实施目标

老年人、孕产妇、儿童、残疾人、脱贫人口、计划生育特殊家庭成员以及高血压、糖尿病、结核病和严重精神障碍患者等作为签约服务重点人群，优先签约、优先服务。到2035年，签约服务覆盖率在75%以上，基本实现家庭全覆盖，重点人群签约服务覆盖率在85%以上，满意度在85%左右。

（二）服务内容

服务内容包括基本医疗服务、公共卫生服务、健康管理服务、健康教育与咨询服务、优先预约服务、优先转诊服务、出诊服务、药品配送与用药指导服务、长期处方服务、中医药"治未病"服务等。针对行动不便、符合条件且有需求的签约居民，家庭医生团队可在服务对象居住场所按规范提供可行的治疗、康复、护理、安宁疗护、健康指导及家庭病床等服务。

（三）服务方式

根据居民需求和工作实际，家庭医生团队与居民签订1～3年有效期的弹性服务协议。服务实行打包收费，鼓励按照城市医疗集团、县域医共体建设的网格化布局开展组合式签约。在互联网、物联网方面，开展线上签订协议、线上双向转诊、线上健康咨询、线上慢性病随访、可穿戴设备应用等智能化签约服务，推进"互联网＋签约服务"。

二、医防融合

医防融合立足于基本公共卫生服务，充分利用其持续性、增长式的投入优势，带动家庭医生签约服务，破解基本公共卫生服务和基本医疗服务两张皮的问题，实质上是防、治、管的整体融合。防的特征为综合性、协调性服务；治的特征为一条龙、一体化服务；管的特征为跟踪式、责任式服务。《"健康中国2030"规划纲要》明确提出："推进慢性病防、治、管整体融合发展，实现医防结合。"在实践层面，中华人民共和国国家卫生健康委员会（简称国家卫生健康委）组织专家，在实施国家基本公共卫生服务项目的基础上，结合家庭医生签约服务，制定了《国家基层高血压防治管理指南》《国家基层糖尿病防治管理指南》，通过统一管理指南、统一人员考核、统一质量评价、统一监测评估、统一宣教内容促进医防融合。医防融合不仅是慢性病防、治、管整体融合发展，还是一种区别于综合性大医院的差异化的服务模式。实现医防融合，可从以下几个方面入手：

1）组建基层医防融合管理基本单元，根据医防融合特色（项目）确定团队的主导角色，形成权责清晰、协作高效的队伍。突出医生（全科医生/家庭医生）的主导地位，在团队构建上，护士、公卫人员既发挥专业特长，又协作配合，减少医生非核心工作。

2）串联临床医疗策略和预防管理策略，把疾病早防、早诊、早筛、早治、早管、早控融合为一体，第一原则就是要尽力补好医疗服务间的空隙。为患者提供"健康管理、咨询、常见病诊疗、疑难病转诊、康复"等健康相关持续性服务。在高血压、糖尿病、慢性阻塞性肺疾病等单病种健康服务方面，整合病种相关的预防、诊断、治疗、康复、管理的服务策略和技术项目，以基层医疗卫生机构为平台，打造一站式的防病、治病、管理服务，实现专病一站式医防融合服务。

3）完善医疗服务的框架，发挥分级诊疗作用，简化患者就医流程，提高患者就医体验感，提高就诊满意度。在孕产妇、儿童、老年人等特色人群健康服务方面，根据服务需求，调研、评估健康素养情况，整合现有资源、医联体资源、社会资源，组成家庭医生签约服务包，实现组合打包类医防融合服务。

4）以服务绩效评价、项目成本核算、服务行为管理等为内容，以调动团队积极性、提高服务质量、提升健康促进效果为目标，健全与岗位职责、工作业绩、实际贡献紧密联系的激励约束机制，促进医防融合工作的推进，加深服务团队成员对医防融合的理解。

三、医养结合

医养结合指将医疗服务、护理服务与日常照顾整合，为老年人提供连续性、综合性、一体化的健康与养老服务。基层医疗卫生机构开展医养结合服务主要有以下几种模式：①基层医疗卫生机构为养老机构开通绿色就诊通道，定期开展健康检查、疾病救治等服务。②基层医疗卫生机构在养老机构中设立医务室、护理站，提供日常诊疗服务。③基层医疗卫生机构设置养老床位、养老机构或内设老年病科、安宁疗护科，提供疾病治疗、康复护理、养生保健、生活护理及安宁疗护等服务。④家庭医生提供上门医养结合服务，如四川省开展失能老年人"健康敲门"行动。

基层医疗卫生机构充分利用自身的优势资源，横向整合其他领域的资源，拓展成为特色防治结合模式，如针对儿童早期营养及体格、心理行为和社会能力综合发展的儿童早期发展示范基地建设；以运动处方、运动营养、运动评估监测、运动康复等为特色的体医结合服务。

第三节　建设要求

基层医疗卫生机构的诊疗科目、床位数量、科室设置、人员配备、基础设施建设和设备配备要与其功能定位相适应。乡镇卫生院是按照行政区划设置的，原则上一个乡镇设一所卫生院。卫生院一般都设在乡镇政府所在地。社区卫生服务中心按照街道办事处范围或 3 万～10 万居民规划设置，人口规模大于10 万人的街道办事处，通常采用增设新的社区卫生服务中心、适度规模的分中心或若干社区卫生服务站的方式，让居民方便、快捷地享受基本医疗卫生服务。

一、组建流程

基层医疗卫生机构属于非营利性医疗机构，必须符合《中华人民共和国执业医师法》《中华人民共和国传染病防治法》《中华人民共和国母婴保健法》《医疗机构管理条例》《医疗机构管理条例实施细则》等法律法规的要求。

（一）设置审批

设置基层医疗卫生机构应向当地卫生行政部门申请，机构改革地区应向当地行政审批部门申请。政府举办的基层医疗卫生机构，由事业单位法定代表人申请，或由政府指定或者任命的筹建负责人申请。非政府举办的基层医疗卫生机构，由能够独立承担民事责任的法人或者其他组织的法定代表人申请，完成医疗机构许可审批后再按照相关规定作为民办非企业单位登记。申请材料至少应包括设置医疗机构申请书、医疗机构分类登记审批表、设置可行性研究报告、选址报告、建筑设计平面图、设置单位法人证书及法定代表人、拟定主要负责人相关资质材料。

按照《医疗机构管理条例实施细则》的要求，设置人应符合规定的条件。申请人在提交设置医疗机构申请书时，必须明确法定代表人、主要负责人。符合下列四种情形之一者，不得充任医疗机构的法定代表人或者主要负责人：正在服刑或者不具有完全民事行为能力的个人；发生二级以上医疗事故未满五年的医务人员；因违反有关法律法规和规章制度，已被吊销执业证书的医务人员；被吊销"医疗机构执业许可证"的医疗机构法定代表人或者主要负责人。

申请设置基层医疗卫生机构必须符合当地政府的区域卫生规划、医疗机构设置规划。选址报告应充分说明与服务半径区域内其他医疗机构的关系和影响，与周围托幼机构、中小学校、食品生产经营单位布局的关系，以证明选址的合理性。基层医疗卫生机构的选址宜在居住区内相对中心区域，周边有便利的水、电、公共道路等基础设施；宜为相对独立的低层、多层建筑，如设在公共建筑内，应选择相对独立区域的底层或带有底层的连续楼层。设置可行性报告应充分论证投资总额能否满足各项预算开支，五年内的成本效益预测分析，污水、污物、粪便处理方案是否合理，占地和建筑面积是否符合基层医疗卫生机构的基本标准。

审批部门在受理基层医疗卫生机构设置申请后，按照法定程序进行审查和实地考察、核实，符合基层医疗卫生机构设置条件的，发放设置医疗机构批准书，核准基层医疗卫生机构具体申请事项。

（二）执业登记

设置单位（人）完成基层医疗卫生机构房屋建设、设施设备配置、资产评估及制度建设、专业技术卫生人员招募后，可向审批部门申请基层医疗卫生机构执业登记审批。申请材料应包括设置医疗机构批准书或者设置医疗机构备案回执，医疗机构用房产权证明或者使用证明，医疗机构建筑设计平面图，验资证明、资产评估报告，基层医疗卫生机构规章制度，法定代表人或者主要负责人以及各科室负责人名录和有关资格证书、执业证书复印件，省、自治区、直辖市卫生计生行政部门规定提交的其他材料。

基层医疗卫生机构执业登记申请的类别、名称、地址、所有制形式、注册资金（资本）、服务方式、诊疗科目、房屋建筑面积、床位（牙椅）等事项必须与设置医疗机构批准书核准的事项一致。招募的专业技术人员的资质应与设置医疗机构批准书核准的诊疗科目一致，每个诊疗科目下至少要有1名专业技术人员，且在获得"医疗机构执业许可证"后，专业技术人员应执业注册到该基层医疗卫生机构。

审批部门在受理基层医疗卫生机构执业登记申请后，按照法定程序进行审查和实地考察，核实名称、地址、法定代表人或者主要负责人、所有制形式、服务对象、服务方式、注册资金（资本）、诊疗科目、床位（牙椅）等事项，并对有关执业人员进行消毒、隔离和无菌操作等基本知识和技能的现场抽查考核。经审核合格的，发放"医疗机构执业许可证"。

二、科室设置

科室设置一般分为临床科室、预防保健科（公共卫生科）、医技（辅助）科室、职能科室。

（一）临床科室

临床科室是基层医疗卫生机构诊疗业务和医疗服务的主体，它直接担负着对患者的接收、诊断、治疗等任务，以保障社区居民就近享有安全、有效、方便、经济的基本医疗服务为设置原则，诊疗科目符合《医疗机构诊疗科目名录》和《医疗技术临床应用管理办法》。基层医疗卫生机构至少应设置全科/内科诊室、中医诊室、抢救室、预检分诊室（台）并开展门诊服务。有条件的基层医疗卫生机构应进一步强化基本医疗服务功能，根据当地居民常见病、多发病情况开展二级以下常规手术、安宁疗护、老年护理、计划生育技术、口腔科、儿科等服务，设置内科、外科、妇科、儿科、眼科、耳鼻喉科、口腔科、皮肤科、康复科、麻醉科、临终关怀科等，眼科、耳鼻喉科、口腔科可合并建科，皮肤科可并入内科或外科。基层医疗卫生机构的床位设置应根据服务人口数量、服务能力、服务半径、交通条件、周边医疗资源等因素确定床位规模，床位配置应向内科疾病、外科疾病、老年病、康复科疾病等倾斜，满足常见病、多发病患者的住院诊疗服务需求，为诊断明确、病情稳定的慢性病患者、康复期患者、老年病患者、晚期肿瘤患者等提供治疗、康复、护理服务。

（二）预防保健科（公共卫生科）

预防保健科（公共卫生科）是基层医疗卫生机构履行预防保健职能的主体。基层医疗卫生机构至少应设置预防接种室、儿童保健室、妇女保健与计划生育指导室、健康教育室。有条件的基层医疗卫生机构应进一步强化公共卫生服务功能，设置心理咨询室、健康小屋、生长发育门诊、戒烟门诊等预防保健相关的特色科室。

（三）医技（辅助）科室

医技（辅助）科室是基层医疗卫生机构的重要组成部分，主要为临床科室和公共卫生服务的开展提供技术支持。基层医疗卫生机构至少应设置检验室、二维超声检查（B 超）室、心电图室、药房、治疗室、处置室、观察室、健康信息管理室、消毒供应室，B 超室、心电图室可合并设立。基层医疗卫生机构可依托有资质的第三方机构提供消毒供应服务，开展第三方检验检查服务、远程心电服务。有条件的基层医疗卫生机构可配置数字 X 射线摄影（DR）、计算机断层扫描（CT）等设备，在专业技术人员相对不足的情况下，可采取信息化技术，依托县级或者能力较强的综合医院，以集中阅片的方式，向辖区内居民提供方便可及的检查服务。

（四）职能科室

职能科室是保障基层医疗卫生机构正常运转及履行监督管理、服务支持职责的重要科室。按照基本标准，至少应设院长办公室（简称院办）、党组织办公室（简称党办）、医务科、护理部、财务科、病案管理室、信息科、医院感染管理科（简称院感科）以及医保结算、后勤管理等相关工作专（兼）职岗位。规模较大的基层医疗卫生机构应结合实际独立设置上述职能科室。

三、建设要点

根据基层医疗卫生机构的基本功能，可划分为临床诊疗区、中医馆（含康复理疗区）、预防保健区、医技及辅助诊疗区和行政后勤区，各区域设置符合无障碍设计要求及国家卫生学标准及相关服务流程规范。临床、保健、医技等科室的墙面、顶棚易于清扫、不起尘、易维修，地面应采用防滑、宜清洗的材料，相关功能科室应简洁温馨。

（一）临床诊疗区

临床诊疗区主要提供门诊、住院等服务。在设置时，应充分考虑服务提供范围和服务接待能力，合理布局各个区域，减少患者就诊过程的走动距离，保障就诊流程通畅。

1. 诊室

诊室是提供门诊服务的主要场所，根据使用功能，可分为全科诊室、中医诊室、特色专科诊室。诊室最好设置在底层并靠近出入口。诊室使用面积不应小于 10 m^2，宜为 12 m^2，口腔诊室应按照每台治疗椅 9 m² 标准确定使用面积。诊室数量应根据建设标准、服务人口、科室设置情况综合确定。诊室配备诊断桌椅、诊断床、听诊器、叩诊锤、手电筒、观片灯、体重/身高计、皮尺、血压计、血糖仪、出诊包、洗手池、洗手柜、普通污物桶、医疗废弃物桶、挂帘及电脑、打印机、信息系统等，有条件的基层医疗卫生机构还应配备检眼镜、耳镜、远程会诊系统等设施设备。每一个特色专科诊室至少设置 1 间，应结合特色科室需求配备必要的设备。

2. 抢救室

抢救室应设在与诊室相近的位置，至少 1 间，使用面积需考虑抢救设施、患者安放、医护人员操作等需要的空间，不宜小于 18 m²。抢救室配备抢救箱（车）、抢救床、心电图机、呼吸球囊、担架、氧气瓶、氧气袋、器械台、气管切开包、地站灯、药品器械柜、紫外线灯、血压计、开口器、胃管、肛管、导尿包、电动吸引器、除颤仪及电脑、打印机、电话、信息系统等。

3. 其他功能室

治疗室使用面积不宜小于 8 m²，应尽量靠近诊室设置。临床诊疗区的治疗室一般为普通治疗室、外科清创缝合治疗室，有特色专科的基层医疗卫生机构可结合实际设置其他治疗室。治疗室配备注射处置台、药品柜、医疗废弃物桶、治疗车、地站灯、紫外线消毒灯等消毒设备，外科清创缝合治疗室还应配备外科清创缝合器械、简易手术床等。

注射室应靠近候诊厅或设置足够的等候空间，宜紧邻输液观察室，与输液观察室之间应设有观察窗，急诊患者的输液治疗以躺卧输液为主，门诊患者宜采用坐姿输液，有条件时宜分室设立。

4. 病房

病房应设在光线充足、日照时间长的位置，病床的排列应平行于采光窗墙面。单排一般不超过 3 床，双排一般不超过 6 床。平行双排病床的净距不应小于 0.8 m，靠墙病床床沿与墙面的净距不应小于 0.6 m。单排病床通道净宽不宜小于 1.1 m，双排病床（床端）通道净宽不宜小于 1.4 m，病房门净宽不应小于 1.1 m，宜设观察窗，门应直接开向走道。无障碍病房床前过道不应小于 1.5 m，床间距不应小于 1.2 m；无障碍病房及其卫生间门净宽不小于 1.2 m。在病床周围设挂帘，病床上方应设吊输液瓶用的吊钩或垂吊滑轨。规模较大的基层医疗卫生机构可考虑在床头上方的墙面上设置医疗气体（氧气等）的终端和电源插座、护士呼叫器、床头灯等。病房走道两侧墙面应设置靠墙扶手及防撞设施。

（二）中医馆（含康复理疗区）

中医馆（含康复理疗区）主要提供中医诊疗及中医康复服务，为凸显中医技术、中医文化风格的综合服务区。中医诊室基本要求与全科诊室相同，中医馆内一般设置中医诊室 3 间及以上。康复治疗室可与中医诊室、针灸室、理疗室邻近布置，使用面积不宜小于 40 m²。针灸、推拿、拔火罐、敷贴、刮痧、熏洗可同设在 1 间。理疗室设理疗按摩床，床位不少于 2 张，床位间应有挂帘相隔。康复治疗室配备康复床、沙袋、哑铃、滑轮吊环、颈（腰）椎牵引设备、红外线治疗机、超声波治疗机、针灸器具、火罐，有条件的基层医疗卫生机构应配备特定电磁波治疗仪、艾灸仪、智能通络治疗仪、中药熏蒸设备、中药雾化吸入设备。开展了残疾康复服务的基层医疗卫生机构可设置物理训练室、作业训练室、语言认知训练室等。

（三）预防保健区

预防保健区主要提供预防接种、儿童保健和妇女保健（含计划生育指导）等服务，有条件的基层医疗卫生机构可提供口腔保健、眼保健、精神卫生及心理咨询等服务。在建设时，该区域应独自成区，与临床诊疗区分设出入口，其中，免疫接种用房、儿童保健用房宜设置在首层，若设置在二楼及以上需配备电梯，该区域装饰风格应温馨活泼、充满童趣，可选用海洋、丛林、卡通故事等主题乐园的形式进行整体打造。

1. 儿童保健区

儿童保健门诊室应设 3 间，即测量室、检查室、诊断室，使用面积不宜小于 40 m²，测量室和诊断室环境应温馨，符合儿童特点。儿童群体保健用房面积不宜小于 15 m²。听力（五官）保健室室内使用面积不宜小于 15 m²，筛查房屋应当安静隔音，远离电梯，避免超声等辐射干扰，室内噪声应小于 45 dB。神经心理发育诊室面积不宜小于 15 m²，环境整洁、安静、布置温馨，流程合理，内设有洗手池。

2. 预防接种区

预防接种区使用面积不宜小于 200 m²，设有候种区、预检区/登记区、接种区、留观区、工作区、哺乳室、异常反应处置室、冷链室等，布局合理，流程规范。使用面积不宜小于 200 m²。

3. 妇女保健室（含计划生育）

妇女保健室（含计划生育）业务用房不少于 2 间，每间面积≥20 m²，设接诊室、妇科检查治疗室。

4. 其他功能科室

结合预防保健工作需要，还应设置传染病管理室、健康教育室、眼保健室、营养门诊、生长发育门诊、签约服务工作室、健康小屋或自助测量区。

（四）医技及辅助诊疗区

医技及辅助诊疗区主要提供检验检查和健康管理的辅助服务。该区域应设置检验室、B 超室和心电图室、药房、消毒间等。有条件的基层医疗卫生机构可设置 DR 室、CT 室、胃（肠）镜中心等功能科室。

1. 检验室

检验室通常设在北向无阳光直射、较为明亮和通风的地方。检验室面积不宜小于 28 m²。室内布置应符合检验工作流程，布置形式可分为单边式布置、中心式布置及周边式布置。实验室工作台间通道宽度不应小于 1.2 m。室内一般设置固定的操作、搁置标本的平台及清洗水池、污物处理池等。每间检验室至少应设置一个非手动开关的洗涤池。配备普通显微镜、普通离心机、干燥箱、电冰箱、药品试剂柜、血球计数仪、恒温水浴箱、尿液分析仪、半（全）自动生化分析仪及其他检验项目所需设备。

2. B超室和心电图室

B超室环境应相对较暗，心电图室环境应相对较亮。B超室和心电图室面积不宜小于12 m^2。心电图室应有防震的措施，并远离高压电线或其他电气设备，以免在心电图仪描绘时受到电波干扰。

3. 药房

有条件的基层医疗卫生机构可分设中、西药房；无条件的基层医疗卫生机构可将两者合并。药房应与挂号、收费、划价窗口邻近。

（五）行政后勤区

行政后勤区与业务服务区域相对隔离，按照统筹兼顾、勤俭节约、适用为主、反对浪费、满足需要的原则进行建设。

1. 办公用房

办公用房包括办公室、活动室、会议室等。办公用房应打破部门之间的界限，根据医院规模、人员数量建设，实行统一规划、集中管理、共同使用。办公室内装修朴素适用，配备必要的办公桌椅，不得豪华装修、超标配置。

2. 服务用房

服务用房包括档案室、病案管理室、库房等。服务用房应有良好的防盗、防火、防潮、防虫、防霉、防光、防水、防尘等设施，内部布局以便于查找、省时省力为宜。

设备用房包括配电室、机房等。应远离产生油烟、粉尘或储存易燃、易爆、易腐蚀的区域。机房应有防盗、防尘、防雷、抗静电、温控等设施。

四、人员配备

基层医疗卫生机构根据服务功能、服务人口、居民的服务需要，按照适应需要、逐步到位的原则，设置专业技术岗位，卫生技术岗位人员占到75%以上。

（一）配备标准

基本标准是基层医疗卫生机构开业前所需专业技术人员的最低标准，是依法执业的必要前提。乡镇卫生院、社区卫生服务中心、社区医院基本标准应分别符合相关标准所规定的人员基本配备标准。

1. 乡镇卫生院

在执业范围方面，至少具有内科、外科、妇产科、儿科临床类别的执业医师（助理医师）。在人员数量方面，床位总数在19张（包括19张）以下的，至少要有5人，卫生技术人员数不低于全院职工总数的80%；床位总数在20张（包括20张）以上的，至少要有3名医生、5名护士和相应的药剂、检验、放射技术人员。在人员职称方面，床位总数在19张以上的，至少要有1名具有中级及以上职称的执业医师。

2. 社区卫生服务中心

在执业范围方面，至少具有全科医学专业的临床类别（含全科医学）、中医类别及公共卫生类别的执业医师，至少具有护士。在人员数量方面，全科医学专业的临床类别执业医师和中医类别执业医师的总数不少于6名，公共卫生类别执业医师不少于1名，护士不少于9名。在人员职称方面，至少具有副高级及以上职称的执业医师（临床、中医、公共卫生类别均可），至少具有中级及以上职称的中医类别执业医师，至少具有中级及以上职称的护士。设全科医学科、中医科、预防保健科以外的诊疗科目的，每一个诊疗科目至少具有该诊疗科目的1名执业医师。设病床的，在基本要求基础上，每5张病床至少增加配备1名执业医师（临床类别）、1名护士。

3. 社区医院

非卫生技术人员比例不超过15%，每床至少配备0.7名卫生技术人员，医护比达到1:1.5，每个临床科室至少配备1名具有中级及以上职称的执业医师。全科医学专业的执业医师不少于3名，公共卫生类别执业医师不少于2名，并配备一定比例的中医类别执业医师。药剂、检验、放射、B超、心电图、口腔等技术人员按实际需求配备人员。

（二）主要人员介绍

1. 全科医生

全科医生是指执业注册执业范围为全科医学专业的医生，是居民健康和控制医疗费用支出的"守门人"，在基本医疗卫生服务中发挥着重要作用。基层医疗卫生机构应建设一支以全科医生为主体，与公共卫生、护理、康复、药剂、检验、影像等专业人员相结合的专业技术人员队伍。按类别分，全科医生可分为临床类别全科医生、中医类别全科医生。全科医生可从事社区预防保健及一般常见病、多发病的临床诊疗，不得从事专科手术、助产、介入治疗等风险较高、不适宜在基层医疗卫生机构开展的专科诊疗，不得跨类别从事口腔科诊疗。全科医生执业地点应为所在的基层医疗卫生机构，执业注册符合《中华人民共和国执业医师法》《医师执业注册管理办法》等相关法律法规的规定，未经注册取得"医师执业证书"者，不得从事医疗、预防、保健活动。按照《乡镇卫生院服务能力标准（2022版）》《社区卫生服务中心服务能力标准（2022版）》，基层医疗卫生机构每万名服务人口全科医生数不少于2人。《关于改革完善全科医生培养与使用激励机制的意见》指出，在2030年城乡每万名居民应拥有5名合格的全科医生。2022年8月，国家卫生健康委制定并印发了《"十四五"卫生健康人才发展规划》，2020年每万人口全科医生已达2.90人，总体来看，我国全科医生总量相对较足，但不同区域发展差异较大，一些边远地区全科医生十分紧缺。加快培养大批合格的全科医生，是基层医疗卫生机构人才培养发展规划的重要部分。全科医生配备不足的基层医疗卫生机构，除引进全科医学专业人才以外，还可以鼓励在岗的临床或中医类别的医生，通过取得全科医学专业中高级职称、全科医生岗位培训并考核合格、全科医生规范化培训等方式申请注册全科医学专业为执业范围。

2. 公共卫生医生

公共卫生医生是指从事预防保健、健康教育等公共卫生服务的医生。公共卫生医生可从事疾病预防控制、出生缺陷防控、妇幼保健、健康教育、卫生应急、慢性非传染病防治、社区精神卫生等工作。基层医疗卫生机构至少应配备 1 名公共卫生医生。按照社区医院建设标准，公共卫生人员占专业技术人员编制的比例不得低于 25%。计划免疫、妇女保健、儿童保健、健康教育等专业应配备相应技术人员，各专业人数不少于 1 人。公共卫生医生不足的基层医疗卫生机构，可对在岗人员进行公共卫生业务培训，由培训合格的卫生专业技术人员承担公共卫生服务工作。

3. 护士

护士是从事护理工作的注册护士。社区护理是基层医疗卫生服务的重要组成部分，除治疗性护理以外，主要参与社区居民的慢性病管理、健康教育、老年病的护理、出院患者的家庭护理与访视、生活指导、心理护理、康复训练等。社区卫生服务中心和乡镇卫生院医护比应分别达到 1∶1.2 和 1∶1.0。护士执业地点应为所在的基层医疗卫生机构，执业注册符合《护士条例》《护士执业注册管理办法》等法律法规，未经执业注册取得"护士执业证书"者，不得从事诊疗技术规范规定的护理活动；护士执业注册有效期为 5 年，护士执业注册有效期届满需要继续执业的，应当在有效期届满前 30 日，向原注册部门申请延续注册。

第二章
院前急救

第一节　院前急救概述

院前急救，又称社区急救，是指对遭受各种危及生命的急症（如创伤、中毒、灾难事故等）患者在到达医院前进行的紧急救护，包括现场紧急处理、途中救护和监护转运至医院的过程。

广义的院前急救包括医务人员、目击者（非专业）对患者进行的救护；狭义的院前急救指从事急诊救护的医务人员对患者进行的救护。

一、社区突发事件特点

（一）突发性和不可预知性

院前急救的对象往往是突然遭受危及生命的急症患者，有时是少数的，有时是成批的；有时是分散的，有时是集中的。每个患者发病时间、地点、病情的危重度、受伤害人数、现场急救的环境条件等都无法事前预知。患者何时呼救、重大事故或灾害何时发生往往是个未知数，故对院前急救的要求是：做到 24 小时随时能应对各种突发情况，对各种突发情况能采取正确的处置措施，保证急救的效果。

（二）紧迫性

紧迫性表现在抢救时间上，急救机构接到呼救信息后，急救人员和救护车必须立即出发，一到现场必须立即抢救，抢救后根据病情立即运送或监护运送。院前急救的应急反应时间越短，救治效果越佳。院前急救特别强调"时间窗"概念，急救人员及时、迅速到达急救现场实施救护对患者的病情转归起主导作用。另外，紧迫性还表现在患者及其亲属的焦虑和恐惧心理上，往往要求急救人员迅速实施救护。

（三）劳力性和灵活性

院前急救工作中，急救任务重，出车率高，急救人员负荷重，受居住楼层影响，急救医生不仅需携带药品、抢救器械等物品爬楼，到达现场进行紧急救治后，还要将患者安全搬运到救护车上转送至医院，对体力消耗极大。在重大事故现场，除按常规顺序救治患者、分检患者、给予危重伤患者生命支持外，还需对现场进行排险，维持秩序，防止次生灾害的发生，根据现场情况，做出灵活安排。

（四）复杂性、危险性

一方面，患者院前救治不同于在医院内有固定的场所及完善的抢救器材、设备和参加会诊、协助抢救的人员。院前急救多数是在家庭、户外等各种复杂环境中，急救的环境无定性，救治条件无定性。另一方面，在灾害事故现场急救过程中，各种致伤、致病因素和潜在危险因素尚未完全消除，对急救人员自身安全存在隐患。

（五）多样性

急救患者疾病种类多样，涉及各科，而且是未经各科筛选的急症和危重症。患者可能有明确诊断的急症患者，也可能是尚无明确诊断而且病史不详的危重症患者。特别是对病史不详、缺乏客观资料的患者，要求急救人员在短时间内做出初步诊断及紧急处理，尤其是进行对症治疗，具有较大挑战性。

二、院前急救措施

（一）生命器官的救治措施

如果患者为意外伤或者患者发生严重心脑血管疾病，现场目击者一方面需要给予积极的救护，另一方面还需要力争在最短时间内将意外事故发生的地点、性质、类别、患者人数及病情告知急救中心，同时还需要开展简单的抢救。急救人员到达事故现场后，马上对患者的生命体征进行监测，如果患者出现呼吸、心跳停止的现象，应立即进行心肺复苏，同时维持呼吸道的通畅；此外，还需开放静脉通道，给予患者呼吸兴奋剂等。

（二）并发症的救治措施

大部分车祸及高处坠落伤患者可能存在多处骨折及颅脑、内脏损伤的现象，因此，现场救护是否固定直接关系到患者的生命预后效果。对此，如果急救人员怀疑患者存在脊柱损伤情况，应该马上就地固定，把患者平稳地放置在门板或者硬板床上，同时协调好院内各有关科室的联系，保证患者可以得到及时且有效的救治。

（三）因地制宜的救治措施

如果呼救地点比较偏远，受伤人员较多，再加上医疗器械十分缺乏时，急救人员救治患者的时候应该大概估计患者的全身情况，尤其是受伤部位或可能存在伤情的部位，大概估计后，急救人员可以就地取材。如果患者存在肢体损伤，但是没有医用夹板及绷带时，急救人员可以选择使用树枝或者木板来代替夹板，使用布条来代替绷带，将患者的患肢固定，降低血管及神经受损伤的程度，同时在运输过程中，急救人员应该对患者的固定肢体进行详细的观察，主要观察是否出现肢体脱落现象、肢体的血液循环是否良好等，另外，急救人员还应该重视保暖工作。给予及时有效的救护，这是降低死亡率及致残率的关键所在。

（四）转运患者的救治措施

急救人员在搬运患者的过程中，应该将患者置于仰卧位，头部置于担架前方，头部、颈部、躯干、骨盆应置于中心直线位，脊柱不能屈曲或扭转，尽量减少颠簸。如果患者合并其他损伤，短时间内存在生命危险，急救人员应该快速建立有效的静脉通道；如果患者有昏迷、呕吐等症状，其头部应该偏向一侧，维持呼吸道通畅；同时急救人员应该随时对患者的生命体征进行监测，尽量快速将患者运送到就近的医院，给予可行性的手术及治疗方案。另外，如果患者意识清醒，急救人员应该从心理及精神两个方面给予患者安慰，使其保持镇静，缓解其恐惧的心理，帮助其树立战胜疾病的信心。

三、院前急救人员的配备及要求

急救中心配备院前急救人员时应该严格遵守机构功能与任务要求。重视精简高效原则，结构科学，不仅要满足急救要求，同时还应该略有剩余，与动态管理及发展相符，同时贯彻有机结合定量及定性的编制原则。对此，急救中心应该配备以下急救人员：普通救护车团队通常由一名医生、一名护士、一名担架工及一名驾驶员构成。危重救护车团队则由一名专科急诊医生、两名护士及一名驾驶员构成。另外，院前急救人员应熟练掌握常见急症的病理、病因、症状及体征，熟练做好医护配合完成现场救治工作。

四、院前急救的目的、原则和意义

院前急救的目的和意义主要是用最快的速度把有效的救护在第一时间送到患者身边，使患者能够得到进一步的专业治疗，争取时间来改善预后。

（一）院前急救的目的

1）挽救生命。通过及时有效的急救措施，及时正确处理危及生命的严重急症，如对心跳、呼吸停止的患者进行心肺复苏，以挽救其生命。

2）稳定病情。在现场对患者进行对症、医疗支持及相应的特殊治疗与处置，以使病情稳定，为下一步抢救打下基础。

3）减少伤残。发生事故特别是重大或灾害事故时，不仅可能出现群体性中毒，往往还可能发生各类外伤，诱发潜在的疾病或使原来的某些疾病恶化，现场急救时正确地对患者进行冲洗、包扎、复位、固定、搬运及其他相应处理可以尽快将患者撤离危险现场，使其避免遭受进一步伤害，大大降低伤残率，防止创伤感染及并发症的发生。

4）减轻痛苦。通过一般及特殊的救护使患者情绪安定，安全可靠地转运患者到医院，减轻患者的痛苦。

5）减少死亡。最大限度地降低死亡率和伤残率，提高患者治愈率。

（二）院前急救的原则

院前急救的原则：快抢、快救、快送，即"三快"。

（三）院前急救的意义

1）从内容方面来说，院前急救主要指的是在医院外抢救遭受各种危及生命的急症患者，包括现场紧急处理、途中救护和监护转运至医院的过程。

院前急救的目的主要在于抢救患者的生命及降低伤残率，因此迅速而科学的院前急救，不仅保证了患者的生命安全，同时还是降低患者伤残率及死亡率的关键。意外创伤或急性疾病随时都有可能发生，此时急救是否准确、及时直接关系到患者的安危和预后，此时时间就是生命。可见，快速有效的院前急救工作，对维护患者生命，减少患者的伤残率和死亡率非常重要。

2）现代急救医学的时间观内容明确指出，患者受伤后的 12 小时内是最佳的急救时间，而伤后 24 小时则是一般的急救时间，24 小时后则属于延期急救时间。如果为猝死患者，4 分钟是最佳的急救时间；如果为严重创伤患者，30 分钟是最佳的急救时间。由此可以知道，虽然院前急救是应急且短暂的，但是对于部分危重症患者来说，如果在院前急救的过程中并没有争取到分分秒秒及上述的关键时间，哪怕医院具备再优秀的设备，医生医术再高明，也无法取得起死回生的效果。此外，院前急救还属于社会应急中不可缺乏的一个部分，而通过一个迅速有效的院前急救体系可以在最大程度上降低患者伤亡率。对此，院前急救可以说是急症服务体系的最前沿阵地，急救人员应该在时间观念上做到分秒必争。

3）体现医院的社会信誉及医疗质量。院前急救为急救医疗服务体系构成内容中不可缺乏的一个部分，能显著提高急诊效率，减少并发症，降低死亡率。随着急救医疗服务体系越来越完善，再加上水陆空交通网络的构建，在很大程度上扩大了患者的急诊抢救空间。急诊抢救与患者的就诊要求不再受时间及地域的限制，患者能够更加自由地选择自己信任或者认为医疗质量更好的医院，舍近求远的现象经常可见，由此，从某种意义上来说，院前急救可以体现医院的社会信誉及医疗质量。

4）参与社会服务。院前急救是当前我国部分城市及地区急救医疗服务体系的主要组织形式，同时还是现代化城市不可或缺的一个公益服务机构。院前急救具备的独特设备及技术，能够快速将紧急救援功能充分发挥出来，不仅能够在灾害发生前到达现场发挥预防作用，从而在最大程度上降低损失，同时还可以在其他救援措施未实施前尽量对可生存者开展初级救治。

5）院前急救是急救医疗服务体系的组成部分。随着急诊急救医学的发展，为了对危急重症患者进行更有效的救治，急救医疗服务体系已被世界各国所认同。院前急救作为急救医疗服务体系最前沿部分，与院内急救、急诊监护室既有分工又有联系。当遇外伤出血、骨折、休克、心肌梗死等患者时，均需进行现场及时抢救及安全转运。对危急重症患者要实现"白金10分钟"的紧急救治。尤其是心搏骤停的患者，相差几分钟常常关系到患者的生死存亡，如果没有在院前急救中争取到这关键的几分钟，院内设备再好，医术再高也很难起死回生。创伤性休克的患者如能在5分钟内给予救命性措施，伤后30分钟内给予医疗急救，18%～32%患者的生命可得以挽救或避免致残。据近年的统计，需医疗急救的疾病顺序前五位为：心血管疾病、呼吸系统疾病、脑血管疾病、中毒和肿瘤。这些疾病除肿瘤外，大多数带有突然性，而且多发生在院外，需及时的现场急救和快速安全的转运。随着社会的发展，工业、交通、建筑业及各种意外引起的创伤明显增多；同时由于生态环境的恶化，各种自然灾害频发，更需要快速、有效的院前急救，以减少人员的伤亡与致残。

第二节　常见院前急救护理

一、心搏骤停的急救护理

（一）定义

心搏骤停是指各种因素所致心脏射血功能突然停止，患者随即出现意识丧失、脉搏消失、呼吸停止。心搏骤停时，全身血液循环也突然停止，故亦称循环骤停。多见于心脏病，也见于其他系统疾病，如窒息性哮喘、急性脑血管疾病、中毒、电解质紊乱、严重创伤等患者。

（二）诊断依据

1）突然意识丧失。

2）颈动脉、股动脉搏动消失，心音消失。

3）叹息样呼吸，若不能紧急恢复血液循环，呼吸停止将很快出现。

4）瞳孔散大，对光反射减弱甚至消失。

5）心电图表现为心室颤动、无脉性室性心动过速、心室静止、无脉性心电活动。

（三）急救措施

心搏骤停的抢救必须争分夺秒，千万不要坐等救护车到来再送医院救治。要当机立断采取以下急救措施进行心肺复苏。

1）确保周边环境安全。

2）胸外按压（compression，C）。每分钟胸外按压次数对于患者能否恢复自主循环及存活后是否具有良好的神经系统功能非常重要。

（1）体位：患者须平卧于硬板或地上，术者立于或跪于患者一侧。

（2）按压部位：患者胸骨中下 1/3 交界处或两乳头连线中

点的胸骨上。

（3）按压手法：将一手掌根部置于按压点，另一手掌根部置于前者之上，双手紧扣，置于按压点手的手指向上方翘起，两臂伸直，凭自身重力通过双臂和双手掌，垂直向胸骨加压。

（4）按压频率与深度：按压频率为 100～120 次/分。成人按压深度为 5～6 cm，儿童按压深度至少为胸廓前后径的 1/3。

3）开放气道（airway，A）。保持呼吸道通畅是进行人工呼吸的先决条件。

注意在开放气道的同时应该用手指挖出患者口中异物或呕吐物，有假牙者应取出假牙。

4）人工呼吸（breathing，B）。实施口对口（鼻）人工呼吸是借助急救者吹气的力量，使气体被动吹入患者肺泡，通过肺的间歇性膨胀，以达到维持肺泡通气和氧合作用，从而减轻组织缺氧和二氧化碳潴留。

（1）口对口人工呼吸：用食指和拇指捏住患者鼻翼，用口封罩住患者的口唇部，将气体吹入患者口中。

（2）口对鼻人工呼吸：用于口唇受伤及牙关紧闭的患者。急救者稍上抬患者下颏使口闭合，用口封罩住患者的鼻子，将气体吹入患者鼻中。

给予人工呼吸前，急救者正常吸气即可，无须深吸气。每次吹气时间持续 1 秒，应见胸廓起伏，5～6 秒给予 1 次。过度通气（多次吹气或吹入气体量过大）可能有害，应避免。在通气时不需要停止胸外按压。单人心肺复苏按压与通气比应为30：2，即进行 30 次胸外心脏按压，再做 2 次人工呼吸。

5）电除颤。心室颤动是成人心搏骤停最初发生的较为常见而且是较容易治疗的心律失常。对于心室颤动患者，如果能在意识丧失的 3～5 分钟立即实施心肺复苏及电除颤，存活率是最高的。对于院外心搏骤停患者或在监护心律的住院患者，迅速除颤是治疗短时间心室颤动的好方法。

6）针刺人中穴或手心的劳宫穴、足心的涌泉穴，可起到抢救作用。

注意点：抢救有效的指标为瞳孔缩小（最灵敏、最有意义的生命征象），睫毛反射出现；颜面、口唇转为红润；按压后能扪及颈动脉、股动脉搏动；自主呼吸恢复；肌张力恢复。

（四）**转送注意事项**

1）自主呼吸恢复后或现场急救已超过30分钟者，应立即转运。

2）在公共场合抢救时间不宜过长，可边抢救边运送。

3）及时通知拟送达医院急诊科，让其做好接诊准备。

二、休克的急救护理

（一）**定义**

休克是指机体遭受强烈的致病因素侵袭后，由于有效循环血量锐减，组织血流灌注广泛、持续、显著减少，致全身微循环功能障碍，使脏器的血流灌注不足或者严重障碍，引起缺血、缺氧、代谢障碍、细胞受损及重要生命器官严重障碍的病理生理综合征。

（二）**诊断依据**

1）有由各种原因造成的出血、大量体液丢失、烧伤、严重创伤、感染或过敏等病史。

2）低血压。成人收缩压≤90 mmHg[①]，脉压≤30 mmHg；或原有高血压，收缩压较基础水平下降超过30%。

3）周围血管灌注不足。皮肤苍白，四肢湿冷，脉搏快而弱甚至摸不到，肢体出现淤斑、淤点，少尿或无尿。

4）精神状态改变。头晕、乏力、不安、激动、意识淡漠。

5）脉博>100次/分，尿量小于0.5 ml/（kg·h），血乳酸大于2 mmol/L。

（三）**急救措施**

1）置患者于仰卧位或腿抬高仰卧位；血压正常或低于正常的肺水肿患者应置于坐位。

注：①1 mmHg≈0.133 kPa。

2）吸氧，终止休克的诱因，比如处理过敏、外伤等原因。

3）立即建立静脉通道。一般要求至少建立两条静脉通道。

4）补充血容量，这是治疗的关键。立即静脉输液，恢复足够的血容量。按先晶体液后胶体液原则补充。

5）应用血管活性药物，休克早期不能用血管收缩药物，只有血容量已基本补足，又无继续出血及酸中毒与心力衰竭时，可选用多巴胺等，也可以及时给予升压药进行救治。

6）出现过敏性休克时，应紧急使用肾上腺素，继而使用抗组胺药和糖皮质激素。出现严重呼吸困难或喉头水肿时，应保证气道通畅，可给氧或做气管切开或插管。

7）要找出休克病因针对性地进行治疗。过敏性休克要进行抗过敏治疗，感染性休克要进行抗感染治疗，失血性休克要快速止血等，还要积极纠正酸碱平衡紊乱，最后要使用血管扩张类药物，例如阿托品等药物积极抢救。

注意点：鉴别休克原因对治疗有重要参考价值。失血性休克院前治疗为一边输液，一边使用升压药（如多巴胺）。感染性休克应用多巴胺、间羟胺时要注意滴速。心源性休克的急救最困难，应用多巴胺后，若血压改善可同时使用硝酸甘油、多巴酚丁胺。心源性休克的病因不同，在处理上有显著的不同，如室性心动过速引起的休克，主要是复律治疗；风湿性心肌炎引起的休克主要是抗风湿治疗；急性心脏压塞主要是心包穿刺抽液减压。多发性创伤引起的休克不宜用快速补液的方式纠正休克。

（四）转送注意事项

1）保持气道通畅。

2）保持静脉通道通畅。

3）密切观察生命体征并予以相应处理。

4）途中注意保暖。

三、小儿惊厥的急救护理

（一）定义

小儿惊厥是儿科最常见的紧急症状之一，尤多见于 3 岁以内婴幼儿。小儿惊厥根据不同病因和神经系统受累部位不同，其发作形式和严重程度不同。局灶性发作前可有先兆，但多数突然发作；全面性惊厥发作时意识完全丧失，双眼凝视、斜视或上翻，头后仰，面肌及四肢呈强直性或阵挛性抽搐，呼吸暂停，甚至出现皮肤紫绀及惊厥后昏睡、疲乏。热性惊厥多于惊厥后很快恢复意识，惊厥呈持续状态或者频繁发生表示病情严重。

（二）诊断依据

1）首发年龄在 4 个月到 3 岁，最后复发年龄 <7 岁。

2）发热 >38.5℃（腋温），先发热后惊厥或两者同时出现，惊厥多发于发热 24 小时内。

3）全身抽搐伴短暂意识丧失，持续数分钟，发作后很快清醒。

4）无中枢神经系统器质性疾病、感染及外伤。

5）常伴有呼吸系统、消化系统等急性感染。

（三）急救措施

1）保持安静，取侧卧位，开放气道，防止呕吐物误吸引发的窒息、呼吸衰竭等。若有恶心、呕吐，应迅速清理呼吸道，清除口腔中的异物或将呕吐物排出。

2）吸氧。可以立即给予球囊面罩吸氧的方法。

3）用纱布包裹压舌板置于上、下磨牙之间，防止舌咬伤和舌后坠。

4）降温。使用冰袋或冷毛巾湿敷等物理降温方法，重者可用药物降温。

5）抗惊厥。地西泮 0.1～0.2 mg/kg 缓慢静脉注射。

6）立即给予心电、血压、心率、血氧饱和度、脉搏等监测，密切观察病情变化。

注意点：本病需与多种疾病相鉴别。①与癫痫相鉴别。癫痫是患儿中枢神经系统出现异常放电导致的一系列综合征，反复发作患儿会有意识丧失或频频点头、四肢轻抽等反应。②与脑炎相鉴别。脑炎患儿可出现发热与惊厥并存，惊厥表现较为严重而且病情反复发作，患儿会有呕吐和意识障碍，检查脑脊液后可以确诊。③与低钙性惊厥相鉴别。婴幼儿易发生低钙性惊厥，发病初期并不出现发热，出现惊厥后患儿意识清醒，为患儿注射钙剂后惊厥就会停止。④其他。低血镁及低血糖等原因都会导致婴幼儿惊厥而使患儿先天发育出现异常；脑血管畸形等患者也会出现惊厥；有机磷杀虫剂中毒患者也会发生惊厥，但是体温正常。

（四）转送注意事项

1）向家属交代病情及途中可能出现的危险。

2）保持安静，继续吸氧、补液。

3）严密观察患者的呼吸、面容及其他生命体征并对症处理。

四、急性脑卒中的急救护理

（一）定义

脑卒中又称中风、脑血管意外，是在脑血管病变或血流障碍基础上发生的局限性或弥漫性脑功能障碍。脑卒中可分为缺血性脑卒中和出血性脑卒中两大类，缺血性脑卒中占脑卒中患者的70%～80%，多因脑血管供应障碍及脑组织缺血、缺氧导致局限性脑组织缺血性坏死或软化。出血性脑卒中占脑卒中患者的20%～30%，多有原发性非损伤性脑实质内出血，常见病因有高血压、脑血管畸形、颅内肿瘤出血、血液系统疾病、抗凝或抗血小板治疗并发症等。

（二）诊断依据

1）病史。多有高血压、心脏瓣膜病史或长期脑动脉硬化症状或短暂性脑缺血发作；部分患者以往有头痛发作史。中老年人较多见。

2）症状和体征。

（1）病情轻重不一，轻者仅有头痛、呕吐，重者全脑症状显著。这些取决于出血和缺血的原发部位、出血量、血肿的扩延方向、缺血范围，以及脑水肿、脑压升高等病理改变的情况。

（2）突发不明原因的严重头痛。多数患者以突然头痛为首发症状，继而出现呕吐、瘫痪、意识障碍等。

（3）部分患者表现为眩晕、眼球震颤、复视、吞咽困难、构音障碍、声音嘶哑、呃逆、同向偏盲、皮质性失明、眼肌麻痹、肢体共济失调、感觉障碍、一侧或双侧视物障碍等。

（4）患者可能出现瞳孔改变及脑膜刺激征等。

（5）突发面部、上下肢麻木或无力，尤其是单侧身体出现症状，意识混乱，说话或对语言理解困难，行走困难，头晕，平衡和协调能力缺失。

3）影像学出现责任病灶，或症状和体征持续24小时以上。

（三）**急救措施**

快速识别脑卒中的症状和体征；立即启动急救医疗服务体系，采取优先的处理；通知接收医院，尽快转送；到达医院后，紧急进行急诊室分流，临床、实验室、影像学评估，以及准确的诊断和合适的治疗。

脑卒中处理的要点可记忆为7个"D"：即发现（detection）、派遣（dispatch）、转运（delivery）、进入急诊（door）、资料（data）、决策（decision）和药物（drug）。每一个环节的处理都应熟练而有效。

1）保持呼吸道通畅，吸氧。

2）严密监测意识及生命体征等变化。

3）控制血压。脑卒中时可能出现反应性高血压，由于院前急救的条件有限，时间短暂，不宜使用降压药。血压过高或过低时，可适当选用缓和的降压药或升压药，使血压逐渐降低或升高，最终维持在160/90 mmHg左右。

4）降低颅内压。急性期伴脑水肿者可用20%甘露醇静脉滴注，或呋塞米（速尿）、地塞米松静脉注射，以上药物可配合使用。

注意点：①及时转送医院十分重要。急救医疗服务体系应优先处理和转运有症状和体征的急性缺血性脑卒中患者，以便在发病后 1 小时内行溶栓治疗。②应用甘露醇等渗透性脱水剂时，其用量及药液滴速应视心功能而定。③脑卒中的病因鉴别往往需要行 CT 检查确定，院前不宜贸然使用止血药或血管扩张药。

（四）转送注意事项

1）转送途中注意监测生命体征。

2）保证气道通畅并吸氧。

五、急性心肌梗死的急救护理

（一）定义

急性心肌梗死是指冠状动脉突然闭塞，血流中断，引起相应区域的心肌急性缺血、损伤和坏死。急性心肌梗死最常见的原因是冠心病及冠状动脉的粥样硬化斑块破裂后形成的血栓堵塞血管。

（二）诊断依据

1）大多数患者有心绞痛病史。

2）剧烈心绞痛，有濒死感，大汗淋漓，持续的心绞痛会放射至左肩。另外，舌下含服硝酸甘油或者麝香保心丸效果不明显。

3）血清心肌酶指标异常偏高，在心肌酶中，肌钙蛋白、肌红蛋白、磷酸肌酸激酶指标均超过正常范围。

4）心电图表现为相应导联 T 波高尖、T 波倒置、ST 段抬高及病理性 Q 波。

（三）急救措施

1）吸氧。急性心肌梗死会导致呼吸困难，要及时吸氧，避免心肌缺氧进一步加重。

2）减少体位变化。急性心肌梗死在发作后要及时让患者平躺或者半躺，不要随意移动患者，因为体位变化有可能会加重心脏负担，不利于病情的恢复。

3）监测心电、血压、脉搏、血氧饱和度等。

4）开通静脉通道。

5）无低血压时，静脉滴注硝酸甘油 15 μg/min。

6）硫酸吗啡 3～5 mg 肌内注射或加入 50% 葡萄糖液 20 ml 中静脉注射或地西泮 5～10 mg 静脉注射。注意硫酸吗啡的毒副作用（如呼吸抑制等）。出现心律失常、心力衰竭、心源性休克时给予相应救治。

7）口服阿司匹林、氯吡格雷、瑞舒伐他汀。

（四）转送注意事项

1）持续吸氧，保持静脉通道通畅。

2）及时处理致命性心律失常。

3）持续监测心电、血压、脉搏、血氧饱和度等。

4）向接收医院预报，告知做好接诊准备。

六、昏迷的急救护理

（一）定义

昏迷是意识障碍最严重的阶段，是由于大脑功能受到极度抑制而使患者意识丧失和随意运动消失，对体内外的一切刺激均无反应，生命体征可能存在，严重者消失。临床上表现为意识丧失，运动、感觉和反射等功能障碍。

昏迷的病因很多，可将其分为颅内病变和颅外病变；也可以分为感染性疾病和非感染性疾病。

昏迷程度的分类方法较多，为方便院前急救，只将其分为两类，即浅昏迷和深昏迷。浅昏迷是指意识丧失，但疼痛刺激时可出现退缩反应或痛苦表情，生理反射（如瞳孔反射、角膜反射、吞咽反射、咳嗽反射等）减弱，有时可出现病理反射；深昏迷是指对任何刺激均无反应，各种生理反射均消失，同时生命体征不稳。

（二）诊断依据

1）一般先有头晕、头痛、视物模糊、心慌、胸闷、乏力等先兆症状，随后晕倒，最后发展为昏迷。

2）昏迷可单独出现，也可同时伴随其他症状出现。可伴发热、呼吸缓慢、瞳孔散大、皮肤黏膜改变、瘫痪。

（三）急救措施

1）保持呼吸道通畅，清除呼吸道分泌物、异物或呕吐物，维持通气功能，必要时面罩给氧或气管插管给氧。

2）开通静脉通道。有循环衰竭者，应补充血容量，酌情选用升压药，纠正酸中毒。

3）病因明确者给予针对性处理。有颅内压增高者及早用20%甘露醇快速静脉滴注；或选用呋塞米、地塞米松等静脉滴注。惊厥抽搐者选用苯巴比妥、地西泮肌内注射等。高热者予以物理降温。

（四）转送注意事项

转送途中注意监测生命体征，开放静脉通道，确保气道通畅。

七、外伤的急救护理

（一）定义

外伤是指身体由于外界物体的打击、碰撞或化学物质的侵蚀等造成的组织或器官损伤，包括扭伤、挫伤、骨折、脱臼、震荡、烧烫伤、冻伤和虫兽伤等。

骨折是指骨结构完全或部分断裂。多见于儿童及老年人，中青年也时有发生。常为一个部位骨折，少数为多发性骨折，经及时恰当处理，多数患者能恢复原来的功能，少数患者可留有不同程度的后遗症，骨折发生后，离医院较近者，可直接送至医院处理或叫救护车；离医院比较远的患者，必须先进行简单的处理，以防在送医院途中加重病情，甚至造成不可逆的后果。

外伤有很高的发生率。院前急救以基本生命支持为主。

（二）诊断依据

1）有明确致伤因素存在的外伤史。

2）全身有一处或多处伤痕。

3）严重者出现呼吸困难、休克、昏迷等。休克多见于多发性骨折、骨盆骨折、脊柱骨折和严重开放性骨折，多并发内脏损伤。骨折患者体温一般无明显变化，有严重损伤的患者，在血肿吸收时体温升高，但一般不超 38℃。开放性骨折患者体温升高时应考虑伤口感染。

4）伤处疼痛和压痛明显，活动有障碍或出现反常活动。

5）局部会出现肿胀、疼痛，畸形骨折局部会出现骨摩擦音、骨摩擦感等情况。畸形骨折移位后会出现特有畸形，如柯莱斯（Colles）骨折的"餐叉"畸形。反常活动是指肢体非关节部位骨折后出现不正常活动。接触或摩擦骨折端时，可听到骨摩擦音或触到骨摩擦感。

（三）急救措施

1）迅速脱离致伤因素，判断患者有无威胁生命的征象。如出现心搏骤停，立即施行心肺复苏。对休克者予以抗休克治疗。

2）保持呼吸道通畅，吸氧，必要时行气管插管。

3）伤口的处理。用无菌纱布或敷料包扎伤口，对开放性气胸或胸壁塌陷致反常呼吸者需用大块棉垫填塞伤口，并予以固定。

4）疑有颈椎损伤者应予以颈托固定，胸腰椎损伤者应用平板或铲式担架搬运，避免脊柱扭曲。

5）骨折处需妥善固定，常用各种夹板或就地取材代替夹板。

6）对合并胸、腹腔大出血者，需快速补充血容量，建立两条静脉通道，必要时使用血管活性药物。

7）离断指（趾）、肢体、耳郭、牙齿等宜用干净敷料包裹，有条件者可外置冰袋降温。

8）刺入性异物应固定后搬运，过长者应设法锯断，不能在现场拔出。

9）胸外伤合并张力性气胸者应行紧急胸腔穿刺减压。

10）有脏器外露者不应简单回纳，应用湿无菌纱布进行保护，再用浴巾等包住腹部送医院。

11）严重多发伤者应先处理危及生命的损伤。

注意点：外伤患者死亡呈现三个峰值分布，第一死亡高峰在1小时内，其死亡数占外伤死亡的50%，多为严重的颅脑损伤、高位脊髓损伤及心脏、主动脉或其他大血管破裂及呼吸道阻塞等，这类患者基本都死于现场，称为现场死亡，只有极少数患者可能被救活，这是院前急救的难点。第二死亡高峰出现在伤后1～4小时，称为早期死亡，其死亡数占外伤死亡的30%，死亡原因多为脑、胸或腹内血管或实质性脏器破裂、严重多发伤、严重骨折等引起的大量失血，这类患者是院前急救的重点。第三死之高峰为伤后1～4周，称后期死亡，占外伤死亡的20%，死亡原因多为严重感染、脓毒性休克、多器官功能衰竭。危重多发伤后1个小时称为"黄金1小时"，这1小时中的前10分钟又是决定性的时间，被称为"白金10分钟"，比黄金更贵重，这段时间内如果出血被控制且不发生窒息，很多患者即可避免死亡。"白金10分钟"是以减少或避免发生心搏骤停为处置目标，为后续抢救赢得时间。为了改进创伤救治的效果，院前急救的反应时间要向"白金10分钟"努力。

（四）转送注意事项

1）外伤经包扎、止血（骨折还需固定）后方可转送。

2）途中持续给氧，确保静脉通道通畅。

3）必要时行心电监测。

4）严密观察患者的生命体征，必要时在途中进行抢救。

5）对于无法控制的胸、腹腔出血导致的低血压状态，不要把血压升到正常作为复苏目标，而以收缩压在80 mmHg以上，平均压为50～60 mmHg，心率＜120次/分，血氧饱和度＞96%（外周灌注使氧饱和度监测仪可以显示出结果）为复苏目标。

八、中暑的急救护理

（一）定义

中暑是指在暑热天气、湿度大及无风环境中，患者因体温调节中枢功能障碍、汗腺功能衰竭和水、电解质丧失过多而出现相关临床症状的疾病。常表现为头晕、头痛、乏力、大汗、口渴等，重症者可出现面色苍白、皮肤湿冷、晕厥、昏迷、肌痉挛、高热等表现。早期治疗或轻中度症状者通常预后良好，并发多器官衰竭或昏迷时间较长者预后不良。

（二）**诊断依据**

暴露于高温（高湿）环境和（或）剧烈运动一定时间后，出现下列症状或体征中的至少一项且不能用其他疾病解释。

1）头晕、头痛、反应减退、注意力不集中、动作不协调。

2）口渴、心悸、心率明显增快、血压下降、晕厥。

3）恶心、呕吐、腹泻、少尿或无尿。

4）大汗或无汗、面色潮红或苍白、皮肤灼热或湿冷、肌痛、抽搐。

5）发热。

（三）**急救措施**

1）立即摆脱炎热、潮湿、高温的中暑环境，将患者转移到凉爽、干燥、通风的环境中。脱下患者的衣服，如紧身衣或湿衣服，并选择干燥和宽松的衣服。

2）如果患者有症状，但没有恶心和呕吐的症状，就给患者喝水或运动饮料。也可以服用人丹、十滴水、藿香正气水等中成药。

3）降温。让患者躺下，下肢抬高15°～30°。用湿毛巾擦拭身体大动脉、额头、颈部、躯干部，利用蒸发散热的原理进行皮肤降温；或将冰袋放在腋下、颈部和腹股沟以下。体外降温无效者，用4℃冰盐水进行胃或直肠灌洗，也可用4℃的5%葡萄糖盐水或生理盐水1 000～2 000 ml静脉滴注，既有降温作用，也适当扩充容量，但开始速度宜慢，以免引起心律失常等不良反应。由于降温速度决定患者的预后，体温越高，持续时间越长，组织损害越严重，预后也越差，故腋窝温度应在1小时内降为37.8～38.5℃。

4）补充电解质和液体。保持水、电解质和酸碱平衡，可选择葡萄糖盐水进行补液。

5）保持呼吸道通畅。防止脑水肿和惊厥；进行肺水肿的防治及肝衰竭、肾衰竭、心力衰竭的防治；控制心律失常；预防胃肠道出血。

6）立即进行监测，如监测心电、血压、脉搏、尿量、血氧饱和度、血气分析等。

7）积极做好转运准备。

（四）转送注意事项

1）确保静脉通道通畅。

2）心搏骤停者应建立有效通气道并给氧，在有效心脏按压条件下转送至医院。

3）监测生命体征。

九、气道异物梗阻的急救护理

（一）定义

气道异物梗阻是指异物造成鼻、咽、喉、气管、支气管阻塞，导致通气功能障碍，甚至死亡。清醒患者突然不能讲话、咳嗽，并有窘迫窒息症状，或在头后仰或三步法开放气道（仰头、开口、托下颌）后仍不能进行有效正压通气，吹气有阻力或胸廓不能抬起，应考虑气道异物梗阻。依据梗阻的程度，可以是隐匿的，也可以是急骤的。若接近完全梗阻，常表现为呼吸短促、费力、喘鸣、焦虑、面色苍白、多汗，身向前倾斜、头颈前伸试图减轻症状，可能伴有发音困难、吞咽困难、阵发性剧咳等症状。

（二）诊断依据

1）可有误咽异物、呕吐、咯血、外伤、昏迷等病史。

2）发病多急骤，突然不能说话，并用手指抓压颈部，呈吸气性呼吸困难，吸气时出现"三凹征"，并可出现咳嗽、口唇及颜面紫绀或苍白，肺部呼吸音消失。

3）如为完全性梗阻则呼吸停止，患者可迅速窒息死亡。

（三）急救措施

1）立即解除气道阻塞，保证呼吸功能。

2）可以安慰口咽部异物患者，嘱其吐出或咳出异物。对于无意识患者，可将手指伸进其口腔清除异物。

3）可鼓励气管异物患者咳出异物，无效时可采用以下措施。

（1）背部叩击法：是在患者背部两肩胛骨之间用掌根进行叩击。这种方法一般适用于刚发生气道异物梗阻，有意识能够配合操作者。

（2）腹部冲击法：也就是常说的海姆立克法，这种方法可以自救，也可以互救。自救就是患者自己用一只手握一个拳头，拳眼放在肚脐上两横指的位置，另一只手托住拳头由下往上冲击腹部，从而把气道里的异物冲出来；互救就是当患者已经失去自救能力的时候，施救者站在患者背后，用两手环抱患者身体，其中一只手握住拳头，拳眼放在肚脐上两横指的位置，另一只手抱住拳头，由下往上冲击腹部，直至把异物冲出来。

对于肥胖的患者或孕妇，可以采用胸部冲击的方法来操作。对于婴幼儿，可以让患儿趴在施救者手臂上，之后将婴儿翻过身来，施救者另一只手挤压胸部，直至异物被冲出。

4）上述处理无效时，立即进行环甲膜穿刺或气管切开。切忌行气管插管。

5）吸氧。

6）立即就近转送，转送途中密切观察病情变化。

（四）转送注意事项

1）转送前必须进行必要的、积极的处理，以保证生命体征平稳，尤其应保证呼吸道通畅。

2）转运途中吸氧。

3）必要时建立静脉通道并保持通畅。

十、烧伤的急救护理

(一)定义

烧伤是指各种热力、化学物质、电流及放射线等作用于人体后造成的特殊性损伤，重者可危及生命。热液、蒸汽等引起的组织损伤称为烫伤，是热烧伤的一种。

(二)诊断依据

1. 病史

有火焰、开水、热油、强酸、强碱、汽油、电流及放射线等烧伤史。常可合并一氧化碳中毒、窒息、休克及外伤等。

2. 估算烧伤面积

1)手掌法。患者五指并拢，手掌面积相当于其体表面积的1%。适用于小面积烧伤的估算。

2)中国九分法。将全身体表面积划分为11个9%，加会阴1%，即人体表面积为100%。适用于成人大面积烧伤。

头颈9%×1（头部、颈部各3%）、双上肢9%×2（双上臂7%、双前臂6%、双手5%）、躯干9%×3（躯干腹侧13%、躯干背侧13%、会阴1%）、双下肢9%×5+1%（双臀5%、双大腿21%、双小腿13%、双足7%）。

3. 烧伤深度

Ⅰ度烧伤——伤及表皮浅层，生发层健在。烧伤部位红斑性改变，皮肤发红，烧灼样疼痛，无水疱。

浅Ⅱ度烧伤——伤及表皮生发层及真皮乳头层。烧伤部位红肿，剧痛，水疱较多，水疱可较大，水疱壁薄，基底创面鲜红、渗出多。

深Ⅱ度烧伤——伤及真皮乳头层以下，但仍残留部分网状层。烧伤部位水疱壁厚或无水疱，基底微湿，红白相间或色泽发暗，可见小出血点或毛细血管网扩张充血，水肿明显，痛觉减退，拔毛试验微痛。

Ⅲ度烧伤——伤及皮肤全层及皮下、肌肉、骨骼。烧伤部位呈坏死性改变，皮肤剥脱，皮下静脉栓塞，痛觉消失，拔毛试验呈易拔而不痛。

酸烧伤——组织蛋白凝固坏死，组织脱水，呈皮革样改变，无水疱，不向深部侵蚀。

碱烧伤——组织脱水，脂肪皂化，向深处穿透。

4. 烧伤严重程度分类

1）轻度烧伤。Ⅱ度烧伤面积 <10%；小儿烧伤面积减半。

2）中度烧伤。Ⅱ度烧伤面积 11% ~ 30%，或Ⅲ度烧伤面积 <10%；小儿烧伤面积减半。

3）重度烧伤。烧伤总面积 31% ~ 50%，或Ⅲ度烧伤面积 11% ~ 20%，或Ⅱ度、Ⅲ度烧伤面积虽不到上述百分比，但有休克、化学中度或中重度呼吸道烧伤；小儿烧伤面积减半。

4）特重度烧伤。烧伤总面积 >50%，或Ⅲ度烧伤面积 20%以上；小儿烧伤面积减半。

5. 呼吸道烧伤的判断

面部有烧伤，鼻毛烧焦，鼻前庭烧伤，咽部肿胀，咽部或痰中有炭屑，声音嘶哑。早期可闻及肺部广泛干啰音，重者呼吸困难、窒息、喉部可闻干啰音。呼吸道烧伤不计算烧伤面积。

（三）急救措施

1）立即消除致伤因素，脱离致伤环境。

2）解除窒息，保持呼吸道通畅，必要时可用小号粗针头予以环甲膜穿刺。

3）补充液体，纠正休克，可应用 706 羟甲淀粉、低分子右旋糖酐、生理盐水等静脉滴注。

4）对症治疗。根据症状进行相应处理。

（1）保护创面：防止继续污染和损伤。用无菌或洁净的三角巾、烧伤单、床单等包扎，不得涂以任何药物。

（2）局部小面积烫伤：泡于冷水中，或流水冲洗，清洁创面后上药。

（3）剃净毛发：用肥皂或清水冲洗皮肤、消毒。

（4）水疱的处理：小水疱不必处理，大水疱用注射器抽出液体，已破水疱用凡士林纱布覆盖后再加压包扎。

（5）镇痛：口服镇痛药等。

（6）强酸烧伤：常见情况如下。

石炭酸烧伤：先用清水冲洗，后用70%乙醇冲洗。

氢氟酸烧伤：先用清水冲洗，后予葡萄糖酸钙+1%普鲁卡因于创周浸润注射。

磷烧伤：忌暴露于空气中，忌油质敷料。

强酸致皮肤及眼烧伤：立即用大量清水冲洗创面或眼内10分钟以上，创面按一般烧伤处理。眼烧伤时用氢化可的松及氯霉素等眼药水或眼膏处理后行双眼包扎。

强酸致消化道烧伤：严禁催吐及洗胃，以免消化道穿孔。严禁口服碳酸氢钠，以免因产生二氧化碳而导致消化道穿孔。立即口服牛奶、蛋清、豆浆或2.5%氧化镁、氢化铝凝胶100 ml，以保护胃黏膜。

（7）强碱烧伤：常见情况如下。

生石灰烧伤：先去除颗粒或粉末，后用清水冲洗。

强碱致皮肤及眼烧伤：立即用大量清水冲洗皮肤及眼内，直至皂样物质消失为止。皮肤可用2%乙酸或食醋湿敷；眼烧伤禁用酸性液体冲洗，可用氯霉素眼药水或眼膏等处理后行双眼包扎。

强碱致消化道烧伤：严禁催吐、洗胃，以免消化道穿孔。立即口服稀释的食醋或1%乙酸或柠檬汁等100 ml。也可口服牛奶、蛋清200 ml。

（8）其他：有外伤者做相应处理，积极防治感染、急性肾衰竭及水、电解质与酸碱平衡紊乱等。

5）观察生命体征，及时转运。

（四）**转运注意事项**

1）保持呼吸道通畅，防止窒息。

2）合并大出血、开放性气胸、骨折等患者，应给予止血、固定等初步处理。

3）采取必要措施，保证生命体征稳定。

4）严重烧伤有可能发生休克者，争取在休克发生前或休克好转后转送。开放静脉通道，保证途中继续输液。

5）密切观察患者意识、心率、血压、脉搏、呼吸、尿量及烧伤部位等，记录尿量变化，确保呼吸道通畅和补液效果。如病情有变化，立即做出相应处理并记录。必要时行心电监测。

十一、急性中毒的急救护理

（一）定义

急性中毒是指各种动植物毒素、化学药品、有毒气体等毒物在较短的时间内经过皮肤、呼吸道、消化道等途径进入机体后，导致生物机体功能性或器质性、短暂性或永久性的损害，甚至危及生命。

（二）诊断依据

1）有毒物接触史（经呼吸道、消化道、皮肤等途径）。

2）有受损脏器功能障碍的临床表现及所接触毒物特有的中毒表现。

3）可有脉搏、呼吸、血压、意识的异常变化甚至心搏骤停。

（三）急救措施

1）使患者迅速脱离有毒环境或毒物。经呼吸道中毒的患者，让患者撤到上风处；经皮肤接触中毒的患者，脱去沾有毒物的衣物；经消化道中毒的患者，可以催吐、导泻、洗胃甚至血液灌流。

2）有缺氧指征者给予吸氧，如一氧化碳中毒者给予高流量吸氧。

3）通畅气道，维持有效通气，必要时采用鼻面罩或气管插管，使用呼吸复苏气囊或便携式呼吸机进行呼吸支持。

4）建立静脉通道，进行大量补液，促进代谢，稳定内环境；还可应用利尿剂加速患者的代谢。

5）心搏骤停者即刻予以心肺复苏。

6）要根据对症解毒药进行治疗，例如有机磷中毒的患者，可应用阿托品、解磷定。如果患者属于镇静安眠类的药物中毒，可以应用氟马西尼进行救治。

7）进行心电监测，及时转运，出现呼吸异常的早期行气管插管。

（四）转运注意事项

1）频繁呕吐且意识不清者，将头偏向一侧，防止呕吐物误吸而窒息。

2）保证气道通畅，监测生命体征。

十二、糖尿病酮症酸中毒的急救护理

（一）定义

糖尿病酮症酸中毒是由于体内胰岛素缺乏、胰岛素反调节激素增加等引起的糖和脂肪代谢紊乱的综合征。以高血糖（空腹血糖≥6.1 mmol/L，餐后血糖≥7.8 mmol/L）、高血酮、酮尿、脱水、电解质紊乱、代谢性酸中毒为主要表现。糖尿病酮症酸中毒患者及时采取补液、胰岛素治疗、纠正电解质及酸碱平衡失调等措施，一般预后良好，不影响寿命。若延误诊断、缺乏合理处理可造成患者死亡。

（二）诊断要点

1）有糖尿病病史，特别是1型糖尿病史。

2）有诱因存在，如急性感染、药物中断或治疗不足、精神刺激、应激、饮食失调及并发其他疾病、妊娠、分娩等。

3）起病急骤，以糖尿病症状急剧加重为早期表现，如口渴、多尿（或少尿）、食欲减退、恶心、呕吐、腹痛，甚至嗜睡、昏迷等。

4）以脱水和周围循环衰竭、酸中毒为明显特征。

（1）严重脱水征：皮肤干燥、弹性减弱、眼球凹陷，口干舌红（嘴唇呈樱桃红），呼吸加深加快，部分患者呼气中有烂苹果味等。

（2）周围循环衰竭：四肢厥冷、脉搏细弱、血压下降、少尿、无尿甚至休克。

（3）意识障碍：意识不清、意识模糊、嗜睡、昏迷。

5） 尿液检查发现尿糖和尿酮常表现为阳性或强阳性。

6） 血糖升高为 13.9 ~ 33.3 mmol/L；血酮体 >3.0 mmol/L。

7） 血液的酸碱度降低等。

（三） 急救措施

1） 立即建立静脉通道，尽早开始补液以恢复血容量、纠正失水状态、控制血糖、纠正电解质及酸碱平衡失调。

2） 补液。视脱水和心功能情况决定补液速度和补液量。如无心力衰竭、肾衰竭者应按先快后慢原则补给，开始第 1 ~ 2 小时补 1 000 ~ 2 000 ml，其余则根据患者的血压、心率、尿量、末梢循环状态决定补液量及速度。先静脉滴注生理盐水。有条件者应该加入胰岛素，剂量为每小时 4 ~ 6 U。通常在院前不必补钾，如在治疗前有下列指征者：钾离子（K^+） <3.5 mmol/L；每小时尿量 >50 ml，心电监测提示有低钾则于开始补液时补钾。能口服者尽量口服，不能口服者可将 10% 氯化钾 10 ml 加入 500 ml 液体中静脉滴注。

3） 可以鼓励患者口服淡盐水。

4） 积极寻找和消除诱因贯穿治疗的始终，不仅有利于糖尿病酮症酸中毒的治疗及缓解，且可防止糖尿病酮症酸中毒复发。

5） 及时转送医院。

6） 要坚持"防优先于治"的原则，加强有关糖尿病酮症酸中毒的教育工作，增强糖尿病患者家属及一般人群对糖尿病酮症酸中毒的认识，以利于及早发现和治疗本病。

7） 严格控制好血糖水平，坚持良好而持久的治疗达标为本；及时防治感染等诱因，以预防糖尿病酮症酸中毒的发生与发展。

（四） 转运注意事项

1） 转送途中注意监测生命体征。

2） 保持静脉通道通畅。

3） 必要时吸氧。

第三节　院前急救的宣传及指导

一、院前急救宣传工作的重要性

做好院前急救宣传工作具有十分重要的意义，不仅可以扩大院前急救工作的社会影响力，推进品牌形象的树立，还能在一定程度上提高急救人员的工作自信心，体现急救工作价值，对稳定急救队伍、提升急救技术水平和改善急救服务也十分有益。

1. 需要急救的患者多，院前急救很必要

很多来急诊的患者都可以通过院前自己、家属或周围人的急救来避免危重情况发生。但实际中，我国院前急救的成功率或效果并不尽如人意，甚至有些较坏的情况就是因为错误的院前急救方式导致的。

2. 错误急救危害大，社会急救较缺乏

院前急救往往能够决定患者的命运，急救是否及时、判断是否正确、措施是否果断得力都将影响患者的安危。如心搏骤停的患者，若能第一时间实施有效的心肺复苏，是可以让患者急救成功率高出 10 倍甚至 20 倍以上的。

3. 亟待各方齐发力，加强宣传重教育

我国公众对急救知识的了解非常贫乏，这与社会的急救知识普及率不高、社会急救能力低有直接关系。公众对施救行为是否会担责的法律认识不够、对施救行为免责的规定有疑虑也直接影响其对急救行为的积极性。

二、院前急救宣传的指导要领

"教育"宣传，即院前急救知识与技能的普及培训工作，是每个院前急救机构纳入工作职能并愈来愈重视的一项工作，高层次的宣传（即灌输）最容易在教育领域发挥效能。我们不仅要加强高层次的宣传，还要加强公众的急救知识的普及。

　　培训宣传内容应因人而异、因地制宜。尽管医院可以不断提高院前急救能力，但仍有一些不可消除的客观因素，如距离、时间等不可抗力的因素，这就需要公众具备一定的急救能力，避免发生一些能够避免的悲剧。为此要针对不同群体制定适宜的急救知识宣传策略，最大限度向公众普及急救知识。对于公众，可通过举办公益讲座、印制急救手册等途径开展常见急救知识普及和健康教育宣传工作，增强公众的自救及互救能力，提高日常防范意识，如某些慢性病患者的家属应该了解相关注意事项并清楚可能的并发症，在拨打求救热线的同时适当采取正确的护理措施，为急救争取更多的时间。对社区门诊或乡镇医院医务人员，应当进行徒手心肺复苏等较高层次的急救培训，形成社区门诊、乡镇医院与 120 急救系统的良性互动关系，提高急救成功率。

　　院前急救作为医疗服务体系的重要组成部分，越来越受到社会公众的广泛关注。改进当前院前急救工作中存在的诸多不足，加强院前急救质量管理，提高院前急救事业建设水平，形成专业、高效的急救队伍对促进整体急救医学发展具有重要作用。

第三章

家庭医生签约服务及基本医疗服务

第一节　家庭医生签约服务

一、家庭医生的定义

家庭医生是对服务对象提供综合、连续、可及的基本医疗、基本公共卫生和约定的健康管理服务的医生。现阶段家庭医生主要包括基层医疗卫生机构注册全科医生（含助理全科医生和中医类别全科医生），具备相关能力的乡镇卫生院医生、乡村医生和中医类别医生；执业注册为全科医学专业或经全科医生相关培训合格、选择基层医疗卫生机构开展多点执业的在岗临床医生；经全科医生相关培训合格的中级以上职称的退休临床医生。

家庭医生既可以个人为签约主体，也可组建团队提供签约服务，主要由各类基层医疗卫生机构提供，原则上采取团队服务形式，每个团队至少配备 1 名家庭医生、1 名护理人员，其他人员包括但不限于公共卫生医生（含助理公共卫生医生）、专科医生、药师、健康管理师、中医保健调理师、心理治疗师或心理咨询师、康复治疗师、社工、义工等。

二、家庭医生的基本任务

家庭医生主要向辖区内居民提供预防、保健、健康教育、计划生育等基本公共卫生服务。提供常见病、多发病的诊疗服务和部分疾病的康复、护理服务等基本医疗服务，能够对常见的急危重症患者做出初步诊断和急救处理，向上级医疗卫生机构转诊超出自身服务能力的常见病、多发病及危急和疑难重症患者。针对辖区内居民开展家庭医生签约服务，提供综合性、连续性的健康管理，并承担其他基层医疗卫生机构的教学、培训工作。

三、家庭医生签约服务的定义

家庭医生签约服务以基层医疗卫生机构为主要平台，建立以全科医生为主体、全科专科有效联动、医防有机融合的家庭医生签约服务模式，提供综合连续的公共卫生、基本医疗和健康管理服务。引导二级及以上医院全科医生作为家庭医生或加入基层家庭医生团队，在基层医疗卫生机构提供签约、诊疗等服务。

四、家庭医生签约服务协议

家庭医生签约服务协议应明确服务内容、方式、期限、费用和双方的责任、权利、义务，列出服务清单。家庭医生应通过日常诊疗服务全方位掌握签约居民及其家庭成员的健康状况，加强与签约居民的联系，引导签约居民逐步形成到基层医疗卫生机构首诊的就医选择。

（一）家庭医生签约服务周期

家庭医生签约服务协议有效期可为 1～3 年。家庭医生有偿签约服务原则上按年度进行签订，以自然年度为服务周期，孕产妇、终末期患者等人群应结合实际确定服务周期。可根据居民需求和基层医疗卫生机构工作实际签订服务协议，服务关系稳定的家庭医生可以与签约居民签订 2～3 年有效期的服务协议。

（二）家庭医生签约服务内容

家庭医生签约服务协议应明确服务内容。家庭医生团队依约提供基本医疗、公共卫生、健康管理和个性化延伸服务。家庭医生签约基础服务由基本公共卫生服务、健康管理服务、就医途径指导和转诊预约服务等构成。《关于规范家庭医生签约服务管理的指导意见》（国卫基层发〔2018〕35号）对家庭医生签约服务包内容做了详细规定。规定如下：

1）基本医疗服务。涵盖常见病和多发病的中西医诊治、合理用药、就医指导等。

2）公共卫生服务。涵盖国家基本公共卫生服务项目和规定的其他公共卫生服务。

3）健康管理服务。对签约居民开展健康状况评估，在评估的基础上制订健康管理计划，包括健康管理周期、健康指导内容、健康管理计划成效评估等，并在管理周期内依照计划开展健康指导服务等。

4）健康教育与咨询服务。根据签约居民的健康需求、季节特点、疾病流行情况等，通过门诊服务、出诊服务、网络互动平台等途径，采取面对面、社交软件、电话等方式提供个性化健康教育和健康咨询等。

5）优先预约服务。通过互联网信息平台预约、现场预约、社交软件预约等方式，家庭医生团队优先为签约居民提供本机构的专科科室预约、定期家庭医生门诊预约、预防接种以及其他健康服务的预约服务等。

6）优先转诊服务。家庭医生团队要对接二级及以上医疗机构相关转诊负责人员，为签约居民开通绿色转诊通道，提供预留号源、床位等资源，优先为签约居民提供转诊服务。

7）出诊服务。在有条件的地区，针对行动不便、符合条件且有需求的签约居民，家庭医生团队可在服务对象居住场所按规范提供可及的治疗、康复、护理、安宁疗护、健康指导及家庭病床等服务。

8）药品配送与用药指导服务。有条件的地区，可为有实际需求的签约居民配送医嘱内药品，并给予用药指导服务。

9）长期处方服务。家庭医生在保证用药安全的前提下，可为病情稳定、依从性较好的签约慢性病患者酌情增加单次配药量，延长配药周期，原则上可开具 4～8 周长期处方，但应当注明理由，并告知患者关于药品储存、用药指导、病情监测、不适随诊等用药安全信息。

10）中医药"治未病"服务。根据签约居民的健康需求，在中医医生的指导下，提供中医健康教育、健康评估、健康干预等服务。

11）各地因地制宜开展的其他服务。

案例 1：四川省成都市武侯区在 2018 年制定《武侯区家庭医生签约服务四年行动计划》，完善签约服务包设计、审核、公示和执行的制定流程。武侯区医院管理服务中心成立由社区卫生服务机构和综合医院专家组成的"武侯区家庭医生签约服务包审核小组"，负责服务包的审核评定。同时，组建由区发改局、区民政局、区总工会、区妇联、区残联、区红十字会等部门和群团组织相关人员，区人大代表、区政协委员，街道办事处、社区居委会工作人员组成的"武侯区家庭医生签约服务包监审组"，负责全程监督服务包的审核评定工作。

案例 2：安徽省合肥市 2016 年制定《关于推进城市家庭医生签约服务实施意见》，基层医疗卫生机构家庭医生签约服务包分无偿服务包和有偿服务包两种。其中无偿服务包有 12 类 46 项基本公共卫生服务，如居民健康档案管理、预防接种、新生儿保健等；有偿服务包个人每年需支付 20 元，可以享受到 5 类 11 项的服务内容，包括在社区卫生服务中心就诊免除一般诊疗费，免除医保住院起付线、免除特殊病门槛费，此外还可以享受医联体专家门诊和预约检查，优先享受绿色通道转诊服务等多项服务。其中，"五保户"和"低保对象"等困难群体个人承担部分由各区财政支付。根据签约服务对象需求，在符合有关规定和确保医疗安全的前提下，家庭医生可开展上门医疗护理、康复服务。开展家庭诊疗服务按有关规定和双方协议收取相关费用。

案例3：《杭州市基本医疗保障办法》（杭政〔2020〕56号）中规定，参保人员在签约的社区卫生服务机构首诊，或经签约的社区卫生服务机构转诊至其他的医疗机构继续治疗的，其门诊起付标准可以减免300元。选择全科医生签约服务的少儿医保和其他城乡居民医保参保人员，其在本人签约的社区卫生服务机构门诊就医时，个人承担比例还可按规定降低3%。同时政策明确规定，未在签约的社区医院办理转诊手续直接至其他医院就诊，就不能享受门诊起付标准减免政策。签约减免300元门诊起付标准的待遇适用于所有杭州市参保人员，包括参保大学生在定点的校内医疗机构首诊，或经定点的校内医疗机构办理转诊至其他的医疗机构继续治疗的，门诊医保起付标准也减免300元。

五、家庭医生签约服务绩效考核

基层医疗卫生机构需要不断优化和完善家庭医生签约服务关键绩效考核指标，发挥考核对家庭医生的激励约束作用。

（一）签约服务包费用

签约服务费是家庭医生团队与居民建立契约服务关系、履行相应的健康服务责任，打包提供医疗服务、健康服务以及其他必要便民服务的费用。签约服务费由医保基金、基本公共卫生服务经费和签约居民付费等分担。基层医疗卫生机构要合理测算家庭医生签约服务费结算标准，原则上将不低于70%的签约服务费用于参与家庭医生签约服务人员的薪酬分配，签约服务费在考核后拨付。明确家庭医生签约服务中无偿服务包和有偿服务包的内涵，并相应调整费用结算标准。

（二）签约服务考核指标

基层医疗卫生机构要加强家庭医生签约服务质量考核和监督力度，将签约服务人数、重点人群占比、续签率、健康管理效果、服务质量以及签约居民满意度等作为评价指标，利用信息化手段和居民回访等方式，定期对家庭医生签约工作开展情况进行监督评价，考核结果同经费拨付、绩效分配等挂钩。

常见考核率的计算：

1）签约服务覆盖率=签约居民人数/当地常住人口数×100%。

2）重点人群签约服务覆盖率=重点人群签约居民人数/当地常住人口中该重点人群数×100%。

3）签约居民续约率=一个签约服务周期结束后续签居民数/上一周期签约居民总人数×100%。

4）签约居民健康风险率=评估完成年度慢性病综合风险评估的人数/慢性病健康管理对象登记人数×100%。

5）签约社区就诊率=签约居民在签约社区卫生服务中心门诊人次数/签约居民当年度门诊总人次数×100%。

案例：以上海家庭医生签约考核为例，《上海市家庭医生签约服务关键绩效考核指标（2022版）》中，从"有效签约、有效服务、有效控费"等方面进行考核。其中有效签约包括签约覆盖率、需求评估等级2~6级失能老年居民签约管理率、签约信息准确、签约数据准确等方面；有效服务包括电子健康档案管理、签约居民健康风险评估、慢性病筛查率、老年人健康管理率、签约居民高血压规范管理率、签约居民糖尿病规范管理率等方面；有效控费包括签约居民人均医保费用、签约社区发生费用占比、签约组合内发生费用占比、签约居民因高血压相关疾病住院比例、签约居民因糖尿病相关疾病住院比例等指标。

六、出诊、转诊服务

（一）出诊服务

出诊服务是家庭医生服务的必要补充和延续，可以使行动不便的患者得到及时、便利的诊疗服务，减轻患者家庭的出行负担，增进社区医务人员与居民的沟通与信任，有利于建立新型医患关系。社区居民有临时需要上门服务的，可以电话询问家庭医生，符合上门要求并在家庭医生服务范围内的给予预约时间上门，并按照规定收取出诊费。若出现紧急情况时，应在第一时间拨打 120 电话急救，以免延误急救时间。

国家《社区卫生服务中心服务能力标准（2022 版）》对出诊服务做了相关规定，基层医疗卫生机构应制定出诊服务标准或规范，明确出诊服务范围、服务时间、收费标准、风险告知等方面的内容。针对居民健康状况和需求，提供不同类型的出诊服务，包括临床常规检查（血常规、尿常规、大便常规、心电图、血糖等检查）、一般治疗（肌内注射、静脉注射、皮下注射、换药、压力性损伤护理、导尿、吸氧、康复指导、护理指导、针灸、推拿等）、院前急救、持续治疗等不同类型的出诊服务，并做好相应记录。

（二）转诊服务

转诊服务是指在接诊患者过程中，发现患者有转诊指征的，可将患者转诊至二、三级医疗卫生机构专科或专家处就诊。诊疗完毕或病情稳定后，由二、三级医疗机构将患者转回基层医疗卫生机构，接受延续性治疗或健康管理服务。转诊机构之间建立信息反馈机制，及时将患者的基本情况、处理结果、注意事项等进行反馈。基层医疗卫生机构至少与 1 家相对固定的转诊医院签订双向转诊协议。基层医疗卫生机构与区域内综合性和（或）专科医疗卫生机构签订协议，建立双向转诊的协同服务关系。

城市医疗集团、县域医共体牵头医院应将 10%～30% 专家号源、预约设备检查等医疗资源交由家庭医生管理支配，可给家庭医生预留部分床位，对经家庭医生转诊的患者，建立绿色通道，优先就诊、检查、住院。

案例：2019 年，成都市青白江区被确定为全国紧密型县域医疗卫生共同体建设试点区，同年 11 月 29 日，正式组建青白江区人民医院集团和青白江区中医医院集团。共有 10 家镇卫生院（社区卫生服务中心）组建了 115 支家庭医生团队，共有家庭医生 661 人，与 20.56 万名民众签订了服务协议，其中重点人群签约 11.07 万人。家庭医生惠民服务案例获国家基层卫生健康优秀创新案例。通过医共体建设，上级医疗资源有效下沉，基层医疗卫生机构服务能力进一步提高，民众更多选择在就近基层医疗卫生机构接受医疗服务。2020 年，青白江区基层医疗卫生机构门急诊人次占比 54.73%，同比增长 3.24%，基层医疗卫生机构住院人次占比 53.34%，同比增长 4.11%。2021 年 1—8 月，青白江区中医医院集团县域内就诊率为 83.99%，集团内实现双向转诊 115 人次，上下联动、急慢分治的有效就医新秩序逐步构建。

第二节　基本医疗服务

通过加强基层医疗卫生机构标准化建设，进一步改善基础设施和装备条件，不断强化基层医疗卫生机构基本医疗服务功能。基层医疗卫生机构通过开展"优质服务基层行"活动、紧密型医共（联）体建设、基层卫生人员培训，不断提升家庭医生（团队）开展常见病、多发病诊疗及慢性病管理能力。

一、科室设置

按照国家《社区卫生服务中心服务能力标准（2022 版）》要求，社区卫生服务中心应设置的临床科室有全科诊室、中医诊室、康复治疗室、抢救室、预检分诊处/发热哨点；在此基础上，设置发热诊室、口腔科、康复科等科室；至少设立一个特色科室，如口腔科、血液透析科、眼科、耳鼻咽喉科（可合并设立五官科）等，并有一定的医疗服务辐射能力；独立设置儿科。

基层医疗卫生机构如社区医院，按照《社区医院基本标准（试行）》，至少应设置全科医疗科、康复医学科、中医科，应当设置内科、外科、妇科、儿科、口腔科、眼科、耳鼻喉科、精神（心理）科、临终关怀科、血液净化室等专业科室中的 5 个临床科室，有条件的可设置感染性疾病诊室（发热门诊）、老年医学科等科室。

基层医疗卫生机构应该不断提升临床科室医疗技术水平和

服务能力，推动分级诊疗制度落地落实，加强基层临床特色科室建设。其中四川省制定了《四川省基层临床特色科室建设实施方案（2021—2025 年）》，从 2021 年起实施基层临床特色科室建设项目，建设一批技术水平高、服务质量优、带动作用强、受群众认可的临床特色科室，辐射带动基层医疗卫生机构人才、技术、管理、服务等各方面工作水平和服务环境的整体提升。

案例：成都市青羊区文家社区卫生服务中心老年病科有医护人员 23 人，高级职称 7 人，中级职称 10 人。设有老年专科门诊，建有独立病房，现开放病床 36 张。配备有肺功能检测仪、骨密度检测仪、螺旋 CT、24 小时动态心电图和动态血压监测仪，彩超、呼吸机等设备满足老年患者的诊疗需求。以老年骨质疏松、坠积性肺炎、慢性阻塞性肺疾病诊疗为科室特色。组建由内科、中医科、家庭医生、护士、心理咨询师、药剂师、社工、三级医院医联体专科医生为骨干的"医、护、养"多学科医养结合服务团队。老年病科注重医养结合服务，在实际诊疗工作中形成"131"的医养结合服务模式。

二、门急诊服务

门急诊是基层医疗卫生机构基本医疗服务的重点之一，基层医疗卫生机构以社区、家庭和居民为服务对象，提供一般常见病、多发病的诊治和慢性病管理，并逐步规范常见病、多发病和慢性病患者首先到基层医疗卫生机构就诊。

（一）门诊服务

1. 门诊布局

基层医疗卫生机构预检分诊处及门诊布局应科学、合理，流程有序、连贯、便捷。设置有咨询服务台，专人服务，工作人员应熟知各服务流程，落实"首问负责制"，佩戴的标识规范，易于患者识别。能够实现挂号、收费、医保结算等一站式服务。在挂号、检验、药房、收费等窗口有针对抢救患者的优先措施，有针对性地落实对老年人的优先措施。

2. 门诊标识

有基层医疗卫生机构就诊指南或基层医疗卫生机构建筑平面图，有清晰、易懂的基层医疗卫生机构服务标识，有说明患者权利的图文介绍资料。国家卫生健康委于 2022 年发布了《基层医疗卫生机构标识设计标准》，明确基层医疗卫生机构标识、标准字、专用字体、标准色、辅助图形、基本要素组合的设计要求及使用规范。

3. 便民服务

基层医疗卫生机构就诊、住院的环境应清洁、舒适、安全。按照《无障碍设计规范》《综合医院建筑设计规范》等标准要求，设置残疾人无障碍设施及辅助用轮椅、推车、饮水、电话、健康教育宣传以及为老年人、有困难的患者提供导医和帮助服务等便民设施。设置有通畅无障碍的救护车通道及供患者停放车辆的区域。有卫生、清洁、无味、防滑的卫生间，包括专供残疾人使用的卫生设施。

4. 门诊预约

有预防意外事件的措施与警示标识。基层医疗卫生机构应推广预约诊疗服务，采取手机客户端、电话、互联网等方式，开展分时段预约就诊。利用信息化手段，有效缩短患者挂号、交费、实验室检查等的等候时间。

5. 门诊诊疗

1）疾病诊疗。基层医疗卫生机构至少能够识别和初步诊治 50 种常见病、多发病以及 20 种中医疾病。家庭医生能够开展一般常见病、多发病的临床诊疗服务和连续的健康管理服务。在门诊开展高血压、糖尿病的主动筛查及诊断治疗。对诊断明确的高血压、2 型糖尿病等慢性病患者提供医防融合健康管理服务。能进行腹痛、腹泻、发热、贫血、咳嗽等常见症状的初步诊断与鉴别诊断。

2）全专联合。基层医疗卫生机构门诊应建立以全科医生为核心，全科专科有效联动的服务模式，能给诊断明确的冠心病、慢性阻塞性肺疾病、脑卒中、晚期肿瘤、慢性肾衰竭等疾病患者提供健康管理服务，能完成外科止血、缝合、包扎、骨折固定、转运等处理，能提供眼、耳鼻喉、烧伤等其他临床服务。定期对服务质量进行分析并持续改进。

案例：四川省人民医院与成都市高新区永安社区卫生服务中心等三家社区卫生服务中心协同合作，建立慢性病全病程管理三级医院—社区卫生服务中心协作的专病共管模式。实现医疗资源有效合理配置，三级医院与社区卫生服务中心协同发展，帮助社区慢性病患者进行科学、有效的疾病管理，促进全生命周期健康；提升和拓宽医疗卫生机构诊疗服务能力和业务收入来源，打通线上、线下百姓就医和后续健康服务。

6. 门诊病历书写

SOAP 病历最先由佛蒙特大学的 Weed 医生在 1976 年创立的 PROMIS 发展而来，是全科医疗健康档案在记录上广泛采用的记录方法的核心部分的描述方式。SOAP 病历以问题为导向，充分反映未分化疾病和慢性病的进展情况，全面地反映患者的生理、心理、行为和社会各方面的情况。

1）主观资料（subjective data，S）。包括由居民提供的主诉、现病史、既往史、家族史、药物过敏史、既往用药史和健康行为等。可将患者存在的常见慢性病均记录在主诉和现病史中。

2）客观资料（objective data，O）。用各种方法获得的真实资料，包括体格检查、实验室检查等。

3）评价（assessment，A）。对临床诊断以及药物治疗过程的分析与评价。

4）计划（plan，P）。治疗策略（包括用药和治疗方式等）、患者教育、是否需会诊和转诊等。

书写 SOAP 病历，有利于家庭医生重新组织、梳理诊疗思路，既是临床实践工作的总结，又是探索疾病规律及处理医疗纠纷的法律依据。对医疗、预防、教学、科研、医院管理等都有重要的作用，是提高临床诊疗水平的重要途径。基层医疗卫生机构应建立并完善家庭医生 SOAP 病历考核机制，并与绩效挂钩。

7. 门诊长期处方

为规范长期处方管理，推进分级诊疗，保障医疗质量和医疗安全，满足慢性病患者的长期用药需求，国家卫生健康委、国家医疗保障局（简称医保局）于 2021 年发布了《关于印发长期处方管理规范（试行）的通知》。家庭医生在诊疗活动中，可以向符合条件的患者主动提出长期处方建议。根据患者诊疗需要，长期处方的处方量一般在 4 周内；根据慢性病特点，病情稳定的患者适当延长，最长不超过 12 周。超过 4 周的长期处方，家庭医生应当严格评估，强化患者教育，并在病历中记录，患者通过签字等方式确认。首次长期处方应当由二级以上医疗机构具有与疾病相关专业的中级以上职称的医生或基层医疗卫生机构具有中级以上职称的医生开具。再次开具长期处方时，应当由二级以上医疗机构疾病相关专业医生或基层医疗卫生机构医生开具。鼓励患者通过基层医疗卫生机构签约家庭医生开具长期处方。家庭医生应当向患者说明使用长期处方的注意事项，并由其自愿选择是否使用；对不符合条件的患者，应当向患者说明原因。首次开具长期处方前，家庭医生应当对患者的既往史、现病史、用药方案、依从性、病情控制情况等进行全面评估，在确定当前用药方案安全、有效、稳定的情况下，方可为患者开具长期处方。

家庭医生应当根据患者病历信息中首次开具的长期处方信息和健康档案对患者进行评估。经评估认为患者病情稳定并达到长期用药管理目标的，可以再次开具长期处方，并在患者病历中记录；不符合条件的，终止使用长期处方。停用后再次使用长期处方的，应当按照首次开具长期处方进行管理。出现以下情况，需要重新评估患者病情，判断是否终止长期处方：①患者长期用药管理未达预期目标。②罹患其他疾病需其他药物治疗。③患者因任何原因住院治疗。④其他需要终止长期处方的情况。

（二）急诊服务

急诊服务区域标识醒目。基本急救设备配置和药品配备符合国家相关规定，且运行状况好。

1. 急救技能

基层医疗卫生机构人员应掌握应急知识、急救设备的使用，具备应急能力，能对循环系统、呼吸系统急危重症患者和肾衰竭、急性中毒、休克及一般急危重症患者做出初步诊断和急救处理。掌握心肺复苏，熟练使用电除颤仪、简易呼吸机，能够开展清创、缝合、止血、包扎、简易骨折固定（如夹板外固定等）等急救技术。具备急性创伤、急性心肌梗死、急性脑卒中、急性颅脑损伤等重点病种的初步识别与处理能力。

2. 急救药品

抢救室常备药品应根据机构的实际工作情况，至少配备心肺复苏药物、呼吸兴奋药、血管活性药、利尿及脱水药、抗心律失常药、镇静药、解痉药、解热镇痛药、止血药、常见中毒类型的解毒药、平喘药、局部麻醉药、激素类药及纠正水电解质和酸碱失衡类药、各种静脉补液液体等，抢救药品应当定期检查和更换，保证药品在使用有效期内。

3. 急救设备

急救器械应包括一般急救搬动、转运器械。急救设备包括心电图机、心脏起搏/除颤仪、呼吸机（简易呼吸器）、心电监护仪、给氧设备、吸痰器、洗胃机等。

三、住院服务

（一）床位数量

按照国家《社区卫生服务中心服务能力标准（2022版）》要求，社区卫生服务中心应根据服务范围和人口合理配置，至少设日间观察床5张或有住院床位。设有病床的社区卫生服务中心按照相关要求增加建筑面积。1~50张床位，每增设1张床位，建筑面积至少增加25 m^2。50张床位以上，每增设1张床位，建筑面积至少增加30 m^2。

基层医疗卫生机构创建社区医院，按照《社区医院基本标准（试行）》，基层医疗卫生机构业务用房建筑面积≥3 000 m²。每床位净使用面积不少于6 m²。实际开放床位数≥30 张，可按照服务人口 1.0～1.5 张/千人配置。主要以老年、康复、护理、安宁疗护床位为主，鼓励有条件的设置内科、外科、妇科、儿科等床位。

（二）住院管理

基层医疗卫生机构应能提供常见病、多发病的住院诊疗。执行留观、入院、出院、转院制度，并有相应的服务流程。能为患者入院、出院、转院提供指导和各种便民措施，且有部门负责协调转诊，并有记录。有部门或专（兼）职人员负责出院患者随访，并有记录或工作日志。为老年人提供优先就诊、转诊服务。对重点慢性病、退行性疾病、营养和心理等多种健康情况进行评估并干预。能够为居家老年人、辖区内养老机构提供家庭病床、巡诊等上门服务，并提供一键呼叫等服务。

四、居家医疗服务

基层医疗卫生机构应结合居民健康需求，开展上门服务，尤其对行动不便、失能失智的老年人、残疾人等确有需求的人群，要结合实际提供上门治疗、随访管理、康复、护理、安宁疗护、健康指导及家庭病床等服务。《关于加强老年人居家医疗服务工作的通知》对居家医疗服务参考项目进行了进一步规定，主要包括诊疗服务类、医疗护理类、康复治疗类、药学服务类、安宁疗护类、中医服务类等。

（一）诊疗服务类

1）健康评估。包括常规评估、认知功能评估、脑卒中评估、心血管风险评估、心肺功能评估、肌力评估、跌倒风险评估、营养评估、心理评估、疼痛评估等。

2）体格检查及辅助检查。包括一般体格检查、常规 B 超检查、心电图检查、血糖测定等。

3）药物治疗。包括开具常见病的用药处方、调整慢性病的用药处方。

4）诊疗操作。包括拆线、换药（小）等，具体项目由各省（区、市）卫生行政部门根据实际情况确定。

（二）医疗护理类

1）基础护理。包括清洁与舒适护理、皮肤护理、生命体征监测、物理降温、氧气吸入、雾化吸入、吸痰、气管切开护理、管饲、更换胃管、皮下注射（需要皮试的针剂除外）、肌内注射（需要皮试的针剂除外）、外周静脉留置针维护、血糖监测、静脉采血、标本采集、更换尿管、膀胱冲洗、灌肠、肛管排气、直肠给药、引流管护理等。

2）专项护理。包括腹膜透析护理、伤口护理、造口护理等。

3）康复护理。见"康复治疗类"部分。

4）心理护理。包括心理评估、心理支持、心理沟通和心理疏导等。

（三）康复治疗类

1）康复评定。包括日常生活活动能力评定、肌力和肌张力评定、关节活动度评定、徒手平衡功能评定、协调功能评定、步态分析与步行功能评定、感知认知功能评定、感觉功能评定、构音障碍评定、吞咽功能障碍评定、失语症评定、脊髓损伤评定、心肺功能评定等。

2）康复治疗。包括运动疗法，如神经发育疗法、运动再学习疗法、强制性运动疗法、运动想象疗法、平衡与协调功能训练、关节松动训练、关节活动度训练、步行训练、肌力与耐力训练、牵伸技术训练、有氧运动训练、呼吸训练、轮椅操作训练；作业疗法，如日常生活活动能力训练、感知认知功能训练、手功能训练；物理因子治疗，如低频电疗法、中频电疗法、超声波疗法、冷疗法、温热疗法、紫外线疗法；言语疗法，如失语症训练、构音障碍训练、吞咽功能障碍训练。

3）康复指导。包括日常生活活动能力指导、康复辅助器具（轮椅、助行器、拐杖、手杖等）使用指导、康复知识宣教等。

（四）药学服务类

1）用药评估。包括评估患者疾病、用药种类和服药情况；评估患者药物及食物过敏情况；评估患者用药后血压、血糖、肝肾功能指标异常情况是否与用药有关；评估患者用药后有无皮炎、水肿和心悸等不适情况；评估患者使用多种药物对疾病和身体的影响；评估患者停药或减量后，不良反应是否消失或减轻；评估患者使用和调整药物后的有效性。

2）用药指导。包括指导患者合理、正确用药，告知药品用法、用量、注意事项等；指导药品的正确储存方法和药品有效期管理；指导患有多种疾病、使用多种药品者合理使用药物；定期监测血压、血糖、肝肾功能等指标，如有异常及时就医；指导监测多重用药、长期用药对身体健康的影响。

（五）安宁疗护类

1）症状控制。包括疼痛、咳嗽、咳痰、恶心、呕吐、便血、腹胀、水肿、发热、厌食或恶病质、口干、睡眠或觉醒障碍、谵妄。

2）舒适照护。包括居家环境管理、床单位管理、口腔护理、饮食与营养护理、管道护理、皮肤及会阴护理、排尿异常的护理、排便异常的护理、体位护理、遗体护理，协助沐浴和床上擦浴、床上洗头，指导轮椅与平车使用。

3）心理支持和人文关怀。包括心理社会评估、医患沟通、帮助患者应对情绪反应、患者和家属心理疏导、死亡教育、患者转介安排与指导、丧葬准备与指导、哀伤辅导。

（六）中医服务类

1）中医辨证论治。包括体质辨识、开具中药处方、调整中药处方。

2）中医技术。包括刮痧、拔罐（包括留罐、闪罐、走罐）、艾灸、针刺、经穴推拿、穴位贴敷、中药外敷、中药熏蒸、中药泡洗、耳穴贴压、中药灌肠等技术。

3）健康指导。中药给药指导、中医饮食指导、运动指导，如太极拳、八段锦、五禽戏等。

第四章

健康教育在社区卫生工作中的作用

第一节　健康教育概述

健康教育是通过有目的、有计划、有组织、有系统的社会教育活动，促进人们自发、自觉地采取有益于健康的行为与生活方式，减少或根除危害健康的行为，达到预防疾病、促进身心健康和提高生活质量的目的。

一、健康教育的对象

健康教育的对象既包括群体，也包括个体；既包括健康人，也包括高危人群、重点人群和患者。

二、健康教育的工作目标

健康教育的一切内容都是围绕人的行为问题。健康教育的工作目标就是帮助人们改变不健康行为和帮助人们建立健康行为。

三、健康教育的工作手段

健康教育要达到促进健康的目的，首先要实现行为的改变。

健康教育主要是使用传播、教育和干预的手段来促使人们的行为发生改变。传播是针对知识、信息而言，就是向健康教育对象传授健康方面的知识和信息。教育是针对服务对象的信念和技能而言，如果没有正确的信念，正确的行为就很难产生和坚持。正确的信念包括相信科学知识，相信不健康的行为会损害健康，相信健康的行为能预防疾病、促进健康等。干预是针对特定的不健康行为采取指导、引导、训练、纠正等措施来帮助健康教育对象改变不健康的习惯。

第二节　基层医疗卫生机构开展社区健康教育

社区健康教育是指以社区为单位，以社区人群为教育对象，以促进居民健康为目标，有组织、有计划、有评价的健康教育活动。其目的是发动和引导社区居民树立健康意识，关心居民、家庭和社区的健康问题，使居民积极参与健康教育和健康促进规划的制定和实施，养成良好的卫生行为和生活方式，以提高自我保健能力和群体健康水平。

一、基层医疗卫生机构是开展健康教育服务的主阵地

（一）基层医疗卫生机构承担辖区内健康教育服务工作

健康教育是我国基本公共卫生服务的重要组成部分。我国基本公共卫生服务对健康教育工作的需要量大、要求高。2017年，由原国家卫生计生委（现国家卫生健康委）颁布的《"十三五"全国健康促进与教育工作规划》中明确指示要充分发挥基层卫生计生机构的主阵地作用，提供覆盖城乡所有居民的健康教育服务。

（二）基层医疗卫生机构的健康教育任务和职责

1）负责本辖区健康教育工作的计划、组织、指导、实施、评价，并接受上级健康教育机构的业务指导。

2）针对本辖区内居民的主要健康问题及行为危险因素制订健康教育计划。如对高危人群开展控烟、限酒、指导合理膳食、

运动健身等干预活动。

3）定期组织医护人员为社区居民开展健康教育讲座，普及各类健康知识。

4）配合各个卫生日组织、开展宣传活动。

5）参加上级培训和组织学习，提高本级和下级医护人员的健康教育技能。

（三）基层医疗卫生机构健康教育工作者的健康教育技能要求

1）开展健康教育需求评估的基本能力。

2）编写通俗易懂的健康教育文稿的能力。

3）制作健康教育宣传栏和墙报的能力。

4）开展健康教育宣讲活动的能力。

5）组织开展健康教育讲座的能力。

6）人际交流能力与提供一般健康咨询的能力。

7）指导与培训目标人群掌握相关技能的能力。

8）不健康行为的干预能力。

9）进行健康教育效果评估的基本能力。

二、健康教育服务是国家基本公共卫生服务项目的重要内容

（一）健康教育服务对象

辖区内居民，也包括外来流动人口。

（二）健康教育服务内容

1）宣传普及《中国公民健康素养——基本知识与技能（2015年版）》。配合有关部门开展公民健康素养促进行动。

2）对青少年、妇女、老年人、残疾人、0～6岁儿童家长等人群进行健康教育。

3）开展合理膳食、控制体重、适当运动、心理平衡、改善睡眠、限盐、控烟、限酒、科学就医、合理用药、戒毒等健康生活方式和可干预危险因素的健康教育。

4）开展心脑血管、呼吸系统、内分泌系统、肿瘤、精神疾

病等重点慢性非传染性疾病和结核病、肝炎、艾滋病等重点传染病的健康教育。

5）开展食品卫生、职业卫生、放射卫生、环境卫生、饮水卫生、学校卫生和计划生育等公共卫生问题的健康教育。

6）开展突发公共卫生事件应急处置、防灾减灾、家庭急救等健康教育。

7）宣传普及医疗卫生法律法规及相关政策。

（三）健康教育服务形式

1）提供健康教育资料。

2）设置健康教育宣传栏。

3）开展公众健康咨询活动。

4）举办健康知识讲座。

5）开展个体化健康教育。

三、健康教育服务在国家基本公共卫生服务项目中的地位和作用

在国家基本公共卫生服务项目中，健康教育既是一项独立的服务内容，又是其他基本公共卫生服务项目的重要内容和工作方法。通过健康教育能提高群众对基本公共卫生服务项目的知晓率并主动接受卫生服务，普及健康知识，使群众对疾病早认识、早预防、早治疗，并引导人们采取健康的行为和生活方式，消除或减轻健康的危险因素，有效预防和控制疾病的发生发展，达到提高全民健康水平的目标。

（一）提高公众的健康素养

结合《中国公民健康素养——基本知识与技能（2015 年版）》的宣传普及，通过发放印刷资料及播放音像资料、设置健康教育宣传栏、开展公众健康咨询活动、举办健康知识讲座、开展个体化健康教育等多种健康教育形式，对公众开展合理膳食、控制体重、适量运动、心理平衡、改善睡眠、控烟、限盐、限酒、控制药物依赖、戒毒等健康生活方式和可干预危险因素的健康教育，提高公众的健康素养，促使人人都自觉践行健康

的生活方式。

（二）在重点人群健康管理中发挥促进作用

对 0～6 岁儿童及家长、孕产妇、65 岁以上老年人、慢性病患者等重点人群开展有针对性的健康教育，促使其积极配合管理，接受健康指导，可以起到早发现、早治疗的作用，有利于减少伤残发生，提高生活质量。

（三）在传染病及突发公共卫生事件报告和处理中提高公众防护意识

很多传染病如艾滋病、甲型肝炎（简称甲肝）、痢疾等与不健康的生活方式密切相关，通过开展健康教育提高公众的防护意识来预防传染病的发生，同时也让公民知晓人人都有及时报告传染病疫情的义务和责任，利于疫情的及时处理，切实保障人民身体健康和生命安全。

第三节　健康教育服务实施的基本理论

一、传播

传播是人们传递、扩散、交流信息（包括思想和感情）的行为和过程，是一种社会性质传递信息的行为，是个人之间和集体之间以及个人与集体之间交换、传递信息的过程。

传播健康信息与健康知识是健康教育的基础活动，也是基层医疗卫生机构开展健康教育工作的主要手段。

（一）传播的分类

对于健康教育工作者，最主要的是以下两种传播类型。

1. 人际传播

人际传播是两人或者多人之间直接进行的一种双向交流活动。

2. 大众传播

职业性传播机构和人员通过报刊、广播、电视、电影、书籍等大众传播媒介，将社会信息变化传递给不特定人群的过程。

（二）传播要素与传播模式

1. 传播要素

一次完整的传播活动必须有一些基本因素存在，这些基本因素称为传播要素。传播要素包括以下六个方面。

（1）传播者：在传播过程中传递信息的个人或团体，是信息的发出者。

（2）信息：传播者要传递的内容。

（3）媒介：信息的载体，传递信息的中介渠道，如报纸、书刊、电视、手机。

（4）受众：在传播过程中接受信息的一方。

（5）效果：受众接受信息后产生的反应。

（6）反馈：受众将接收信息后的反应返回给传播者或者传播者了解到受众接受信息后的反应。

2. 传播模式

传播六大要素组成了传播的模式，也就是传播者将信息通过一定的媒介（渠道）传递给受众，并将受众接受信息后的反应进行收集，这样一个传播形态就是传播模式。了解传播活动中需要考虑到的各个因素，可以帮助传播者用正确的思路提高传播活动的效果。

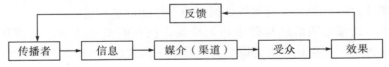

（三）如何提高传播效果

1. 创造良好的传播环境

传播环境包括社会环境和自然环境。为了使一项大型健康教育传播活动能够取得好的效果，需要从社会环境方面考虑如何创造一个有利于传播内容的社会氛围，例如，通过大众传媒传播有关信息，使当地群众了解某种健康问题的危害；或者使群众了解某个健康项目与他们切身利益之间的关系，这样就为健康教育的传播活动打下了一个舆论和认识基础，某项特定的健康教育传播内容就更容易为群众所重视、理解和接受。在小型的传播活动中，甚至在人际传播活动中，也要注意创造良好的氛围，以有利于传播者更好地传播信息和受众更好地接受信息。此外，自然环境中的活动地点、场所距离等，社会环境中的文化习俗、社会规范等，也可以增强或削弱传播效果。

2. 挑选好的传播者

一个让受众信得过、感到亲近的传播者和媒介所传播的信息就容易让受众接受。作为一个好的传播者，必须要有认真严谨的工作态度，熟悉业务内容并具有好的传播技能，举止和仪表符合受众的审美习惯。

3. 注重对目标人群的了解和分析

受众因素对于取得好的传播效果很重要，因为了解受众就能选择适合受众的信息和传播渠道，就能更有针对性地开展传播活动，所以必须了解受众，分析受众的特点。对各类目标人群的特点进行仔细的调查、了解和分析，目的是使传播活动更具针对性，获取良好的效果。进行目标人群分析时需要考虑的因素有性别、年龄、职业、民族与宗教信仰、文化程度（受教育水平）、婚姻状态、家庭地址（所在社区特点）、所用语言（包括方言）、收入水平（经济状况）、接受信息的习惯、接收信息的通常渠道、心理状态等。

4. 注重信息的选择和制作

根据受众的特点，选择和制作适合受众的接受习惯和接受能力的信息内容进行传播（包括信息的重要性、科学性、简练、通俗），受众才能比较好地接受信息，传播活动才能取得好的效果。

5. 正确选择传播媒介

传播媒介的选择要考虑多种因素，如媒介的效应、传播活动覆盖面、受众拥有该种媒介的比例、经费和其他资源情况等，还要考虑是否适合特定信息的表达，也要考虑是否为受众所喜好。在某些情况下还要看传播活动的需要，如果需要速度快时，就要以速度为重要条件。此外，传播活动经常不是只通过一种媒介开展的，往往选择和使用多种媒介，这样才能获得更好的效果。例如，如果使用一种可以获得60%传播效果的媒介，再使用另一种可以获得50%传播效果的媒介，那么这两种媒介的共同传播活动就可能使传播效果达到80%。

二、行为干预

在健康教育活动中，运用传播、教育、指导、说服、鼓励、限制等方法和手段，对存有危害健康行为的个体或群体进行教育，促使其改变不利于健康行为的活动与过程称为行为干预或行为矫正。其目的是帮助人们改变不良行为和生活习惯，采纳健康行为，培养良好的生活方式。

一般来说，基层医疗卫生机构健康教育工作者行为干预工作可能做得不多。因为行为干预需要的知识和技能相对更多，经历的时间也相对更长，效果也更难及时出现，但是行为干预可以让健康行为的建立在目标人群中产生效果，另一方面，也能推动健康工作向深层发展。

（一）健康教育工作者在行为干预方面的具体工作内容

1）观察、记录干预对象的行为情况和特点。

2）确定目标行为的分阶段干预目标。

3）制订初步实施计划，选择具体矫正方法。

4）按计划实施矫正措施，帮助答疑解惑，提供支持。

5）通过评估反馈信息，及时修正目标，改进措施，加快矫正进程。

（二）采纳健康行为的不同阶段与干预策略

所有受众在决定是否采纳一项健康行为时都需要经历几个不同的阶段。简单地概括为：

1）接受健康教育，了解健康行为阶段。

2）改变信念态度，接受健康建议阶段。

3）尝试健康行为，初步改变不健康行为阶段。

4）建立和坚持健康行为阶段。

在实践一项具体的行为干预计划时，了解目标人群行为改变的过程和所处的具体阶段，有助于健康教育工作者决定传播的策略和干预的手段。

针对处于"了解"阶段的目标人群，健康教育工作者主要是采用传播手段，向目标人群传播相关的健康知识、相关政策、相关环境条件及有关得失情况（即采纳健康行为的好处和需要付出的努力）。

针对处于"接受"健康教育工作者的建议，准备采纳健康行为的目标人群，健康教育工作者应该采用鼓励手段，鼓励目标人群积极尝试健康行为，放弃各种顾虑。

对于处于"尝试"健康行为的目标人群，健康教育者则应该采用指导的手段，指导目标人群如何做才能做得好、才能做得正确，并在采纳健康行为的过程中体会和观察对健康的影响效果。

对于处于"基本建立"健康行为且正在坚持阶段的目标人群，健康教育工作者要采用强化的手段，如利用政策、荣誉感或其他心理支持等措施，对目标人群坚持健康行为的表现给予强化。

第四节　健康教育需求评估

一、健康教育需求评估概述

健康教育需求评估是在开展健康教育活动之前，为了有针对性地向目标人群提供健康教育服务而进行调查研究的过程。这是通过收集、整理和分析各种健康相关信息、资料，了解预期目标人群的特定健康问题，确定与健康问题相关的行为及其影响因素及可利用的健康教育资源的过程。健康教育需求评估又称为健康教育诊断或计划前研究。

《国家基本公共卫生服务规范（第三版）》中明确要求，收集辖区内健康相关信息，明确辖区内主要健康问题，开展目标人群的健康需求评估。

二、健康教育需求评估的目的及意义

（一）为针对性地开展健康教育提供依据

通过需求评估，明确辖区内居民主要健康问题、行为生活方式及影响因素，明确辖区内健康教育资源，为制订科学合理和有针对性的健康教育计划提供依据。

（二）为评估健康教育干预活动效果奠定基础

需求评估是开展健康教育工作的首要环节。对目标人群的需求、行为及影响因素了解得越清楚，越有助于实施有针对性的健康教育干预，同时，也为评估健康教育干预活动实施的效果提供基线资料。将需求评估结果与健康教育干预效果进行比较，可有效评估健康教育工作的实际成效及健康教育计划目标的实现程度。

（三）通过需求评估过程进行社会动员

通过需求评估，可以充分挖掘和利用社区资源，积极开展项目宣传，增强居民认识、分析和解决健康问题的意识和能力，动员目标人群和社区组织机构积极参与健康教育活动。

三、健康教育需求评估对象及适用范围

基层医疗卫生机构开展健康教育服务的对象是辖区内居民，从不同服务层面角度，可以把需求评估的对象分为个体和群体两大类。这里主要介绍针对群体的健康教育需求评估，又称为社区需求评估。

在基层医疗卫生机构，社区需求评估可作为许多健康教育工作的基础。在年初制订年度健康教育计划之前，需要做一个较全面的需求评估；在日常工作中，开展群体教育、专题讲座、组织卫生主题日宣传和咨询活动等健康教育活动之前，以及选择、制作适用的健康传播资料之前，都需要针对具体的目标人群和预期解决的健康问题和行为问题进行小范围的需求评估。

四、健康教育需求评估内容

（一）健康问题分析

通过调查研究，对辖区内居民存在的健康问题及其影响因素进行分析，明确健康教育可干预的健康问题及行为问题。一般包括以下 4 个方面。

1）辖区内居民存在哪些主要的健康问题？［对人群健康有重大影响（患病率、伤残率、死亡率高）的疾病或伤害］

2）主要的行为影响因素是什么？

3）影响因素可以通过健康教育的手段来解决吗？

4）需要哪些政策、环境、经济、卫生服务方面的支持？

（二）行为分析

健康教育的目标是改变目标人群危害健康的行为，倡导健康的行为和生活方式。进行目标人群行为分析是开展有针对性的健康知识传播和行为干预的基础，是获得良好健康教育效果的保证。目标人群的行为问题分析是需求评估的核心内容。

进行行为及其影响因素分析，常采用定性调查研究，如个人访谈、专题小组访谈、观察法等参与式快速评估方法。一般包括以下 3 个方面的内容。

1）了解辖区内居民行为生活方式现状，尤其是对健康有危害的行为生活方式，如吸烟、饮酒、不合理膳食、缺乏体育锻炼、生活与工作压力、社会支持欠缺等。

2）辖区内居民不健康的行为生活方式的影响因素，如当地的社会文化、风俗习惯及居民的健康观念、健康知识和健康技能水平等。

3）了解目标人群的学习需求及喜爱的健康教育媒介、形式和方法，对所推荐的健康行为存在什么困难和问题等。

（三）资源分析

资源分析主要采用定性调查的方法进行。核心内容是对基层医疗卫生机构开展健康教育的实际能力等因素进行分析，找出影响开展健康教育工作的内部因素和外部因素。

1. 明确辖区基本情况

基本情况包括社区性质、健康相关政策、经济水平、社区文化、风俗民情、卫生资源与设施、机关/企业/学校等单位构成。

2. 了解社区居民特点

社区居民特点包括人口数量和人口构成。人口构成指性别、年龄、职业、受教育水平、流动人口比例等。

五、健康教育需求评估结果的分析和利用

通过健康教育需求评估可以发现社区的健康教育需求是多方面、多层次的，我们应该将有限的人力、物力和财力用在对人群健康影响最大、健康教育干预效果最好的健康问题和行为问题上。需求评估结果的具体作用体现在：①针对需优先解决的特定问题和行为问题，确定健康教育干预的目标、健康教育的对象和使用的教育内容、形式和方法，进而制定针对某健康主题的健康教育干预方案。②在基层医疗卫生机构制订年度健康教育计划时，健康教育需求评估的结果直接呈现在健康教育工作计划书的背景资料中，作为制订计划目标和开展健康教育干预活动的依据。

健康教育需求评估是健康教育干预的基础和前提。通过健康教育需求评估，有助于我们全面了解社区环境及社区人口情况，明确需干预的主要健康问题，明确重点干预的目标人群及其健康教育需求，明确需重点干预的健康相关行为及其影响因素，明确可利用进而需开发的资源，为制订健康教育目标和干预计划奠定坚实的基础。

第五节　健康教育计划的制订

健康教育计划是在需求评估的基础上，针对优先解决的健康问题，提出需要开展的一系列健康干预活动以及开展这些活动的方法、步骤。

一、制订步骤

健康教育计划的制订包括 9 个步骤：需求评估、确定优先项目、确定计划目标、确定干预策略框架、确定干预日程、确定工作人员队伍、确定经费预算、确定评价计划、开展形成评价。

（一）需求评估

见本章第四节"健康教育需求评估"相关内容。

（二）确定优先项目

优先项目应该是那些对健康影响大、与行为关系密切、具有高可变性且相对具有支持改变行为的外部条件（资源）的项目。

（三）确定计划目标

一个健康教育计划必须要有明确的目标，它是计划实施和效果评价的依据，如果缺乏明确的目标，整个计划将失去意义。一项计划的目标可分为总体目标和具体目标两部分。

1. 总体目标

总体目标又称为目的，一般比较宏观、笼统、长远，不需要量化，它给计划提供一个总体上的努力方向，即改善目标人群健康状况，提高生活质量。

2. 具体目标

具体目标是为实现总体目标设计的具体的、可量化的指标。

1）按要求可归纳为目标制定原则（SMART 原则）。

（1）具体的（special，S）。

（2）可测量的（measurable，M）。

（3）可完成的（achievable，A）。

（4）可信的（reliable，R）。

（5）有时限性的（time bound，T）。

2）具体目标的制定要回答 4 个"W"和 2 个"H"问题。

（1）对谁？（who，W）

（2）实现什么变化？（what，W）

（3）在多长时间内实现这种变化？（when，W）

（4）在什么范围内实现这种变化？（where，W）

（5）实现多大程度的变化？（how much，H）

（6）如何测量这种变化？（how to measure，H）

3）具体目标的分类制定包括3类，即教育目标、行为目标和健康目标。

（1）教育目标：教育目标是指为实现行为改变所应具备的知识、信念和技能等，是反映健康教育项目近期干预效果的指标。例如，实施围生期保健健康教育计划3个月后，95%的孕妇能说出母乳喂养的好处（知识），100%的孕妇相信她们能够用母乳喂养自己的孩子。

（2）行为目标：行为目标是指健康教育计划实施后，期望干预对象在行为养成方面可以达到的目标，是反映健康教育近期或中期效果的指标。例如，实施母乳喂养健康教育计划1年后，90%的产妇实现了母乳喂养。

（3）健康目标：健康目标是指健康教育计划实施后，期望干预对象在健康状况方面可以达到的目标。由于健康状况的改变往往需要较长时间，因此，健康目标通常反映的是健康教育的远期效果，如发病率降低、健康水平提高、平均预期寿命延长等。例如，实行社区高血压干预10年后，社区居民脑卒中的发病率由2010年的12.65%下降至2020年的8%及以下。

（四）确定干预策略框架

1. 确定目标人群

目标人群就是健康教育项目计划要重点干预的人群。目标人群的行为发生正向改变时，即能促进健康问题的改善或解决。

目标人群的分类方法有多种。最常见的分类方法是根据目标人群与目标行为的关系进行分类，可分为3类。

一级目标人群：希望其实施所建议行为的人群，即期望发生行为改变的人群，如控烟干预项目的一级目标人群是吸烟者。

二级目标人群：对一级目标人群有重要影响的人群，他们的言行将会对一级目标人群是否采纳行为建议有较大影响，如目标人群的配偶、父母等。

三级目标人群：主要指政策决策者、经费资助者和其他对计划实施有重要影响的人群，如医务人员、亲密朋友、舆论或宗教领袖、当地有威望的老年人等。

2. 确定干预策略

干预策略是指达到目标的方式、方法和途径，要紧紧围绕目标人群的特征及预期达到的目标。一般分为教育策略、社会策略、环境策略。

1）教育策略。通过健康信息传播、健康技能培训、健康行为干预等方法，提高目标人群的健康相关知识与技能，促进目标人群的行为改变。

2）社会策略。通过社会倡导，让全社会都关注特定健康问题，营造良好的社会舆论氛围，引导目标人群的健康理念和行为。

3）环境策略。通过改变社会环境、人文环境、自然环境来影响目标人群的重点行为。

3. 确定健康教育内容和资料

健康教育内容应根据目标人群的知识水平、接受能力、项目的目标要求来确定，要具备科学性、针对性、实用性和通俗性。

健康教育资料主要有印刷资料和视听资料两大类。可购买正式出版物，也可自行编印。

（五）确定干预日程

将健康教育干预活动按照时间先后排序形成干预日程表。

（六）确定工作人员队伍

确定组织形式、工作网络和工作人员是执行健康教育计划的组织保证。工作网络以健康教育专业机构为主体，协调政府部门、医疗卫生部门、社区组织、大众媒体等机构和组织参加，组成多层次、多部门渠道的工作网络。同时，对执行计划的各类人员，根据工作性质和承担的任务分别进行培训，以保证健康教育计划的执行质量。

（七）确定经费预算

根据项目计划，测算出每项活动的经费开支，通过汇总列出整个项目的经费预算。

（八）确定评价计划

在项目的设计阶段就要考虑评价问题。根据项目目标，制定项目效果评价方案，对评价对象、指标、方法、时间等做出明确规定。

（九）开展形成评价

形成评价就是对健康教育项目计划本身的评价，目的是保证评价计划的科学性和可行性。可通过对关键环节主要参与对象的访谈或预实验形式来开展。

二、制订健康教育年度计划书

健康教育计划要以计划书的形式呈现出来，这样才便于执行团队和目标人群对项目的了解，知晓项目目标、任务及时间进度等。因此，健康教育计划是健康教育项目的有机组成部分，撰写健康教育计划书也是基层医疗卫生机构健康教育工作者应该具备的一项基本专业技能。

《国家基本公共卫生服务规范（第三版)》要求，健康教育服务需要制订明确的年度计划。基层医疗卫生机构在社区需求评估的基础上，制订本辖区健康教育年度计划，并撰写年度计划书。

健康教育年度计划书通常包括制定依据、预期目标、计划开展的工作、时间安排、人员安排、经费预算、效果评价等部分。

1. 依据

阐明计划制订的背景和意义，主要内容包括：社区基本情况（如人口数、人口构成、经济水平、社区文化等）、社区居民主要健康问题及影响因素（如患病率前 10 位的疾病、死因构成前 10 位的疾病、主要的健康危险行为等）。

2. 预期目标

制定预期目标应从两方面考虑：一是工作目标，二是效果目标。工作目标指到本年度结束时，健康教育工作的完成情况，即 5 项健康教育服务分别需要达到的具体要求。效果目标指期望辖区内居民的健康相关知识、行为、健康状况需要达到的水平，其中最重要的效果评价指标是健康素养水平，其他指标还包括人群吸烟率、健康知识知晓率、健康行为形成率等。由于行为生活方式和健康状况的改变需要较长时间，因此，也可制定中、远期目标，如 3 年目标、5 年目标、10 年目标等。

检验预期目标是否实现，需要通过专项调查来评价，即健康教育效果评价。

3. 计划开展的工作

针对《健康教育服务规范》规定的 5 项健康教育服务要求分别制订年度计划。具体包括开展每项健康教育服务的总次数、每次服务的主题、主要活动、目标人群、预计开展的时间、负责人等。

4. 时间安排

将 5 项健康教育服务的年度计划分别进行汇总，以时间进度表的形式，将全年的各项活动按照时间顺序排列出来。

5. 人员安排

每项工作的落实都要具体到人，明确项目的负责人、主要参与组织协调者等。

6. 经费预算

列出每次开展健康教育服务的各项开支，将各项开支汇总即为本次健康教育服务的预算，再把每次服务的预算汇总，即为年度总预算。

7. 效果评价

对 5 项健康教育服务分别开展评价。评价内容主要包括过程评价及效果评价。没有必要对每一次活动都开展评价，但每年应该分别针对 5 项健康教育服务开展 1 次评价。

三、制订健康教育计划注意事项

1）健康教育的内容应尽量覆盖《健康教育服务规范》要求的所有内容，且应细化不同人群的健康教育内容，使健康教育服务更具针对性。

2）健康教育的形式及数量应达到《健康教育服务规范》的要求，掌握"形式为内容服务"的原则，根据每次健康教育服务的具体内容、人群文化水平和接受能力、健康教育资源等具体情况确定适宜的几种形式。

3）计划制订要有针对性，应在充分开展需求调查的基础上撰写计划。

4）做计划时，应注意以下两点：一是时间安排不宜过满，应为临时性任务安排机动时间；二是要考虑节假日、气候等因素，合理安排时间。

5）根据本地特点，开展有地方特色、群众喜闻乐见的健康教育活动。

第六节　健康教育资料制作与发放

一、健康教育资料概述

健康教育资料是健康信息的载体，是健康教育活动中所使用的辅助资料。常见几种健康教育资料为折页、光盘、海报、健康教育处方、易拉宝、一些实用性宣传品等。提供健康教育资料是国家基本公共卫生服务项目健康教育服务中一项重要的内容。

二、健康教育资料的形式与分类

根据资料的不同形式，可将健康教育资料分为印刷资料、音像资料。

（一）健康教育印刷资料

健康教育印刷资料又称平面传播资料，指用纸质媒介作为健康知识传播载体的一类传播资料。常见的形式有海报、传单、折页和小册子等。

1. 海报

传递信息，引起关注，营造氛围。可容纳 1～3 个核心信息。海报的特点是文字、构图夸张，极具震撼力，可引起强烈的视觉效果；画面留白占整张海报的 1/3～1/2；信息简单明确，字数少、字号大，多张贴在公共场所。

2. 传单

一般指印有健康教育信息的单页纸。一般情况下，一张传单只围绕一个主题展开叙述，信息比较简单。一般由文字和少量插图组成。传单的优点是设计简单、制作快捷、成本低廉。缺点是不易保存，吸引力差。最适用于时间紧、任务急、大批量发放时，如发生突发公共卫生事件时。在日常工作中，可放在门诊或候诊大厅供辖区内居民或就诊者取用，也可在开展义诊、举行健康知识讲座时集中发放。

3. 折页

一般为 A3 或 A4 纸张大小，通常为彩色印刷。常见的有二折页和三折页。折页的优点是设计精美、图文并茂，有较强的吸引力；内容板块清晰，信息简单明了；便于携带和保存。缺点是设计要求、制作成本显著高于单页。在日常工作中，和单页一样，可放在门诊或候诊大厅供辖区内居民或就诊者取用，也可在开展义诊、举行健康知识讲座时集中发放。

4. 小册子

小册子是介于折页和图书之间的一种科普读物。一般是就某一健康主题或疾病问题，开展系统、全面的阐述，让目标人群对该健康主题或疾病问题有一个比较全面的认识。常见的版本为 32 开或 38 开，页码一般为 16～48 页。小册子的特点是信息量大，内容系统、完整，图文并茂、可读性强，便于携带。受众可以长时间、反复阅读，有保存价值。

（二）健康教育音像资料

健康教育音像资料是指以音像、图像等方式作为健康知识传播载体的一类传播资料。一般包括录像带、光盘、磁盘、移动储存器（U 盘、移动硬盘）等，常见的内容表现形式有专题讲座、专家访谈、情景剧、纪录片、动画片等。优点是直观、生动、形象、传播效果好，对目标人群的文化水平要求较低，深受广大人民群众喜爱。

三、健康教育资料要求

《健康教育服务规范》对健康教育资料的使用作了要求，主要包括两点：①每个机构每年提供不少于 12 种内容的印刷资料，并及时更新补充，保障使用。②每个机构每年播放音像资料不少于 6 种。

四、健康教育资料的设计制作

健康教育印刷资料和音像资料的设计制作需要专门的设备和较高的专业技术要求，很多基层医疗卫生机构不具备自主设计制作健康教育资料的能力，在实际工作中，很多基层医疗卫生机构主要依靠卫生行政部门、疾病预防控制中心、健康教育专业机构发放获得健康教育资料；有时也通过社会购买服务的形式获得所需的健康教育资料。但作为健康教育工作者，必须熟悉印刷资料和音像资料的设计原则和基本要求，会选择、使用合适的健康教育资料，懂得如何评价一份健康教育资料的质量和传播效果。

（一）健康教育资料的制作原则

1. 科学性

这是首要原则，没有科学性就没有生命力。健康教育资料的内容要保证绝对正确，不能有任何差错，否则不能使用。因此，在内容的选择上，健康教育工作者应严格把关，保证其科学性。

2. 时效性

在当今信息爆炸的时代，医学知识也在不断地发展和更新，健康教育资料制作的内容和形式也要紧跟学科发展的步伐。传播信息要新、快。没有时效性就没有使用价值。

3. 艺术性

艺术性是采用艺术手法把信息表达得鲜明、准确、生动的程度。先有科学性，再有艺术性，健康教育资料的吸引力、感染力越大，传递的科学内容的效率也就越大。没有艺术感染力，科学的内容也不会有很好的传播效果。增加艺术性，可以帮助目标人群更好地理解相关健康知识。

4. 针对性

针对不同目标人群的特点，选择不同的传播材料、宣传内容，使目标人群更容易接受。

5. 经济型

在实际工作中，本着尽可能覆盖更多人群，符合成本效益的原则，结合实际选择适宜的传播材料种类。

（二）健康教育资料的内容要求

1. 信息不宜过多

研究表明，记忆力一般的人一次可以清晰记忆 3～5 条独立信息，以 3 条为佳；记忆力较强的人一次可以清晰记忆 7 条独立信息。因此，每个板块传播的核心信息以 3～5 条为宜。

2. 信息简单明确

人们对信息的理解、记忆及应用能力与受教育水平密切相关。文化水平低的人群，在接受复杂信息时有困难。信息阅读与理解的难易程度应与初中毕业水平相适应（我国实行九年制义务教育）。因此，在编制健康教育信息时，应把复杂的信息进行分解，制作成简单明确、通俗易懂的信息，方便目标人群更好地理解和接受。

3. 有明确的行为建议

健康教育的最终目的是改变人们不健康的行为，因此，健康教育资料仅进行健康知识的传播是不够的，必须有明确的行为建议。行为建议要具体、实用、可行，明确告诉目标人群应该做什么及怎么做。

4. 插图具有关联性和自明性

插图能够帮助人们更好地理解和记忆信息。因此，在健康教育资料中常常配有插图。一幅好的插图必须具备两个特征：关联性和自明性。插图的关联性是指插图所表现的内容、信息等必须与文字内容相关，是为了更好地说明或展现文字内容，而不是可有可无或起美化修饰作用。插图的自明性是指插图可不依赖于正文而存在，能够独立传递或表现特定的内容、信息等。

5. 严禁宣传歧视

对社会弱势群体、患有某些疾病［如艾滋病、乙型肝炎（简称乙肝）等］者、有生理缺陷（如聋、哑、肢体残疾、智力低下等）者，不可以有歧视性语言或态度。

6. 适宜目标人群的社会文化

尊重不同地区、不同民族的文化差异和风俗习惯，吸收当地群众喜闻乐见的文化元素，用目标人群熟悉的语言进行表达。

（三）健康教育资料的制作步骤

对于基层医疗卫生机构，自主编制健康教育资料可能较为困难。要达到有效的传播效果，要遵守以下步骤。

1. 需求及资源分析

1）目标人群特征及需求分析。要制作出效果满意的健康教育资料，一定要以目标人群为中心。由于不同目标人群在不同时期对信息的需求和兴趣存在差异，所以，要事先了解目标人群的基本情况，如年龄、性别、文化程度、健康状况、所处外部环境、文化背景、生活习俗等。还需了解目标人群对相关健康信息的认识程度，有哪些需求，乐于接受何种传播形式。一般可以通过查阅文献、问卷调查、小组访谈等方法获取有关目标人群需求的一手资料。

2）媒介分析，如可利用的媒介有哪些、目标人群通常通过哪些渠道获取信息、信息通过哪种媒介传播效果更好。

3）资源分析，包括是否有现有的资料、有无可调配的人力、经费情况如何。制作健康教育资料是一个费事、费钱的工作，因此，可以首先考虑在现有的资料中是否有合适的资料可以充分加以利用。如果没有可直接利用的，也要广泛收集已有的相关的资料，从中选出与传播目标一致的、已被证明有较好传播效果的资料作为参考。

2. 选定核心信息

围绕健康教育内容，结合辖区内主要健康问题和辖区内目标人群健康需求选定核心信息。核心信息要科学准确、通俗易懂。

选择和确定信息时，获取知识的来源一定要正规，要保证知识的科学性，需要请相关专家进行审定。如果需从网络上获得信息，一定要到权威的官方网站获取，包括世界卫生组织（WHO）、各级政府及卫生行政部门官方网站等。如果不能保障获取知识的科学性，一定要请相关专家予以把关。

3. 设计初稿

初稿一般由疾病控制专业人员、健康教育者及美术编辑、文案编辑、摄像师等共同参与。疾病控制专业人员保证信息的科学性，健康教育者从传播效果的角度控制信息的量、复杂程度，美术编辑要对作品的艺术表现力把好关。

4. 预试验及修改

将设计初稿放置于一定数量的目标人群中进行预试验，从而了解目标人群是否理解资料传播的信息、是否喜欢内容的表达方式和形式、是否满意材料的形式，收集评论意见和修改建议。

预试验的次数需根据初稿的质量、预试验对象的意见、修改稿的质量等情况来确定，一般来说需要 2~3 次。

5. 制作与生产

确定生产方式、生产量、生产单位及生产材料的规格（尺寸、纸张和颜色要求）、打包数量，签订印刷合同。

五、健康教育资料的使用

（一）印刷资料的发放途径与方式

1）可放置在医疗卫生机构的候诊区、诊室、咨询台等处，供就诊者及有需求的辖区内居民自行选取。

2）向辖区内家庭、单位、学校发放健康教育资料。

3）可结合公众健康咨询服务、健康知识讲座及个体化健康教育，针对性地发放健康教育资料。

（二）音像资料的播放

音像资料的播放屏幕应安装在人多的地方，面向就诊者或家属。高度应以观众平视或略微仰视为佳，无遮挡，易于观看。常见的播放地点有门诊大厅、候诊区、观察室、输液室、健康教育室等。在平时，根据工作安排常规播放；在季节性多发病流行期、健康主题日前后，应有选择性地播放相关内容。

第七节 设置健康教育宣传栏

一、健康教育宣传栏的概述

健康教育宣传栏是健康教育信息传播方式之一。健康教育宣传栏一般设置在社区卫生服务中心（站）、乡镇卫生院、村卫生室的户外、健康教育室、候诊室、输液室或收费大厅，以宣传健康知识、技能和国家卫生计生政策等内容的健康教育为固定宣传阵地。宣传展板、黑板报、发光二极管显示器（LED）等不属于健康教育宣传栏。

二、健康教育宣传栏的要求

《国家基本公共卫生服务规范（第三版）》要求，乡镇卫生院和社区卫生服务中心宣传栏不少于2个，村卫生室和社区卫生服务站宣传栏不少于1个，每个宣传栏的面积不少于2 m²。宣传栏中心位置距地面1.5～1.6 m高。每个机构每2个月最少更换1次健康教育宣传栏内容。

三、健康教育宣传栏的作用

健康教育宣传栏是辖区内居民获取健康知识的重要途径之一。宣传栏的内容相对简单，语言简洁，通俗易懂，设计要求图文并茂，适合居民阅读理解。除了健康知识，健康教育宣传栏一般还会宣传卫生计生政策和重大公共卫生事件等。

四、健康教育宣传栏的设置

1. 统一标识

基层医疗卫生机构的健康教育宣传栏按要求标有"健康教育宣传栏"字样。

2. 保护设施

一般用不锈钢或铝合金等制作宣传栏框架，有条件者可以以钢化玻璃或耐力板为面板，设有顶棚，能防雨、防风、防晒等。宣传栏内容要求方便替换。

3. 位置要求

1）健康教育宣传栏一般位置固定。设置在居民或就诊者经常路过或聚集的地方，如大门口两侧、院内主干道两侧、健康教育室、候诊室、输液室或收费大厅等明显位置，不能存在安全隐患。

2）没有物品遮挡视线，光线适宜阅读。

五、健康教育宣传栏的管理

1. 内容更换

每2个月最少更换1次健康教育宣传内容。

2. 资料存档

每期宣传内容都应实地拍照存档，保存更换记录。

3. 专人负责

有专人负责管理，包括内容更换、资料存档、日常维护等。

六、健康教育宣传栏的设计

（一）健康教育宣传栏内容设计

1. 主题

围绕《中国公民健康素养——基本知识与技能（2015 年版）》，对辖区内主要健康问题、居民健康需求、多发病、常见病、健康主题日、突发性公共卫生事件等进行宣传。

2. 内容

内容要科学、准确。要以官方发布的技术指南、核心信息、宣传口径等为依据，不要在互联网或科普读物上盲目下载或抄录信息。

3. 撰写要求

1）每期宣传栏可以选择 3～5 个主题，每个主题围绕 3～5 个知识点进行介绍。同一主题下的知识点介绍要有一定的逻辑顺序，不同的知识点要分段。

2）语言要通俗易懂、简单明了。专业术语、缩略语等要有解释。不出现英文单词。不使用繁体字、简化字和变形字。

3）内容要有针对性，每一个主题都应该有明确的行为建议。

4）最好配有插图，插图可以使文字内容形象化、具体化，帮助居民更好地理解内容、掌握要点。一般情况下，一个主题至少配有 1 张插图。

（二）健康教育宣传栏的版面设计

1. 背景清新、色彩明快

设计宣传栏版式时，应该做到背景清新、色彩明快。避免使用黑色、深蓝色、深绿色、大红色等作为背景，减少压抑或刺激感。推荐以浅色、透明度高的颜色作为背景。

2. 布局合理、主题突出

整体布局要美观，板块划分要明确。不同主题可以用不同色块或区域进行区分。题目要大而醒目，行距适中。不同主题下的小标题格式要一致。

3. 字体与字号

字体推荐使用宋体或黑体，可以加粗，不要出现多种字体。字号大小合适，方便阅读，一般正常视力在 1.5 m 处能看清即可。

4. 背景、插图恰到好处

插图与内容相关，可以帮助居民理解重点内容。装饰性的插图或图案最好不要。所有的背景色、插图或图案等不能影响对文字的阅读。

5. 有机构落款

宣传栏要有制作机构的落款署名，让居民明确信息来源。

6. 有制作日期

宣传栏要有制作日期，方便日后进行考查。

第八节　开展公众健康咨询服务

一、公众健康咨询服务概述

公众健康咨询服务是指针对辖区内居民的主要健康问题和健康教育需求，结合各种健康主题宣传日，面向辖区内居民或目标人群开展的以义诊、咨询等为主要内容的一种健康教育活动形式。

二、公众健康咨询服务的要求

《国家基本公共卫生服务规范（第三版）》要求，每个乡镇卫生院、社区卫生服务中心利用各种健康主题日或针对辖区内重点健康问题，开展健康咨询活动并发放宣传资料。每年至少开展 9 次公众健康咨询服务。

三、开展公众健康咨询服务的意义

1. 直接向辖区内居民提供便捷、高效的医疗卫生服务

在健康咨询活动中，居民可免去挂号、候诊等程序，快捷、

方便地与医务人员直接沟通。医务人员面对面地解答居民关心的健康问题，针对性强，效果好，居民满意度高。

2. 公众健康咨询服务是日常门诊咨询的有益补充

日常门诊患者较多，工作量较大，医务人员主要进行疾病诊断和治疗方案的制定，没有充足时间逐一解答患者的咨询问题，也无法对患者的健康危险行为进行全面评估进而提供有针对性的健康指导，因此，公众健康咨询服务能够很好地弥补门诊咨询不足的现状，最大可能为居民提供力所能及的医疗卫生服务。

3. 公众健康咨询服务有助于改善和融洽医患关系，树立医疗卫生机构良好的社会形象

公众健康咨询服务具有公益性和普惠性特点，医务人员在开展健康指导的同时，还可对社区医疗卫生机构职能和卫生计生惠民政策进行宣传，增加居民对医疗卫生机构的了解与信任，提升举办单位的知名度和美誉度。

4. 与辖区内居民形成良好的健康传播互动

面向辖区内居民传播健康知识，倡导健康行为和理念；面向患者讲解疾病知识，增强自我管理技能，有助于防止或减缓疾病的进展或恶化。在社区营造健康氛围，引导居民关注和重视健康。

四、如何开展公众健康咨询服务

（一）计划设计

任何一项健康教育活动第一阶段一定是计划设计，要认真、仔细地制定活动方案和经费预算。

1）明确活动目的、活动主题。根据辖区内居民的主要健康问题和健康教育需求、健康主题日宣传主题等确定活动主题。可以以一次活动为一个主题，也可以在一年内围绕已确定的一个或几个主题开展连续的活动。活动主题可以是辖区内常见病、季节性多发病、健康主题日、健康理念和生活方式、突发事件应对及伤害预防、国家卫生计生政策宣传等。

2）确定活动口号。活动口号一般是围绕活动主题而提出的，一般分为三种情况。一是 WHO 或其他国际组织确定的活动口号；二是我国相关部门确定的活动口号；三是各地结合当地实际，自行制定其他口号。活动口号要响亮、朗朗上口，具有较好的倡导和动员效果，能够吸引居民参与。

3）确定活动形式。现场咨询活动形式、内容多样，可根据工作需要选择其中的一种或几种形式。

（1）咨询：就咨询者提出的健康问题进行面对面解答并提出行为指导建议或诊疗建议，帮助咨询者做出就医选择。

（2）义诊：通过现场检查、测试、检测，对某一个或多个健康问题进行快速筛查或初步诊断，并提出诊疗建议。

（3）发放健康教育材料：结合咨询活动主题和内容，发放多种形式的健康教育材料，传播健康知识，倡导健康生活方式，对居民进行健康相关行为干预。

（4）简单体检：如进行体重测量、身高测量、腰围测量、血压及脉搏测量、视力检查、心肺功能检查、耳鼻喉检查等可在现场快速完成的测量和检查。

（5）现场体验活动：通过一些简单的现场实验，让居民直观地感受某种风险或健康危害；通过示范、演练等活动，吸引居民参与互动，传播健康知识与技能，营造现场气氛。如吸烟有害健康的小实验、手上细菌显微镜观察、心肺复苏示教和练习等。

（6）现场知识问答：为吸引居民积极参与现场咨询活动，可在现场举行健康知识有奖问答，并给予一定的奖励。

4）确定活动时间及地点。时间和地点的选择主要考虑是否方便居民参加，如利用休息日、节假日，地点一般选择在集市、广场、活动中心等人员聚集的地方。提前与活动场地管理单位联系，确保场地在活动当天可以使用。

5）确定目标人群。根据活动主题及活动内容确定目标人群。涉及面不一定非常大。如高血压日健康咨询活动可以将目标人群定为辖区内高血压患者及其家属。

6）确定活动参与机构和人员。结合活动主题和内容预计参与咨询的居民人数，确定参加活动的科室和人员。如需邀请外部专家，应提前与专家做好沟通工作。

7）准备活动资料。活动资料主要有以下几种。

（1）宣传横幅：横幅要醒目，尽量悬挂在较高位置，吸引居民注意。可以悬挂多条横幅，但要有主次之分。横幅内容可以是活动口号、主题、核心信息等。

（2）展板、海报：根据宣传内容和目标人群特征设计展板、海报。

（3）签到表、资料发放登记表、效果评价问卷等文档资料：主要用于记录工作过程和后期的效果评价。

（4）健康教育资料：应根据活动主题、内容和预算确定健康教育资料的种类与数量。

（5）健康教育实物资料：根据活动内容确定，常见的有限盐勺、控油壶、腰围尺、体重计、体质指数（BMI）计算卡、礼品等。

（6）设备、仪器：如果有义诊和体检，则需准备相关的体检设备、仪器、试剂等。

（7）音像播放设备：如果现场要播放音像资料，则需准备显示器、投影仪、DVD/VCD 播放电源等设备机、音响、电源等。

（8）其他所需的设备、器材：如照相机、演示器材、模具等。

（二）活动实施

1. 发布活动通知

活动的时间、地点、主题、内容确定后，应及时将活动信息发布给目标人群，至少在活动前 1 周将通知发布出去，使目标人群有充足时间调整工作和安排生活，最好在活动前 1~2 天再次进行提示。

发布活动可以有多种途径，包括自身告示栏通知、通过社区健康教育工作网络下发活动通知、在辖区人群集中的场所张贴活动通知、电话通知、广播通知、就诊预约、新媒体平台发布通知等。通知发布后要有记录。

通知内容应包括活动时间、地点、主题、内容、参加活动的专家、针对的目标人群。如果准备了健康教育资料或实物也应该在通知中写明。

2. 准备工作

提前做好活动场地的布置，如悬挂横幅、张贴海报/招贴画、摆放桌、摆放展板、摆放医疗测试设备、摆放演示模型/教具、摆放健康教育资料、放置和调试音像设备、播放视频资料、播放录音资料等。提前联系咨询的专家和工作人员，做好组织、分工工作。

3. 活动现场组织

按照计划开展咨询活动，并对咨询人数及主要内容进行简要记录；发放健康教育资料，对发放数量进行登记；讲解与展示健康教育资料和实物。

4. 效果评价

通过个人访谈或专题小组讨论，了解目标人群对活动的满意度、对健康教育资料的理解和接受程度、对活动的意见和建议。

5. 填写活动记录表

根据活动开展的实际情况，逐项填写公众健康咨询服务记录表。及时收集、整理、公众健康咨询服务记录表、签到表、咨询信息登记表和活动照片等进行归档。

第九节 举办健康知识讲座

一、健康知识讲座概述

健康知识讲座是传统的、最常用的健康教育方法之一，是指授课老师借助教学用具、运用教学方式向辖区内居民传播健康知识和技能的一种健康教育活动形式。授课老师主要是基层医疗卫生机构的医务人员，也可以是聘请的其他医疗卫生机构的医务人员。属于一对多的人际传播，反馈及时，针对性强。一般结合视频资料、flash 动画、多媒体课件（PPT）、挂图、食物模型等。可以使讲解内容形象直观，容易理解。

二、健康知识讲座的要求

《国家基本公共卫生服务规范（第三版）》要求，定期举办健康知识讲座，引导居民学习、掌握健康知识及必要的健康技能，促进辖区内居民的身心健康。每个乡镇卫生院和社区卫生服务中心每月至少举办 1 次健康知识讲座，村卫生室和社区卫生服务站每 2 个月至少举办 1 次健康知识讲座。

三、举办健康知识讲座的意义

健康知识讲座是一种投入少、效果好的卫生服务，是辖区内居民获得健康知识和技能的重要途径。针对某一健康问题，医务人员进行全面、系统的讲解，对相关技能进行培训，使辖区内居民改变不利于健康的行为生活方式，形成有益于健康的行为生活方式。

四、健康知识讲座的设计与实施

（一）确定讲座主题和内容

1）根据辖区内主要健康问题、健康危险因素、居民健康教育需求，确定健康知识讲座的主题。

2）根据不同目标人群，选择不同的讲座主题和内容。

（二）确定授课老师

授课老师可以是当地疾病预防控制、健康教育、妇幼保健、临床医疗、社区卫生等方面的专业人员。根据不同的讲座主题，选择合适的授课老师。授课老师应具备良好的专业知识及一定的健康传播技巧，举止得体，语言表达能力强。在讲座开始前，与授课老师就讲座主题、目标人群、内容、时间、地点等内容进行沟通。讲座结束后，与授课老师就目标人群接受情况、讲座效果、优点和不足等进行沟通，不断提高讲座的质量和效果。

（三）**编写教案**

确定讲座主题后，结合目标人群的主要健康问题和健康需求，查阅相关文献，进行资料收集、教案编写。资料来源一般包括各级卫生行政机构、国家/省级健康教育专业机构、疾病预防控制机构、妇幼保健机构等专业机构网站及权威机构发布的信息、指南等。

教案形式包括文字稿、PPT 等。教案应科学、准确、实用。内容展现要有条理性和逻辑性。文字表述要科普化、通俗化，易于目标人群接受。

（四）**落实场地、设备**

根据参加讲座的人数选择合适场地，既不能过于拥挤，也不要过于空旷。交通便利、大家熟知的场地会提高目标人群的参与积极性。如果讲座中需要音像播放设备等特殊设备，还要考虑场地是否有使用这些设备及相应设施的条件。

根据实际需要，准备背景板、海报、宣传单、展板、宣传册、签到表、效果评价问卷用于现场的布置和向目标人群发放。有条件的情况下，还可准备一些健康教育教具进行现场展示。

（五）**发布通知**

通知内容一般包括讲座时间、地点、主题、主要内容、授课老师、主要目标人群。如果准备了健康教育资料或实物，也应在通知上写明。

通知拟定后，应加盖公章，通过社区通知栏、电话、短信、微信等多种途径发布通知。发布通知应及时，至少在讲座前 1 周将通知发布出去，讲课前 1~2 天进行提示。

（六）**活动实施**

1. 准备工作

1）提前做好场地布置，摆放背景板、桌椅、健康教育资料等物品，准备黑板、投影仪、幕布、音响等设备。

2）联系授课老师，安排听课者签到、领取资料、入座等。

2. 讲座现场

为了使讲座更具吸引力，易于目标人群接受，应注意以下几点。

1）授课老师应掌握一定的演讲技巧，语言生动，能运用比喻、举例等方式讲解健康知识。

2）充分利用教具、实物、模型等辅助教学，涉及技能培训时要安排目标人群进行实操练习。

3）建议采用多媒体教学，在讲座中恰当运用图片、漫画、视频、动画等元素。

4）尽可能采用参与式教学方式，安排提问和互动环节，充分调动听众的积极性。

5）授课老师声音洪亮，与听众要有目光接触，吐字清晰，语速一般为 200 字/分，语调抑扬顿挫、快慢结合。

6）注意控制讲座时间，一般以 60～90 分钟为宜。中途可安排 10～15 分钟休息时间。

3. 效果评价

主要通过问卷调查、个人访谈和小组讨论了解听众对讲座内容的理解和掌握情况及对讲座的满意度、意见和建议等。问卷一般是在课堂前后发放。个人访谈和小组讨论指随机选择 6～8 名听众，采用个人访谈或小组讨论的形式对讲座效果进行评价。

（七）填写活动记录

1. 填写活动记录表

根据活动开展的实际情况，逐项填写健康知识讲座活动记录表。

2. 活动资料收集、整理与归档

收集并整理健康知识讲座活动记录表、签到表、发放健康教育资料登记表和活动照片等进行归档。

第十节 个体化健康教育

一、个体化健康教育概述

个体化健康教育是指针对不同个体的健康问题及健康危险因素，对服务对象开展的有针对性、个性化的健康指导和行为干预活动。

二、个体化健康教育的要求

《国家基本公共卫生服务规范（第三版）》要求，乡镇卫生院、村卫生室和社区卫生服务中心（站）的医务人员在提供门诊医疗、上门访视等医疗卫生服务时，要开展有针对性的个体化健康知识和健康技能的教育。

三、个体化健康教育的对象和目标

1）健康人。掌握维护、促进健康的知识和技能，养成健康的行为生活方式。不得病，少得病，晚得病。

2）高危人群。学会去除、控制健康危险因素。不得病，晚得病。

3）患者。全面认知疾病，增强疾病自我管理能力，减少伤残和死亡，提高生活质量和延长寿命。

四、个体化健康教育的意义

有利于增加医患信任，建立和谐医患关系；有利于干预方案的制定和有效执行；有利于健康知识的高效传播和及时反馈；有利于服务对象健康技能的培养和健康行为的形成。

五、个体化健康教育的内容

1）针对疾病或健康问题的指导，如疾病的预防知识、治疗知识，以及疾病自我管理技能和自我保健技能等，如合理用药知识、血压和血糖自我监测、康复措施。

2）针对行为生活方式的指导，如限酒、合理饮食、适量运动、控制体重等。

3）针对心理的指导，如心理调适、负性心理应对、积极应对、理性平和的社会心态培育等。

4）针对家属的指导，如进行家庭照料、督促或帮助患者坚持规范治疗、提供情感支持（如营造的家庭环境、理解患者的痛苦、鼓励患者增强治疗信心）等。

六、个体化健康教育的服务流程

（一）收集健康信息

WHO 调查显示，影响健康的主要因素有 4 个方面：环境、行为生活方式、生物遗传、医疗卫生服务。通过对健康危险因素进行收集，有助于找出主要健康问题和危险因素。

1. 服务对象个人信息

1）个人情况，如年龄、性别、民族、文化程度、婚姻状况、职业。

2）家庭情况，如家庭成员、居住条件、经济条件。

3）本人病史、生育史、家族史。

4）生活方式，如膳食、吸烟、饮酒、体力活动、职业暴露等。

5）体检结果，如身高、体重、腰围、血压；血、尿常规，血脂，血糖等；超声波、心电图、胸部 X 线片。

6）医疗卫生服务，是否定期体检、就医行为等。

7）心理状况，人格、心理特征、精神压力等。

2. 服务对象其他信息

1）语言、文化特点，如民族文化、语言、风俗习惯。

2）信息需求，如知识、技能。

3）主要信息来源，如朋友、同伴、其他人群、媒体等。

4）对健康问题的认知，如知识、态度等。

5）健康状况，如是否已存在健康问题。

（二）健康风险评估

健康风险评估针对主要健康问题，对危险因素和可能发生的疾病风险进行评估。帮助个体识别自身存在的不健康行为和危险因素，使其充分认识到这些不健康行为和危险因素对他们健康造成的不良影响，有针对性地提出改善建议，促使个体修正不健康行为和降低危险因素，形成健康生活方式。

（三）健康咨询与干预指导

根据健康风险评估结果，制定治疗方案和健康教育方案（药物处方、健康教育处方、运动方案、饮食指导方案等）。

（四）跟踪随访

通过门诊就诊、上门随访、电话随访、网络随访等方式，了解个体危险因素控制情况、不良行为改变情况、自我管理情况，适时调整目标与指导内容，保证干预效果。

定期对服务对象的健康状况和行为生活方式进行调查，对调查结果和体检结果进行分析评价，并及时更新健康档案中的相应内容。

第五章

公共卫生服务

第一节 0～6岁儿童健康管理服务

按照国家《0～6岁儿童健康管理服务规范》要求，为辖区内0～6岁儿童提供健康管理服务，监测儿童生长发育，发现有健康问题进行早期干预，对保障儿童身心健康，促进儿童健康成长，预防儿童疾病、溺水与死亡的发生，减轻家庭与社会负担起到重要的作用。基层医疗卫生机构0～6岁儿童健康管理服务内容主要包括新生儿家庭访视、新生儿满月健康管理、婴幼儿健康管理、学龄前儿童健康管理及健康问题处理。

一、服务对象

辖区内常住的0～6岁儿童。

二、服务要求

1. 设施设备

基层医疗卫生机构应具备开展服务的设施设备和人员条件。要配备儿童体检室，具备儿童保健设备，包括儿童体重秤、量床、身高计、软尺、听诊器、手电筒、消毒压舌板、听力和视力筛查工具及必要的辅助检查设备。

2. 人员资质

从事儿童健康管理工作的人员（含乡村医生）应取得相应的执业资格，并接受过儿童保健专业技术培训。培训合格后持证上岗。在岗人员需定期接受儿童保健专业知识与技能的继续医学教育培训。培训后能按要求对健康儿童、高危儿及心理行为发育异常儿童、营养性疾病儿童进行管理。

3. 工作制度

工作制度包括儿童保健科工作制度、体格测量室工作制度、健康检查和生长监测工作制度、心理行为门诊工作制度、营养咨询门诊工作制度、听力保健工作制度、视力保健工作制度、口腔保健工作制度、疑难病例转诊制度、集体儿童保健工作制度、健康教育工作制度等。

4. 技术规范和诊疗常规

1）技术规范，包括儿童体格生长发育测量技术规范、儿童体格发育检查和评价技术规范、儿童心理咨询技术规范、儿童营养咨询和喂养指导技术规范、0～3岁儿童中医药健康指导技术规范等。

2）诊疗常规，包括儿童蛋白质—能量营养不良诊疗常规、儿童超重/肥胖症诊疗常规、维生素 D 缺乏性佝偻病诊疗常规、小儿营养性缺铁性贫血诊疗常规、儿童心理行为偏离和疾病诊疗常规、新生儿听力筛查常规、儿童视力检查常规、高危儿保健管理工作常规、健康教育工作常规等。

5. 相关工作记录

规范填写儿童系统管理相关表、卡、册。按照《国家基本公共卫生服务规范（第三版）》要求，填写儿童健康检查记录表，保证儿童相关信息填写准确，正确评价儿童生长发育指标。规范填写儿童系统管理要求的各种登记本，及时报送相关报表，并定期进行汇总、统计、分析，如实反映儿童保健工作的质量和效果。表、卡、册的记录应及时、完整、准确、规范，资料定期进行归档整理、统计分析等。

三、服务内容

按照《0～6岁儿童健康管理服务规范》要求，新生儿出院后1周内，医务人员需进行1次家庭访视；对于低出生体重、早产、双多胎或有出生缺陷的新生儿，根据实际情况增加访视次数。新生儿满月时（28～30天）进行1次随访服务。婴幼儿分别在3、6、8、12、18、24、30、36个月龄时各进行1次随访服务；有条件的地区，建议结合儿童预防接种时间增加随访次数。4～6岁儿童每年提供1次健康管理服务（4岁、5岁、6岁）。

（一）新生儿家庭访视及满月健康管理

定期对新生儿进行健康检查，宣传科学育儿知识，指导家长做好新生儿喂养、护理和疾病预防，并早期发现异常和疾病，及时处理和转诊，降低新生儿患病率和死亡率，促进新生儿健康成长。

1. 新生儿访视基本要求

1）新生儿访视人员应经过专业技术培训，访视时应携带新生儿访视包，出示相关工作证件。

2）新生儿访视包应包括体温计、新生儿杠杆式体重秤/电子体重秤、听诊器、手电筒、消毒压舌板、75%乙醇、消毒棉签、笔、新生儿访视表等。

3）注意医疗安全，预防交叉感染。检查前清洁双手，检查时注意保暖，动作轻柔，使用杠杆式体重秤时注意不要离床或地面过高。

4）加强宣教和健康指导。告知访视目的和服务内容，反馈访视结果，提供新生儿喂养、护理和疾病防治等健康指导，对新生儿疾病筛查的情况进行随访。

5）发现新生儿危重征象，应向家长说明情况，立即转区级及以上医疗卫生机构治疗。

2. 访视次数要求

1）正常足月新生儿。访视次数不少于 2 次。首次访视应在出院后 7 天之内进行。如发现问题应酌情增加访视次数，必要时转诊。满月访视应在出生后 28 ～ 30 天进行。出生后 28 ～ 30 天，结合接种乙肝疫苗第 2 剂，在基层医疗卫生机构进行随访。建立儿童健康档案并登记到《儿童系统管理登记册》。

2）高危新生儿。根据具体情况酌情增加访视次数，首次访视应在得到高危新生儿出院（或家庭分娩）报告后 3 ～ 7 天进行。符合下列高危因素之一的新生儿为高危新生儿：①早产儿（胎龄 < 37 周）、低出生体重儿（出生体重 < 2 500 g）、巨大儿（体重 ≥ 4 000 g）、多胎等；②宫内、产时或产后窒息儿，缺氧缺血性脑病及颅内出血者；③高胆红素血症者；④新生儿肺炎、败血症等严重感染者；⑤新生儿患有各种影响生活能力的出生缺陷（如唇裂、腭裂、先天性心脏病等）及遗传代谢性疾病；⑥母亲有异常妊娠及分娩史、高龄（≥ 35 岁）分娩史，患有残疾（视、听、智力、肢体、精神）并影响养育能力者等。

3. 访视内容

1）问诊及观察，一般需询问及观察以下情况。

（1）家庭情况：包括父母亲姓名、年龄、职业、文化程度、家庭住址、联系方式、家族史。

（2）孕期及出生情况：包括母亲孕期患病及药物使用情况，孕周、分娩方式，是否双（多）胎，有无窒息、产伤和畸形，出生体重、身长，是否已做新生儿听力筛查和新生儿遗传代谢性疾病筛查等。

（3）一般情况：包括睡眠情况，有无呕吐、惊厥，大小便次数、性状及预防接种情况。

（4）喂养情况：包括喂养方式、吃奶次数、奶量及其他存在问题。

2）体重测量。每次测量体重前需校正体重计零点。新生儿需排空大小便，脱去外衣、袜子、尿布，仅穿单衣裤，冬季注意保持室内温暖。称重时新生儿取卧位，新生儿不能接触其他物体。使用杠杆式体重秤称重时，放置的砝码应接近新生儿体重，并迅速调整游锤，使杠杆呈正中水平，将砝码及游锤所示读数相加；使用电子体重秤称重时，待数据稳定后读数。记录时需除去衣服重量。体重记录以千克（kg）为单位，至小数点后2位。

3）体温测量。在测量体温之前，体温表水银柱在35℃以下。用腋表测量，保持5分钟后读数。

4）体格检查，包括以下内容。

（1）一般状况：精神状态，面色，吸吮，哭声。

（2）皮肤黏膜：有无黄染、紫绀或苍白（口唇、指趾、甲床）、皮疹、出血点、糜烂、脓疱、硬肿、水肿。

（3）头颈部：前囟大小及张力，颅缝，有无血肿，头颈部有无包块。

（4）眼：外观有无异常，结膜有无充血和分泌物，巩膜有无黄染，检查光刺激反应。

（5）耳：外观有无畸形，外耳道是否有异常分泌物，耳郭是否有湿疹。

（6）鼻：外观有无畸形，呼吸是否通畅，有无鼻翼扇动。

（7）口腔：有无唇腭裂，口腔黏膜有无异常。

（8）胸部：外观有无畸形，有无呼吸困难和胸凹陷；计数1分钟呼吸次数和心率；心脏有无杂音，肺部呼吸音是否对称、有无异常。

（9）腹部：有无膨隆、包块，肝脾有无肿大。重点观察脐带是否脱落，脐部有无红肿、渗出。

（10）外生殖器及肛门：有无畸形，检查男孩睾丸位置、大小，有无阴囊水肿、包块。

（11）脊柱四肢：有无畸形，臀部、腹股沟和双下肢皮纹是否对称，双下肢是否等长、等粗。

（12）神经系统：四肢活动度，是否对称，肌张力和原始反射是否存在。

4. 健康指导

1）居住环境。新生儿卧室应安静清洁，空气流通，阳光充足。室内温度在 22～26℃ 为宜，湿度适宜。

2）母乳喂养指导。观察一次母乳喂养全过程，观察和评估母乳喂养的体位、新生儿含接姿势和吸吮情况等，鼓励纯母乳喂养。对吸吮力弱的早产儿，可将母亲的乳汁挤在杯中，用滴管喂养；喂养前母亲可洗手后将手指放入新生儿口中，刺激和促进吸吮反射的建立，以便新生儿主动吸吮乳头。

3）护理指导。衣着宽松，质地柔软，保持皮肤清洁。脐带未脱落前，每天用 75% 乙醇擦拭脐部 1 次，保持脐部干燥清洁。若有头部血肿、口炎或鹅口疮、皮肤皱褶处潮红或糜烂，给予针对性指导。对生理性黄疸、生理性体重下降、"马牙"和"螳螂嘴"、乳房肿胀、假月经等现象无须特殊处理。早产儿应注意保暖，在换尿布时注意先将尿布加温，必要时可放入成人怀中，贴紧成人皮肤保暖。

4）疾病预防指导。注意并保持家庭卫生，接触新生儿前要洗手，减少探视，家人患有呼吸道感染时要戴口罩，以避免交叉感染。生后数天开始补充维生素 D，足月儿每天口服 400 IU，早产儿每天口服 800 IU。对未接种卡介苗和第 1 剂乙肝疫苗的新生儿，提醒家长尽快补种。未接受新生儿疾病筛查的新生儿，告知家长到具备筛查条件的医疗卫生机构补筛。有吸氧治疗史的早产儿，在生后 4～6 周或矫正胎龄 32 周转诊至开展早产儿视网膜病变筛查的指定医院开始进行眼底病变筛查。

5）伤害预防。注意喂养姿势、喂养后的体位，预防乳汁吸入和窒息。保暖时避免烫伤，预防意外伤害的发生。

6）早期发展。促进新生儿感知觉和运动发育，如说话、注视、看鲜艳玩具、听悦耳音乐、抚触，2～3 周的新生儿可每天俯卧 1～2 次，训练抬头发育。

7）预防接种。指导卡介苗接种后的正常反应。满月后接种乙肝疫苗第 2 剂。

5. 转诊处理

1）立即转诊。若新生儿出现下列情况之一，应立即转诊至上级医疗卫生机构：体温 ≥37.5℃ 或 ≤35.5℃；反应差伴面色发灰、吸吮无力；呼吸频率 <20 次/分或 >60 次/分，呼吸困难（鼻翼扇动、呼气性呻吟、胸凹陷），呼吸暂停伴紫绀；心率 <100 次/分或 >160 次/分，有明显的心律不齐；皮肤严重黄染（手掌或足跖），苍白，厥冷，有出血点和淤斑，皮肤硬肿、皮肤脓疱达到 5 个或很严重；惊厥（反复眨眼、凝视、面部肌肉抽动、四肢痉挛性抽动或强直、角弓反张、牙关紧闭等），囟门张力高；四肢无自主运动，双下肢、双上肢活动不对称；肌张力消失或无法引出握持反射等原始反射；眼窝或前囟凹陷、皮肤弹性差、尿少等脱水征象；眼睑高度肿胀，结膜重度充血，有大量脓性分泌物；耳部有脓性分泌物；腹胀明显伴呕吐；脐部脓性分泌物多，有肉芽或黏膜样物，脐周皮肤发红、肿胀。

2）建议转诊。若新生儿出现下列情况之一，建议转诊至区级及以上医疗卫生机构：喂养困难；满月体检时体重增长低于 600 g，或体格发育有问题；躯干或四肢皮肤明显黄染、皮疹，指（趾）甲周围红肿；单眼或双眼溢泪，黏性分泌物增多或红肿；颈部包块；心脏杂音；肝脾肿大；首次发现五官、胸廓、脊柱、四肢畸形且未到医院就诊者。

在检查中，发现任何不能处理的情况，均应转诊。转诊后 2 周内需电话随访，询问家长是否到上级医疗卫生机构就诊，并记录就诊结果。

（二）婴幼儿及学龄前期健康管理

通过定期健康检查，对儿童生长发育进行监测和评价，早期发现异常和疾病，及时进行干预，指导家长做好科学育儿及疾病预防，促进儿童健康成长。

1. 健康检查时间要求

婴儿期至少 4 次，建议分别在 3、6、8 和 12 月龄进行；幼儿期每年至少 2 次，每次间隔 6 个月，时间在 1 岁半、2 岁、2 岁半和 3 岁；4～6 岁每年检查 1 次。健康检查可根据儿童个体情况，结合预防接种时间或本地区实际情况适当调整检查时间、检查次数。健康检查需在预防接种前进行，就诊环境布置应便于儿童先体检、后预防接种。

2. 健康检查内容

1）询问及观察以下情况。

（1）喂养及饮食史：包括喂养方式，食物转换（辅食添加）情况，食物品种、餐次和量，饮食行为及环境，营养素补充剂的添加等情况。

（2）生长发育史：包括既往体格生长、心理行为发育情况。

（3）生活习惯：包括睡眠、排泄、卫生习惯等。

（4）过敏史：包括药物、食物等过敏情况。

（5）患病情况：包括两次健康检查之间患病情况。观察儿童精神状态、面色、步态、表情等。

2）体重测量。与新生儿体重测量方式一致，但体重记录至小数点后 1 位。

3）身长（身高）测量。2 岁及以下儿童测量身长，2 岁以上儿童测量身高。儿童测量身长（身高）前应脱去外衣、鞋、袜、帽。测量身长时，儿童仰卧于量床中央，助手将头扶正，头顶接触头板，两耳在同一水平。测量者立于儿童右侧，左手握住儿童两膝使腿伸直，右手移动足板使其接触双脚跟部，注意量床两侧的读数在保持一致后读数；测量身高时，应取立位，两眼直视正前方，胸部挺起，两臂自然下垂，脚跟并拢，脚尖分开约 60°，脚跟、臀部与两肩胛间三点同时接触立柱，头部保持正中位置，使测量板与头顶点接触，读测量板垂直交于立柱上刻度的数字，视线应与立柱上刻度的数字平行。儿童身长（身高）记录以厘米（cm）为单位，至小数点后 1 位。

4）头围测量。儿童取坐位或仰卧位，测量者位于儿童右侧或前方，用左手拇指将软尺零点固定于头部右侧眉弓上缘处，经枕骨粗隆及左侧眉弓上缘回至零点，使软尺紧贴头皮，女童应松开发辫。儿童头围记录以厘米（cm）为单位，至小数点后 1 位。

5）体格检查，应包括以下内容。

（1）一般情况：儿童精神状态、面容、表情和步态。

（2）皮肤：有无黄染、苍白、紫绀［口唇、指（趾）甲床］、皮疹、出血点、淤斑、血管瘤，颈部、腋下、腹股沟、臀部等皮肤皱褶处有无潮红或糜烂。

（3）淋巴结：全身浅表淋巴结的大小、个数、质地、活动度、有无压痛。

（4）头颈部：有无方颅、颅骨软化，前囟大小及张力，颅缝，有无特殊面容、颈部活动受限或颈部包块。

（5）眼：外观有无异常，有无结膜充血和分泌物，眼球有无震颤。婴儿是否有注视、追视情况。

（6）耳：外观有无异常，外耳道有无异常分泌物。

（7）鼻：外观有无异常，鼻腔有无异常分泌物。

（8）口腔：有无唇腭裂，口腔黏膜有无异常。扁桃体是否肿大、乳牙数、有无龋齿及龋齿数。

（9）胸部：胸廓外形是否对称，有无漏斗胸、鸡胸、肋骨串珠、肋软骨沟等，心脏听诊有无心律不齐及心脏杂音，肺部呼吸音有无异常。

（10）腹部：有无腹胀、疝、包块、触痛，检查肝脾大小。

（11）外生殖器：有无畸形、阴囊水肿、包块，检查睾丸位置及大小。

（12）脊柱四肢：脊柱有无侧弯或后突，四肢是否对称、有无畸形，有条件的单位可进行发育性髋关节发育不良筛查。

（13）神经系统：四肢活动度，活动是否对称，肌张力是否正常。

6）心理行为发育监测。婴幼儿每次进行健康检查时，需按照儿童生长发育监测图的运动发育指标及儿童发育问题预警征象表进行发育监测，定期了解儿童心理行为发育情况，及时发现发育偏离的儿童。有条件的单位可开展儿童心理行为发育筛查。

7）实验室及其他辅助检查。常需进行血常规检查、听力和视力筛查等。

（1）血常规检查：6~8月龄儿童检查1次，1~6岁儿童每年检查1次。

（2）听力筛查：对有听力损失高危因素的儿童，采用便携式听觉评估仪及筛查型耳声发射仪，在儿童6、12、24和36月龄各进行1次听力筛查，4~6岁每年筛查1次。

（3）视力筛查：生后7天内（新生儿家庭访视）、28~30天、3个月、6个月、8个月、12个月、18个月、24个月、30个月、3岁、5岁、6岁各进行1次。儿童4岁开始每年采用国际标准视力表或标准对数视力表灯箱进行视力检查。

（4）其他检查：有条件的单位可根据儿童具体情况开展神经行为运动发育评估、尿常规、维生素D、膳食营养分析、口腔保健等检查项目。

3. 健康评价

健康评价主要包括体格生长评价与心理行为评价，心理行为发育评价采用儿童心理行为发育监测图及儿童心理行为发育问题预警征象表监测婴幼儿心理行为发育。体格生长评价主要包括以下内容。

1）评价指标，包括年龄别体重、年龄别身长（身高）、年龄别头围、身长（身高）别体重和年龄别BMI。评价方法包括数据表法和曲线图法。

（1）数据表法：又分为离差法（标准差法）和百分位数法。

标准差法：以中位数（M）为基值加减标准差（s）来评价体格生长，可采用五等级划分法和三等级划分法，见表5-1。

表5-1　等级划分法

等级	$< M - 2s$	$M - 2s \sim M - s$	$M \pm s$	$M + s \sim M + 2s$	$> M + 2s$
五等级	下	中下	中	中上	上
三等级	下	中			上

百分位数法：将参照人群的第50百分位数（P_{50}）为基准值，第3百分位数（P_3）相当于标准差法的$M - 2s$，第97百分

位数（P_{97}）相当于标准差法的 $M+2s$。

（2）曲线图法：以儿童的年龄或身长（身高）为横坐标，以生长指标为纵坐标，绘制成曲线图，从而能直观、快速地了解儿童的生长情况，通过追踪观察可以清楚地看到生长趋势和变化情况，及时发现生长偏离的现象。

2）评价内容，包括生长水平、匀称度、生长速度等。

（1）生长水平：指个体儿童在同年龄、同性别人群中所处的位置，为该儿童生长的现况水平。

（2）匀称度：包括体形匀称和身材匀称，通过身长（身高）别体重可反映儿童的体型和人体各部分的比例关系。

生长水平和匀称度的评价见表 5 - 2。

表 5 - 2　生长水平和匀称度的评价

指标	测量值		评价
	百分位数法	标准差法	
年龄别体重	$< P_3$	$< M - 2s$	低体重
年龄别身长（身高）	$< P_3$	$< M - 2s$	生长迟缓
身长（身高）别体重	$< P_3$	$< M - 2s$	消瘦
	$P_{85} \sim P_{97}$	$M + s \sim M + 2s$	超重
	$> P_{97}$	$\geq M + 2s$	肥胖
年龄别头围	$< P_3$	$< M - 2s$	过小
	$> P_{97}$	$> M + 2s$	过大

（3）生长速度：将个体儿童不同年龄的测量值在生长曲线图上描记并连接成一条曲线，与生长曲线图中的参照曲线比较，即可判断该儿童在此段时间的生长速度是正常增长、增长不良或增长过速。纵向观察儿童生长速度可掌握个体儿童自身的生长轨迹。

正常增长：与参照曲线相比，儿童的自身生长曲线与参照曲线平行上升即为正常增长。

增长不良：与参照曲线相比，儿童的自身生长曲线上升缓慢有三种情况，一是增长不足，增长值为正数，但低于参照速度标准；二是持平，即不增，增长值为零；三是下降，增长值为负数。

增长过速：与参照曲线相比，儿童的自身生长曲线上升迅速，增长值超过参照速度标准。

4. 健康指导

1）喂养与营养。提倡母乳喂养，指导家长进行科学的食物转换和均衡膳食营养、培养儿童良好的进食行为、注意食品安全，以及预防儿童蛋白质—能量营养不良、营养性缺铁性贫血、维生素 D 缺乏性佝偻病、超重/肥胖等常见营养性疾病的发生。

2）体格生长。告知定期测量儿童体重、身长（身高）、头围的重要性，反馈测量结果，指导家长正确使用儿童生长发育监测图进行生长发育监测。

3）心理行为发育。根据儿童发育年龄进行预见性指导，促进儿童心理行为发育。

4）伤害预防。重视儿童伤害预防，针对不同地区、不同年龄儿童伤害发生特点，对溺水、跌落伤、道路交通伤害等进行预防指导。

5）疾病预防。指导家长积极预防儿童消化道、呼吸道等常见疾病，按时进行预防接种，加强体格锻炼，培养良好卫生习惯。

6）0～36 个月儿童中医药健康指导。积极应用中医药方法，为儿童提供生长发育与疾病预防等健康指导。

5. 转诊处理

1）对低体重、生长迟缓、消瘦、肥胖、营养性缺铁性贫血及维生素 D 缺乏性佝偻病儿童进行登记，并转入儿童营养性疾病管理。

2）对儿童心理行为发育筛查结果可疑或异常的儿童进行登记并转区级及以上医疗卫生机构治疗。

3）出现下列情况之一，且无条件诊治者应转诊：皮肤有皮疹、糜烂、出血点等，淋巴结肿大、压痛；头围过大或过小，前囟张力过高，颈部活动受限或颈部包块；眼外观异常、溢泪或溢脓、结膜充血、眼球震颤，婴儿不注视、不追视，4 岁以上儿童视力筛查异常；耳、鼻有异常分泌物，龋齿；听力筛查未通过；心脏杂音，心律不齐，肺部呼吸音异常；肝脾肿大，腹部触及包块；脊柱侧弯或后突，四肢不对称、活动度和肌张力异常，疑有髋关节发育不良；外生殖器畸形、睾丸未降、阴囊水肿或包块。在健康检查中，发现任何不能处理的情况均应转诊，并在2周后随访转诊情况，将转诊结果记录到相应登记表。

四、儿童常见疾病的管理

对健康管理中发现的有蛋白质—能量营养不良、铁缺乏及营养性缺铁性贫血、超重/肥胖、维生素D缺乏及维生素D缺乏性佝偻病等情况的儿童应当分析其原因，给出指导或转诊建议。对心理行为发育偏异、口腔发育异常（唇腭裂、诞生牙）、龋齿、视力低下或听力异常等儿童应及时转诊并追踪随访转诊后结果。

（一）蛋白质—能量营养不良的管理

对蛋白质—能量营养不良儿童进行监测，及时发现异常和疾病情况，早干预，促进儿童生长发育，保证儿童健康。

1. 管理对象

1）满月体重增长不足600 g者。

2）生长监测中连续2次体重不增或下降的儿童。

3）儿童定期体检中发现的低体重、发育迟缓、消瘦儿童。

2. 管理模式

1）对满月体重增长不足600 g者及生长监测中连续2次体重不增或下降的儿童，应给予个体化指导。

2）对中重度蛋白质—能量营养不良儿童进行登记并行专案管理，根据干预方案增加健康检查次数。

3. 评价方法与分类

1）评价方法。按照《世界卫生组织儿童生长发育标准（2006年版）》，对年龄别体重、年龄别身长（身高）、身长（身高）别体重的三个指标进行了全面评价。早产儿应修正胎龄后进行评价。

2）分类。主要分为三类。

（1）低体重：此指标主要反映儿童急性或近期蛋白质—能量营养不良。方法：年龄别体重 $< M - 2s$。

（2）发育迟缓：此指标主要反映儿童慢性长期蛋白质—能量营养不良。方法：年龄别身（长）高 $< M - 2s$。

（3）消瘦：此指标主要反映儿童近期急性蛋白质—能量营养不良。方法：身高别体重 $< M - 2s$。

蛋白质—能量营养不良评估及分类见表5-3。

表5-3 蛋白质—能量营养不良评估及分类

指标	测量值标准差法	评价
年龄别体重	$M - 3s \sim M - 2s$	中度低体重
	$< M - 3s$	重度低体重
年龄别身长（身高）	$M - 3s \sim M - 2s$	中度生长迟缓
	$< M - 3s$	重度生长迟缓
身长（身高）别体重	$M - 3s \sim M - 2s$	中度消瘦
	$< M - 3s$	重度消瘦

4. 干预措施

1）查找病因。是否早产、低出生体重儿或小于胎龄儿。是否喂养不当，如乳类摄入量不足、未适时或适当地进行食物转换、偏食和挑食等。是否有反复呼吸道感染和腹泻，是否有消化道畸形，是否有内分泌、遗传代谢性疾病及影响生长发育的其他慢性病。

2）预防原则。指导早产/低出生体重儿采用特殊喂养方法，定期评估，积极治疗可矫治的严重先天畸形。及时分析病史，询问儿童生长发育不良的原因，针对原因进行个体化指导；对存在喂养或进食行为问题的儿童，指导家长合理喂养和行为矫治，使儿童体格生长恢复正常速度。对于反复患消化道、呼吸道感染及影响生长发育的其他慢性疾病儿童应及时治疗。加强户外活动，每天1~2小时，以增强体质，增进食欲。

3）喂养干预。进行喂养咨询和膳食调查分析，根据病因、评估分类和膳食分析结果，指导家长为儿童提供满足其恢复正常生长需要的膳食，使能量摄入逐渐在推荐摄入量（RNI）的85%以上，蛋白质和矿物质、维生素摄入在 RNI 的 80% 以上。对营养缺乏者，要分析其营养不足的原因，要从辅食添加、饮食习惯、食欲状况及疾病等方面进行分析，指导家长合理喂养及纠正不良饮食习惯，有条件的单位可进行膳食评估及营养计算，根据评估结果指导家长合理喂养，解决入量不足或有关营养素不足等问题。对感染所致蛋白质—能量营养不良的儿童，针对感染的病因给予及时治疗，对反复感染的儿童，可根据情况适当选用调节机体免疫力的药物，以达到减少和控制感染的目的。对照顾不当所致蛋白质—能量营养不良的儿童，要采取综合措施，向家长宣传科学育儿知识和有关常识，尽可能给孩子创造一个良好的生活环境和条件。

5. 随访时间

1）低体重及消瘦的儿童。年龄 <1 岁的儿童每月随访 1 次；年龄 >1 岁的儿童每 3 月随访 1 次。

2）生长发育迟缓的儿童。每 3 月随访 1 次。

6. 转诊要求

1）基层医疗卫生机构筛查出重度蛋白质—能量营养不良儿童要立即转诊至区级及以上医疗卫生机构进行诊断、治疗和管理，好转或结案后转回。

2）基层医疗卫生机构管理的中度蛋白质—能量营养不良儿童 3 次随访后未恢复到正常儿童水平应转诊至区级及以上医疗卫生机构进行诊断、治疗和管理，好转或结案后转回。

3）对转诊儿童要做好相关登记及 2 周后的随访记录。

7. 结案标准

按方案要求进行管理后，随访 3 次正常即可结案。

（二）维生素 D 缺乏性佝偻病的管理

维生素 D 缺乏性佝偻病是小儿常见营养缺乏性疾病，患儿易患肺炎、腹泻等疾病，严重影响婴幼儿健康，开展综合性防治措施以控制佝偻病发病，促进婴幼儿健康成长。

1. 管理对象

0~6 岁儿童为防治对象，婴幼儿为防治的重点。

2. 管理模式

对确诊佝偻病的患儿进行登记，并进行专案管理。

3. 评估与分期

婴幼儿佝偻病诊断主要依据维生素 D 缺乏病史、临床表现、实验室检查和骨骼 X 线检查等进行综合判断后确诊。实验室检查常包括血清 1，25－羟维生素 D_3［25－（OH）D_3］、血钙、血磷、碱性磷酸酶（ALP）。

1）初期，又称早期。

（1）临床表现：多见于 6 月龄以内婴儿，特别是 3 月龄以内的婴儿。可有易多汗、易激惹、夜惊等非特异性神经精神症状，此期常无骨骼病变。

（2）血生化：血清 25－（OH）D_3 下降，血钙、血磷正常或稍低，ALP 正常或稍高。

（3）骨骼 X 线检查：正常或长骨干骺端临时钙化带模糊。

2）活动期，又称激期。

（1）临床表现：6 月龄以内的婴儿可有颅骨软化；6 月龄以后，可见方颅、肋骨串珠、手镯和足镯样变化、肋软骨沟、鸡胸、O 型腿、X 型腿。

（2）血生化：血钙正常低值或降低，血磷明显下降，ALP 增高，血 25－（OH）D_3 显著降低。

（3）骨骼 X 线检查：长骨干骺端临时钙化带消失，干骺端增宽，呈毛刷状或杯口状，骨骺软骨盘加宽 >2 mm。

3）恢复期。

（1）临床表现：早期或活动期患儿日光照射或治疗后临床表现可逐渐减轻或消失。

（2）血生化：血钙、血磷、ALP、25－（OH）D_3 逐渐恢复正常。

（3）骨骼 X 线检查：长骨干骺端临时钙化带重现、增宽、密度增加，骨骺软骨盘＜2 mm。

4）后遗症期。严重佝偻病治愈后遗留不同程度的骨骼畸形。

4. 干预措施

1）查找病因。

（1）围生期储存不足：孕妇和乳母维生素 D 不足、早产、双胎或多胎。

（2）日光照射不足：室外活动少、高层建筑物阻挡、大气污染（如烟雾、尘埃）、冬季。

（3）生长发育速度过快：生长发育速度过快的婴幼儿，维生素 D 相对不足。

（4）疾病：反复呼吸道感染、慢性消化系统疾病、肝肾疾病。

2）预防要点。

（1）母亲：孕妇应经常进行户外活动，进食富含钙、磷的食物。孕后期为冬春季的妇女宜适当补充维生素 D 400～1 000 IU/d，以预防先天性佝偻病的发生。使用维生素 A 和维生素 D 制剂者应避免维生素 A 中毒，维生素 A 摄入量＜1 万 IU/d。

（2）婴幼儿：婴幼儿适当进行户外活动，接受日光照射，每天 1～2 小时，尽量暴露身体部位。婴儿（尤其是纯母乳喂养儿）生后数天开始补充维生素 D 400 IU/d。早产儿、双胎儿生后即应补充维生素 D 800 IU/d，3 个月后改为 400 IU/d，有条件者可监测血生化指标，根据结果适当调整剂量。

5. 治疗

1）维生素 D 制剂治疗。活动期佝偻病儿童建议口服维生素 D 治疗，剂量为 800 IU/d 连服 3～4 个月或 2 000～4 000 IU/d 连服 1 个月，之后改为 400 IU/d。口服困难或腹泻等影响吸收时，可采用大剂量突击疗法，一次性肌内注射维生素 D 15 万～30 万 IU。若治疗后上述指征改善，1～3 个月改为口服维生素 D 400 IU/d 维持。大剂量治疗时应监测血生化指标，避免高钙血症、高钙尿症。

2）其他治疗。如在日光充足、温度适宜时活动 1～2 小时，充分暴露皮肤。乳量充足的足月儿，可不额外补充钙剂。膳食中钙摄入不足者，可适当补充钙剂。应注意多种营养素的补充。

6. 随访时间

活动期佝偻病儿童每月复查 1 次，恢复期佝偻病儿童每 2 个月复查 1 次，直至痊愈。

7. 转诊要求

活动期佝偻病儿童经维生素 D 治疗 1 个月后症状、体征、实验室检查无改善，应转上级妇幼保健机构或专科门诊明确诊断，确诊是否为其他非维生素 D 缺乏性佝偻病（如肾性骨营养障碍、肾小管性酸中毒、低血磷抗维生素 D 性佝偻病、范可尼综合征）、内分泌及骨代谢性疾病（如甲状腺功能减低、软骨发育不全、黏多糖病）等。

8. 结案标准

活动期佝偻病儿童症状消失 1～3 个月，体征减轻或恢复正常后观察 2～3 个月无变化者，即可结案。

（三）营养性缺铁性贫血的管理

早期发现儿童贫血，使贫血儿童能早诊断、早治疗、早干预，从而保护儿童健康，增强体质。

1. 管理对象

儿童定期体检中发现的贫血者。

2. 管理模式

1）铁缺乏登记管理，给予个体化指导，早期纠正儿童铁缺乏状态。

2）营养性缺铁性贫血登记，并按要求进行专案管理。

3. 评估及分度

1）评估指标。

（1）血红蛋白正常值：6 月至 6 岁血红蛋白≥110 g/L。

（2）外周血红细胞呈小细胞低色素性改变：平均红细胞容积（MCV）< 80 fl；平均红细胞血红蛋白含量（MCH）< 27 pg；

平均血红蛋白浓度（MCHV）<30%或310 g/L；

（3）有条件的机构可进行铁代谢等进一步检查，以明确诊断。

2）贫血程度。轻度：血红蛋白90～110 g/L（不含110 g/L）。中度：血红蛋白60～90 g/L（不含90 g/L）。重度：血红蛋白<60 g/L。极重度：血红蛋白<30 g/L。

4. 干预措施

1）查找原因。

（1）早产、双胎或多胎、胎儿失血和孕期母亲贫血导致先天铁储备不足。

（2）未及时添加富含铁的食物，导致铁摄入不足。

（3）不合理的饮食搭配和胃肠疾病，影响铁的吸收。

（4）生长发育过快，对铁的需要量增大。

（5）长期慢性失血，导致铁丢失过多。

2）预防要点。

（1）饮食调整及铁剂补充：①孕妇，应加强营养，摄入富含铁的食物。从孕3个月开始，按元素铁60 mg/d口服补铁，必要时可延续至产后；同时补充小剂量叶酸（400 μg/d）及其他维生素和矿物质。分娩时延迟脐带结扎2～3分钟，可增加婴儿铁储备。②婴儿，早产/低出生体重儿应从4周龄开始补铁，剂量为每天2 mg/kg元素铁，直至1周岁。纯母乳喂养或以母乳喂养为主的足月儿从4月龄开始补铁，剂量为每天1 mg/kg元素铁；人工喂养婴儿应使用铁强化配方奶。③幼儿，注意食物的均衡和营养，多提供富含铁的食物，鼓励进食蔬菜和水果，促进肠道铁吸收，纠正儿童厌食和偏食等不良习惯。

（2）寄生虫感染防治：在寄生虫感染的高发地区，应在防治贫血的同时进行驱虫治疗。

5. 治疗及喂养原则

排除其他疾病原因引起的贫血，针对病因采取综合治疗措施。

1）一般治疗。合理喂养，给予含铁丰富的食物，如动物肝脏、瘦肉、蛋类、豆类或强化铁的食物，注意补充富含维生素 C 的蔬菜和水果；也可补充叶酸、维生素 B_{12} 等微量营养素；预防感染性疾病。

2）喂养行为。纠正不良的饮食习惯，如挑食、偏食，建立良好的喂养行为；未及时添加辅食的婴儿，要指导其家长及时正确地添加辅食。

3）药物治疗。贫血儿童可通过口服补充铁剂进行治疗。按元素铁计算补铁剂量，即每天补充元素铁 1~2 mg/kg，餐间服用，分 2~3 次口服，每天总剂量不超过 30 mg。可同时口服维生素 C 以促进铁吸收。

6. 随访时间

贫血儿童补充铁剂后 2~4 周复查血红蛋白，并了解服用铁剂的依从性，观察疗效。

7. 转诊要求

1）重度贫血儿童立即转上级妇幼保健机构或专科门诊等转诊治疗。

2）轻中度贫血儿童经铁剂正规治疗 1 个月后无改善或进行性加重者，应转上级妇幼保健院或专科门诊等转诊治疗。

3）对转诊患儿要做好登记及 2 周后的随访记录。

8. 结案标准

正规治疗满疗程后血红蛋白达正常即可结案。

（四）超重/肥胖儿童的管理

早期发现肥胖儿童，使肥胖儿童能早诊断、早治疗、早干预，减少成人期疾病高危因素，促进儿童健康。

1. 管理对象

在定期体检中发现的肥胖儿童。

2. 管理模式

1）2 岁以内排除疾病因素后的超重/肥胖儿童登记后按系统管理要求进行管理，并给予个体化指导。

2）2 岁以上超重/肥胖儿童登记，并进行专案管理。

3）对有危险因素的肥胖儿童在常规健康检查的基础上，每月监测体重，酌情进行相关辅助检查。

3. 评估方法、分度及医学评价

1）评估方法。按照《世界卫生组织儿童生长发育标准（2006年版）》评价，身长（身高）别体重$\geq M + 2s$。

2）分度。超重：儿童体重超过同性别、同身长（身高）参照人群均值10%～19%者；轻度肥胖：超过20%～29%者；中度肥胖：超过30%～49%者；重度肥胖：超过50%者。

3）医学评价。

（1）危险因素：对筛查为肥胖的儿童，在排除病理性肥胖后，需进行危险因素评估。下列任何一项指标呈阳性者为高危肥胖儿童。家族史：肥胖、糖尿病、冠心病、高脂血症、高血压等。饮食史：过度喂养或过度进食史。出生史：低出生体重儿或巨大儿。BMI快速增加：BMI在过去1年中增加$\geq 2.0 \ \text{kg/m}^2$。计算公式：BMI＝体重（kg）／身长（身高）的平方（m^2）

（2）合并症：根据儿童肥胖严重程度、病史和体征，酌情选择进行相关检查，以确定是否存在高血压、脂肪肝、高胆固醇血症、胰岛素抵抗、糖耐量异常等合并症。

4. 干预措施

1）查找原因。过度喂养和进食，膳食结构不合理；运动量不足及行为偏差；内分泌、遗传代谢性疾病。

2）预防要点。孕期合理营养，保持孕期体重正常增长，避免新生儿出生时体重过重或低出生体重。提倡6月龄以内纯母乳喂养，在及时、合理添加食物的基础上继续母乳喂养至2岁。开展有关儿童超重/肥胖预防的健康教育活动，包括均衡膳食，避免过度进食，培养健康的饮食习惯和生活方式，尽量少看电视或电子媒体。婴儿期需控制超重/肥胖婴儿的体重增长速度，无须采取减重措施。监测体重、身长的增长和发育状况，强调合理膳食，避免过度喂养。避免低出生体重儿过度追赶生长。幼儿期需监测体格生长情况，避免过度喂养和过度进食，适当控制体重增长速度，不能使用饥饿、药物等影响儿童健康的减重措施。应采用行为疗法改变不良的饮食行为，培养健康的饮食习惯。学龄前期需对超重/肥胖儿童进行饮食状况和生活方式分析，纠正不良饮食和生活习惯。

5. 随访

2 岁以上有危险因素的超重/肥胖儿童应每月测量 1 次体重，每 3 个月测量 1 次身高；学龄前期每季度进行 1 次体格发育评价。

6. 转诊

1）管理半年肥胖程度无明显减轻者转上级妇幼保健机构或专科门诊进一步诊断、治疗。

2）对怀疑有病理性因素、存在合并症或经过干预肥胖程度持续增加的肥胖儿童，转上级妇幼保健机构或专科门诊进一步诊治。

3）对转诊患儿要做好登记及 2 周后的随访记录。

7. 结案原则

儿童的身长（身高）别体重正常后继续监测 6 个月，不反弹者方可结案。

第二节　孕产妇健康管理服务

为孕产妇提供基本医疗保健服务，开展孕前健康教育，进行孕早期、孕中期与产后基本保健服务，及早筛查出有健康问题的孕产妇，对孕产妇进行全程追踪随访与管理，提高自然分娩率，降低孕产妇与围产儿死亡率，有利于保障妇女和儿童的身心健康。

孕产妇健康管理服务内容包括孕前健康管理、孕期健康管理（包括孕早期健康管理、孕中期健康管理、孕晚期健康管理）、产褥期健康管理、产后 42 天健康检查。具有助产技术服务资质的基层医疗卫生机构在孕中期和孕晚期对孕产妇各进行 2 次随访，没有助产技术服务资质的基层医疗卫生机构督促孕产妇前往有资质的机构进行相关随访。

一、服务对象

辖区内常住的孕产妇，包括户籍人口（本地常住人口）、非户籍人口（本县外乡＋本市外县＋本省外市＋外省）。

二、服务要求

（一）设施设备及人员要求

应配备妇科（妇保）门诊室，具备孕产妇保健设备，包括检查床、血压计、体重计、软尺、专用电脑、办公桌椅、资料柜、产后访视包及相关辅助检查设备等。从事孕产妇健康管理工作的人员应取得相应的执业资格并接受过孕产妇保健专业技术培训，取得母婴保健上岗证后方能上岗。

（二）工作资料要求

1. 孕产妇系统管理登记册

应有妇幼信息及基本公共卫生数据，分两大类：户籍及非户籍分册登记，按照管理类别分为全程、孕期、产后三类，便于准确统计数据。

2. 孕产妇个人健康档案

包括居民健康档案封面、孕产妇的个人基本信息、高危因素初筛分类表、第1次产前检查服务记录表、第2～5次产前随访服务记录表、产后访视记录表、产后42天健康检查记录表。档案按照第1次产后访视时间或转入、转出时间进行归档，按月存放，封面有数据统计，结案后纳入居民健康档案管理。

三、孕前健康管理

（一）健康教育

普及孕前优生优育保健知识是做好孕产妇服务的基础，广泛开展健康教育是基层医疗卫生机构对孕产妇进行健康管理的第一步，可采取多种形式进行，如张贴宣传画、发放宣传资料、组织健康知识讲座、放映科普录像、一对一门诊咨询、开展社区咨询活动等，在全社会营造"儿童优先、母亲安全"的良好氛围，做到社会重视、家庭支持、丈夫关爱，妇女本人应提高自我保健意识，主动进入孕产妇系统保健。

（二）孕前保健服务

孕前保健服务是为准备妊娠的夫妇（在孕前 3 ～ 6 个月）提供教育、咨询、信息和技术服务。进行必要的检查、治疗和干预，减少或消除导致出生缺陷等不良妊娠结局的风险因素，预防出生缺陷发生，提高出生人口素质，是婚前保健的后续、孕期保健的前移。

1. 孕前保健门诊的适宜技术

孕前一般检查和健康评估的目的是在孕前了解夫妇双方的健康情况是否适合妊娠，对孕育健康的下一代是非常重要的环节。通过询问、观察、体格检查和实验室检查，对他们的健康情况进行评估分类。

1）询问。基本情况，如年龄、现病史、既往史、月经史、婚育史、生殖道异常和手术史；夫妇双方家族史和遗传史；不良因素暴露史，如职业状况及工作环境；个人生活习惯等重要信息。

2）观察。观察妇女的体态、体型、营养状况、精神状态等。

3）体格检查。按常规操作进行全面体格检查，包括对男女双方生殖系统的专业检查。

（1）体重：根据 BMI 分为体重偏轻（BMI < 18.5 kg/m^2）；正常体重（BMI = 18.5 ～ 23.9 kg/m^2）；超重（BMI = 24.0 ～ 27.9 kg/m^2）；肥胖（BMI ≥ 28.0 kg/m^2）。

（2）心肺听诊：注意有无杂音和啰音。

（3）妇科检查：妇科检查场所要隐蔽、清洁、安全，并注意保暖。检查前先与受检者沟通说明，消除其紧张恐惧心理。请受检者排空膀胱，取膀胱截石位，尽可能使会阴部与医生肘关节同高，检查台右方（即医生左方）设一具站灯，用于阴道检查照明；检查台左方（即医生右方）设一小方形器具台，台上铺无菌布，内置无菌器械及药品。注意要点：大小阴唇、阴蒂的发育情况，阴毛的多少及分布情况，有无水肿、静脉曲张、溃疡及肿瘤等。肛门附近有无痔疮、瘘、湿疹等。阴道分泌物是否正常，阴道有无畸形、炎症、肿物、瘢痕。子宫颈位置、形态、大小、硬度、移动度，外口形状、大小、裂痕，分泌物及糜烂情况。子宫增大情况，大于、等于、小于孕周；形态是否正常（如单、双角子宫）；活动度、硬度情况；有无压痛与肿瘤。附件大小，有无压痛、肿块以及肿块的形状，与子宫的关系。

4）实验室检查。

（1）必查项目：包括血常规、尿常规、血型（ABO 和 Rh 血型）、肝功能、肾功能、空腹血糖水平、乙肝表面抗原（HBsAg）筛查、梅毒血清抗体筛查、人类免疫缺陷病毒（HIV）筛查和地中海贫血筛查。

（2）备查项目：包括子宫颈细胞学检查（1 年内未查者）、TORCH 筛查［弓形体 IgG、IgM 抗体，风疹病毒 IgG、IgM 抗体，单纯疱疹病毒（1、2 型）IgM 抗体，巨细胞病毒 IgM 抗体，柯萨奇病毒 IgM 抗体］、阴道分泌物检查（常规检查及淋球菌、沙眼衣原体检查）、甲状腺功能检测、口服葡萄糖耐量试验（OGTT）。针对有高危因素的备孕妇女，必要时可进行血脂水平检查、妇科超声检查、心电图检查和胸部 X 线检查。

2. 高危因素

通过询问、观察、体格检查和实验室检查可了解夫妇双方是否有影响生育和后代健康的主要问题，包括：

1）年龄≥35 岁。35 岁及以上妇女，卵巢功能开始衰退，卵子容易发生畸变，研究证明，其所生子女中染色体异常发生率明显增高。

2）有不良因素暴露史（接触有毒有害物质）。男女双方曾从事或目前正从事可造成生殖损伤的职业、有害因素的作业，如接触铅、汞、放射线等，都会影响精子或卵子的质量及受精卵或胚胎的发育。

3）本人有不良生育史。有不孕史、习惯性流产、死胎、死产等不良生育史或有畸形儿或智力低下儿生育史者都需进一步查找原因。

4）双方有遗传病或家族史。凡是夫妇双方之一有遗传病家族史，子女患病的风险增加。

5）其他。有重要脏器疾病、性传播疾病、生殖系统疾病、免疫系统疾病及精神病等。

3. 健康指导

根据了解到的一般情况和孕前医学检查结果对孕前保健对象的健康状况进行综合评估。遵循普遍性指导和个体化指导相结合的原则，对计划妊娠的夫妇进行孕前、孕期及预防出生缺陷的指导等。主要内容包括：

1）有准备、有计划地妊娠，避免大龄生育。

2）合理营养，控制饮食；增补叶酸，孕前 3 个月起至孕 3 个月应当服用叶酸片。

3）接种疫苗，如风疹活疫苗、乙肝疫苗、流感疫苗等；及时对已感染者病采取应对措施。

4）积极预防、筛查和治疗慢性病和传染病。

5）治疗牙齿疾病，重视口腔卫生，坚持早晚刷牙，饭后漱口，保持口腔清洁。

6）合理用药，避免使用可能影响胎儿正常发育的药物。

7）避免接触生活及职业环境中的有毒有害物质（如放射线、高温、铅、汞、苯、农药等），避免密切接触宠物。

8）改变不良生活习惯（如吸烟、饮酒、吸毒等）及生活方式。

9）保持心理健康，解除精神压力，预防孕期及产后心理问题的发生。

10）合理选择运动方式。

11）对于有高遗传风险的夫妇，指导其做好相关准备及告知孕期检查及产前检查中可能发生的情况。

四、孕期健康管理

可以开展产前保健的基层医疗卫生机构要开展产前保健，按照《国家基本公共卫生服务规范（第三版）》完成产前保健病历资料、国家基本公共卫生孕产妇管理记录表。没有条件开展产前保健的基层医疗卫生机构要进行孕期电话随访，记录好随访人员、接电话人员、产前保健机构、产前保健情况，完成国家基本公共卫生孕产妇管理随访表。

按照《国家基本公共卫生服务规范（第三版）》要求，孕产妇健康管理服务分别在孕早期进行 1 次、孕中期进行 2 次、孕晚期进行 2 次、产妇出院后 1 周内进行访视 1 次、产后 42 天进行 1 次，共计 7 次。有高危因素者，可酌情增加随访次数。

（一）孕早期健康管理

孕早期健康管理服务对象为妊娠开始到 12 周末的孕妇。通过全面评价孕妇和胎儿的健康状况，初步对孕妇进行风险评估筛查，为孕妇提供健康指导并建立"母子健康手册"，及早将孕妇纳入健康管理，对其进行孕早期保健指导，避免致畸因素和疾病对胚胎产生不良影响，对不适宜妊娠者可及早转诊。

1. 孕早期诊断适宜技术

1）计算预产期。通过询问末次月经（即最后一次月经的开始之日）准确日期来计算预产期和孕周。如果孕妇记不清末次月经日期或者哺乳期尚无月经来潮而妊娠者，可根据早孕反应开始时间、盆腔检查子宫大小来推算孕周及预产期，也可以用 B 超协助诊断，早孕期应用 B 超来推算孕周的误差较小，一般为 3~5 天。

2）BMI 计算。免冠、脱鞋，取立正姿势于身高计平板上测量身高。尽可能在孕妇不受凉的原则下，除去外套和鞋子测量体重，以保证数据准确。根据 BMI 计算孕期体重增长的上限，将增长上限和增长速度告知孕妇。单胎妊娠妇女体重增长推荐值见表 5 - 4。

3）血压的测量。测量血压时，孕妇应该采取坐位，双足平放在地面上，两侧手臂均要测。测量时应排除焦虑、紧张、过冷、过热、疲劳等影响血压的因素，血压计及袖带放置位置须准确，确定好最高充气压，若血压升高达到或超过 140/90 mmHg，需休息半小时或 1 小时后复测。

表 5-4　单胎妊娠妇女体重增长推荐值　　　单位：kg

妊娠前体质指数分类	总增长值范围	妊娠早期增长值范围	妊娠中期和妊娠晚期每周体重增长值及范围
低体重	11.0~16.0	0~2.0	0.46（0.37~0.56）
正常体重	8.0~14.0	0~2.0	0.37（0.26~0.48）
超重	7.0~11.0	0~2.0	0.30（0.22~0.37）
肥胖	5.0~9.0	0~2.0	0.22（0.15~0.30）

2. 第 1 次产前随访服务内容

1）为孕妇建立"母子健康手册"，指导自填或医务人员填写，注意不要留空。涉及专业知识的由医务人员填写，或提供数据获取的窗口/方式，由孕妇或家属填写。

2）询问及观察以下项目。

（1）本人基本情况。①现病史、既往史：包括高血压，糖尿病，性传播疾病，心脏病，肝、肾疾病，精神及神经性疾病等。②月经情况：初潮年龄、周期、经量、末次月经等。③妇产科疾病史、生育史：有无早产、难产、死胎、死产史及既往分娩情况；有无产后出血与感染史等。④本次妊娠情况：早孕反应情况；有无发热及服药史；有无阴道出血、心悸、下肢水肿等症状。

（2）不良因素暴露史：生活和工作环境中有无不安全因素和有毒有害物质，如放射线、高温、农药等，以及有无患病和服用药物史。

（3）夫妇双方家族史和遗传史。

（4）个人不良嗜好史。

（5）注意观察孕妇体型和步态、面色是否苍白、巩膜是否黄染等，关注孕妇营养状况（好、中、差）、精神状态（饱满、萎靡）及心理情况（有无焦虑和抑郁）等。

3）一般体检。适用于有产前检查资质的基层医疗卫生机

129

构。包括测量身高和体重、测量血压、心肺听诊、妇科检查。妇科检查时注意黑加征和子宫大小与孕周是否相符。

4）实验室检查。

（1）必查项目：包血常规、尿常规、血型（ABO 和 Rh 血型）、肝肾功能、空腹血糖水平、HBsAg 筛查、梅毒血清抗体筛查、HIV 筛查、地中海贫血筛查、超声检查。

（2）备查项目：丙型肝炎（简称丙肝）筛查、抗 D 滴度检测（Rh 血型阴性者）、OGTT（高危孕妇）、甲状腺功能检测、血清铁蛋白检测（血红蛋白＜110 g/L 者）、结核菌素纯蛋白衍生物（PPD）试验（高危孕妇）、子宫颈细胞学检查（孕前 12 个月未检查者）、子宫颈分泌物检测淋球菌和沙眼衣原体（高危孕妇或有症状者）、细菌性阴道病的检测（有症状或早产史者）、超声检查。

3. 分类管理

1）未发现异常的孕妇的管理。

（1）孕早期保健指导。结合个体情况，有针对性地进行指导，包括避免致畸因素、预防疾病、卫生、营养、心理保健及丈夫、家庭参与等。

（2）告知和督促孕妇进行产前筛查和产前诊断。

（3）预约第二次产前保健服务时间（16～20 周）。

（4）有产前保健资质的基层医疗卫生机构为孕妇建立"母子健康手册"，填写"孕产妇保健手册"并登记到"孕产妇系统管理登记册"。无产前保健资质的基层医疗卫生机构按照规范填写第 1 次产前检查服务记录表，同时登记"孕产妇系统管理登记册"进行系统管理。

2）发现异常的孕妇的管理。对筛查出来有高危因素的孕妇，除了一般孕早期保健指导外，还须注意针对问题加强个体化指导，对具有妊娠危险因素和可能有妊娠禁忌证或严重并发症的孕妇，及时转诊至上级医疗卫生机构，并在 2 周内随访转诊结果。若出现妊娠剧吐、阴道出血、腹痛及合并内科疾病、神经精神疾病、传染病等危急情况须紧急转诊至上级医疗卫生机构，但需要做好转诊前准备（如紧急处理危及生命的情况并联系落实上级医疗卫生机构），做好随访。孕妇经上级医疗卫生机构诊断排除疾病能继续妊娠者，或经过治疗已治愈者，可转回有产前保健资质的基层医疗卫生机构进行健康管理。

4. 健康指导

1）避免环境中不良因素对胚胎的影响。

2）注意个人卫生。孕妇的新陈代谢旺盛，特别容易出汗，因此必须勤洗澡、勤换衣。

3）注意口腔卫生与保健，早晚应刷牙，进食后应漱口，防止牙周病。定期进行口腔检查与适时进行口腔治疗。

4）注意休息，避免重体力劳动及剧烈活动。孕前 3 个月避免性生活，预防流产。

5）有发热、阴道出血、剧烈呕吐、腹痛等异常情况，应立即到医院检查，并告知医生处于妊娠阶段。

6）有心、肝、肾等主要脏器疾病或病史者，应尽早转诊至上级医疗卫生机构进行全面检查，以确定是否继续妊娠。

7）关注孕妇的心理问题，让孕妇加强自身修养，学会自我心理调节，善于控制和缓解不健康的情绪，保持稳定、乐观、愉快的心境。

（二）孕中期健康管理

孕中期健康管理服务对象是辖区内常住的孕 13～27^{+6} 周的孕妇，基层医疗卫生机构分别在 16～20 周、21～24 周各服务 1 次。通过监测胎儿的生长发育状况进行产前筛查和产前诊断，筛查孕妇的妊娠并发症及合并症（妊娠期高血压、贫血、糖尿病、胎儿宫内生长受限等），为孕妇提供保健指导。有助产技术服务资质的基层医疗卫生机构在孕中期进行 2 次随访。没有助产技术服务资质的基层医疗卫生机构督促孕产妇前往有资质的机构进行相关随访。

1. 第 2、3 次产前随访服务内容

1）询问及观察。询问孕妇的饮食、运动和心理状态，有无阴道出血、有无异常感觉或出现特殊情况，询问有无新增高危因素。了解胎动出现时间，注意观察体型和步态及面色是否苍白、巩膜是否黄染等，注意孕妇的营养状况（好、中、差）、精神状态。

2）体格检查。测量血压、体重、宫高、腹围，监测胎心率。孕妇正常血压应＜140/90 mmHg。对血压≥140/90 mmHg 或与基础血压相比升高≥30/15 mmHg 者应予以重视。孕中期开始体重平均每周增加 350 g，如果 1 周内体重增加≥500 g，应引起重视。检查膝反射和下肢有无水肿。

3）产科检查。观察腹部的大小、形状是否与孕期相符合，是否有水肿及手术瘢痕等。测量宫高，若腹部增长过快或过大，要注意有无羊水过多或多胎。检查宫底高度来了解胎儿发育情况，到 28 周后可以通过四步触诊法查胎儿方位。触摸子宫底部，触摸宫底高度，并判断宫底部的胎儿部分，若为胎头则硬且有浮球感；若为胎臀则大而软且形状略不规则。触摸腹壁左右两侧，确定胎背和肢体。判断胎先露是头或臀，左右推动以确定是否衔接。进一步确诊胎先露及胎先露部入盆的程度。从胎背与母体腹壁最接近的部位传出的胎心音最为清晰。在孕中期，胎儿还小，一般取左下腹或右下腹听胎心音。到 7 个月以后，可以在摸清胎儿方位后取胎背听诊。正常胎心率为 110～160 次/分。

4）实验室检查。

（1）必查项目：15～20^{+6}周产前筛查（唐氏筛查或无创DNA）；20～24 周县及县级以上医疗卫生机构进行胎儿系统 B 超检查；孕 20 周左右做血常规、尿常规和凝血功能检查；孕 24～28 周行孕期糖尿病筛查；16～22^{+6}周估计预产期时孕妇年龄≥35 岁或高危人群建议去产前诊断中心行羊膜腔穿刺检查胎儿染色体核型。

（2）备查项目：抗 D 滴度检测（Rh 血型阴性者）；有条件及资质的医疗卫生机构应进行胎儿先天性心脏病的检查；有结核接触史的高危孕妇应进行 PPD 试验；有早产高危因素的孕妇应行超声测量子宫颈长度。若询问或观察时发现孕妇有明显抑郁或焦虑状态，必要时可对其进行心理量表测定。

2. 分类管理

1）未发现异常的孕妇的管理。对孕 16～20 周的孕妇重点进行生活保健、孕妇体操、胎教保健指导。对孕 20～24 周的孕妇重点进行自我监护、运动、早产的认识，营养和生活方式的指导，胎儿系统超声筛查的意义等。告知和督促孕妇进行产前筛查和产前诊断，预防胎儿出生缺陷。此外，还需填写第 2、3 次产前随访服务记录表。

2）发现异常的孕妇的管理。体重和宫高增长过快；腹痛，不规则子宫收缩；阴道出血；日常体力活动即出现疲劳、心慌、气急；上腹痛，肝功能异常；高血压、水肿、蛋白尿；皮肤瘙痒、轻度黄疸的孕妇等，都需转诊至上级医疗卫生机构进一步诊治。出现危急征象的孕妇，如胎动不正常或消失，阴道大出血或伴休克、胸闷、气急、不能平卧，上腹痛或伴黄疸，高血压伴头昏眼花、视物不清，无原因的恶心、咳嗽，突发抽搐和昏迷，都应立即转至上级医疗卫生机构，并在 2 周内随访转诊结果。

3. 健康指导

1）生活中注意事项。衣着要质地柔软、宽松，勿穿化纤内裤，不要束胸，佩戴宽大的乳罩，穿坡跟鞋或 2～3 cm 高的低跟鞋。尽量少化妆，避免染发和烫发。要注意个人卫生，早晚刷牙，预防龋齿。避免盆浴。保证足够的睡眠。

2）孕妇运动。运动可调整孕妇的情绪，使其精力充沛，同时还可缓解因孕期姿势失去平衡而导致的身体不适。此外，通过锻炼可以强健肌肉与伸展骨盆关节等，为自然分娩奠定良好的基础。孕妇体操可从孕 3 个月左右开始，每天坚持做，运动量以不感到疲劳为宜。有先兆流产史、早产史、多胎史、羊水过多史、前置胎盘史、严重内科合并症等孕妇不宜做体操。

3）自我监护。孕妇自我监护是观察胎儿在子宫内安危情况的重要手段。孕中期主要是测血压、称体重及观察腹部增大情况，注意有无阴道出血、流液和不明原因腹痛，有无胸闷、心悸、呼吸困难等。

4）母乳喂养指导。介绍母乳喂养的好处，帮助其树立母乳喂养的信心，做好母乳喂养的准备，坚持做到纯母乳喂养至少6个月。

5）心理保健指导。指导孕妇适当调整工作和休息时间，保证良好的心理状态。指导孕妇按时到医院接受产前检查，通过与医生的交流，了解自身和胎儿的情况，有利于调整焦虑情绪。通过胎教，建立与胎儿的亲密关系。用各种自己喜爱的方式让自己快乐，可通过音乐放松法、意境放松法调整情绪。

（三）孕晚期健康管理

孕晚期健康管理服务对象为辖区内常住的孕28周及以后的孕妇。基层医疗卫生机构分别在孕28~36周及孕37~40周各随访1次。通过监测与评估胎儿生长发育及宫内健康状况，筛查与治疗妊娠并发症及合并症，确定分娩地点并进行保健指导。

1. 第4、5次产前随访服务

1）询问及观察。询问胎动、子宫收缩、饮食、运动、分娩前准备情况及有无阴道出血、皮肤瘙痒。观察孕妇精神状态，如有无焦虑及抑郁等。

2）体格检查。同"孕中期健康管理"的体格检查。

3）产科检查。同"孕中期健康管理"的产科检查。

4）实验室检查。

（1）必查项目：血常规、尿常规，超声检查胎儿生长发育情况、羊水量、胎位、胎盘位置等，电子胎心监护。

（2）备查项目：子宫颈检查及子宫颈成熟度评分（Bishop评分）；孕35~37周行B族链球菌（GBS）筛查，具有高危因素（如合并糖尿病、有新生儿GBS感染史等）的孕妇，取直肠和阴道下1/3分泌物培养；孕32~34周行肝功能、血清胆汁酸检测。

2. 分类管理

1）未发现异常的孕妇。指导孕妇孕晚期健康保健，做好胎动计数的自我监护、营养及心理的指导、母乳喂养及分娩前准备，落实分娩地点。督促孕妇定期到上级医疗卫生机构进行产前检查，同时填写国家基本公共卫生第 4、5 次产前随访服务记录表。

2）发现异常的孕妇。同"孕中期健康管理"发现异常孕妇的处理。

3. 健康指导

1）胎动计数。孕妇自我监护是观察胎儿在子宫内安危情况的重要手段。胎动计数则是较常用的监护方法（软件可以辅助计数胎动），可以从孕 30 周起进行，每天早、中、晚固定时间各测 1 次，共 3 次。孕妇在安静的状态下，取卧位或坐位，注意力集中，双手置于腹部，以纽扣为标记，胎动 1 次放一粒纽扣在盒子中，5 分钟内连续的胎动计算为 1 次。1 小时完毕后，盒子中的纽扣数即为 1 小时胎动数。将早、中、晚 3 次胎动数相加，再乘以 4，即为 12 小时的胎动数，正常值应为 30 次或 30 次以上。如果少于 20 次，说明胎儿在子宫内可能有异常；如果少于 10 次，则提示胎儿在子宫内明显缺氧。如无法做到每天测 3 次，则可以每晚数 1 次，每小时至少 3 ~ 4 次。如胎动次数减少、消失或过分频繁，应立即到医院就诊，因为胎动对缺氧的反应比胎心敏感。若胎动计数 > 30 次/12 h 为正常，< 20 次/12 h 说明胎动异常，< 10 次/12 h 提示胎儿缺氧。或胎动计数 ≥ 3 次/小时（≥ 6 次/2 小时）为正常，< 3 次/小时（< 6 次/2 小时）或胎动数减少 50%、胎动幅度明显减弱、胎动频繁之后忽然减少均提示胎儿缺氧。

2）分娩前准备。分娩前准备教育可以充分调动产妇的主观能动性，保护和支持自然分娩，促使分娩顺利进行。具体内容包括：①说明分娩是一个特殊的生理过程，妇女和胎儿天生具备完成分娩的智慧，一个健康的母亲和一个发育正常的胎儿是能相互配合完成分娩过程的，从而树立自然分娩的信心。剖宫产并不是理想的分娩方式，而只是解决难产和母婴并发症的一种手段。②介绍分娩相关知识，如分娩四要素（即产力、产道、胎儿、精神因素）及三个产程的情况。③介绍镇痛措施，特别是非药物性镇痛措施。④按摩和压迫：用两手手指轻轻按摩腹壁皮肤，或用拳头压迫腰部或髂前上棘、髂嵴及耻骨联合部位，均可以缓解疼痛。⑤告知临产先兆及入院时间：临产先兆为子宫收缩、见红、阴道流液。指导孕妇除非有医学指征，否则不要过早入院，以免影响情绪和休息。

3）营养。保证足够的蛋白质、必需脂肪酸、铁、钙的摄入及能量供应。充足的水溶性维生素是孕晚期所必需的物质，尤其是硫胺素，应注意补充。

4）心理保健指导。学习相关知识，增强信心，以积极的情绪做好分娩准备。参加母乳喂养知识讲座，增强母乳喂养的信心。转移注意力，解除忧虑和紧张。

5）指导母乳喂养。倡导纯母乳喂养，新生儿在出生后 10 ~ 30 分钟吸吮反射最强，有利于早期建立母乳喂养。建议新生儿在出生后 1 小时内与母亲进行肌肤接触；排除新生儿需要特殊医疗护理的情况，对健康足月儿推荐母婴同室。建议新生儿出生后 30 分钟内开始吸吮。提供喂养方面的支持，包括哺乳教育和训练、情绪支持和社会支持等，指导母乳常见问题的处理。

6）指导入院前准备。指导自然分娩的好处，使孕妇保持平静和放松；选择营养丰富、易消化的食物；做好入院前物品准备，包括妈妈用品、宝宝用品及相关证件等。

五、产褥期健康管理

基层医疗卫生机构在收到分娩医院转来的产妇分娩信息后应于产妇出院后 1 周内到产妇家中进行产后访视，进行产褥期健康管理，加强母乳喂养和新生儿护理指导，同时进行新生儿访视，高危情况酌情增加随访次数。产后 28 天后做心理量表评估。

（一）产后访视服务内容

1. 配备产后访视包

产后访视包应包含血压计、听诊器、体温计、75% 乙醇、乙醇棉球、消毒棉签、一次性无菌中单、一次性消毒手套、婴儿秤、布兜、电筒、一次性脚套、一次性臀垫、一次性口罩等物品。

2. 访视流程

1）访视前电话预约。

2）社区访视人员应统一着装，佩戴上岗证。

3）按门铃或敲门、自我介绍、说明来访目的。

4）进入产妇家后，在接触母婴前清洁双手。

5）检查顺序。先检查新生儿，后检查产妇。

3. 产后访视时的观察和检查

产后访视要求采用"看、问、听、查"等方法对产妇、新生儿及生活环境给予保健监测。

1）看。看产后访视卡所记载的孕期、产时的第一手资料，有无高危情况，现为产后多少天。看休养环境。看产妇的一般情况、精神面貌、情绪状态是否良好（有无抑郁症状）、有无贫血面容，以及伤口、恶露情况等。看新生儿的情况。

2）问。询问生活起居、饮食、大小便及一般情况。

3）听。听产妇及家属提出的问题。

4）查。按访视卡中的内容及要求进行检查，一是检查孕妇的情况，如产妇体温、血压测量，乳房有无红肿、硬结，乳汁量的多少，子宫底高度是否正常，会阴或腹部伤口恢复情况、有无红肿及分泌物，恶露的颜色、量、性状是否正常及有无异常臭味。二是检查新生儿的情况，如有无鹅口疮、红臀、生理性黄疸、喂养问题和脐部问题。

5）访视记录。产后访视结束后将访视记录填写在产后访视记录表中。

（二）分类管理

通过观察及检查对产妇进行评估分类管理，分为未发现异常的产妇的管理和发现异常的产妇的管理。

1. 未发现异常的产妇的管理

进行常规产褥卫生、母乳喂养、产后营养、产后心理指导。

2. 发现异常的产妇的管理

1）子宫复旧不良。正常产褥期内子宫体积逐渐缩小，5～6周恢复到正常大小。子宫复旧不良的原因有胎盘胎膜残留、蜕膜脱落不全；子宫内膜或盆腔感染；子宫位置异常，恶露引流不畅，子宫肌瘤；多胎妊娠、巨大儿等。处理方法：鼓励产妇产后早哺乳及早日下床活动，如适当活动、做产后保健操等。取半卧位休息，以利于恶露引流。适当选用子宫收缩剂，如益母草、产复康颗粒等。可口服抗生素预防感染。

2）会阴伤口愈合不良或有硬结。会阴伤口处可出现疼痛而不能取坐位，局部发硬、压痛明显，或伴有伤口愈合不良，常由轻度感染引起。处理方法：局部用95%乙醇湿敷或50%硫酸镁湿热敷，每天2次。保持会阴部清洁、干爽，内裤常换常洗。

3）痔疮。孕后期，下腔静脉充血扩张，分娩时屏气用力极易发生痔嵌顿。内痔脱出肛门外，不能自行复位出现充血、水肿、疼痛。处理方法：产后及早下床活动，要适当多吃含纤维素较多的蔬菜，保持大便通畅，防止便秘。温热水坐浴或湿敷，熏洗完毕，侧卧位，将痔疮膏涂于嵌顿的痔核上，戴上手套把痔核全部还纳肛门，必要时用纱布卷压迫、胶布固定，以免脱出。如有便秘，可服用一些缓泻药。

4）产褥感染。产褥期生殖道受病原体侵袭而引起的局部或全身感染称为产褥感染，是常见的产褥期并发症。分娩结束24小时以后的10天内，每天用口表测4次体温，每次间隔4小时，其中有2次体温达到或超过38℃则有产褥感染发生的可能。产褥感染处理方法：支持疗法，纠正贫血及电解质紊乱。正确使用抗生素。及时拆除伤口缝线，有利于引流。有脓肿形成时需行脓肿切开引流。伴血栓性静脉炎时需行抗凝治疗，如使用肝素抗凝。

5）早期乳腺炎。哺乳期细菌进入乳腺，可引起乳腺炎症。常于产后7天内发病，可出现畏寒、发热；患侧乳房肿胀、疼痛，感染灶常局限于一侧乳房的某一象限，该处皮肤发红，有明显肿块，质硬，有触痛；常伴同侧腋下淋巴结肿大并有压痛；

血常规示白细胞增加。处理方法：尽快排空乳汁，用如意金黄散热敷。乳腺炎并非乳腺管内发炎，可以继续哺乳。用胸罩将乳房托起，尽量使乳汁排空。局部冷敷，同时使用抗生素 3～5 天。

6）乳头皲裂。多系喂养不当引起。处理方法：哺乳前湿热敷乳房和乳头 3～5 分钟，同时按摩乳房，挤出少量乳汁。先在损伤轻的一侧乳房哺乳，以减轻对另一侧乳房的吸吮力。让乳头和大部分乳晕含吸在婴儿口内。增加哺乳次数，缩短每次哺乳的时间。哺乳后，挤出少许乳汁涂在乳头和乳晕上，短暂暴露并使乳头干燥。哺乳后在皲裂处涂敷 10% 鱼肝油铋剂，或 10% 复方安息香酊、蓖麻油铋糊剂，于下次哺乳前洗净。严重者应停止哺乳，可用吸乳器将乳汁吸出后喂新生儿。

（三）健康指导

1. 一般指导

1）休养环境。产妇居住的房间要安静、舒适、清洁，保持空气流通。

2）休息与运动。产妇要有充足的睡眠时间。变换卧床姿势，不要长时间仰卧，以防子宫后倾。正常分娩的健康产妇，产后第二天可下床活动，根据身体状况，逐步增加活动范围和时间，同时开始做产后体操。

3）个人卫生。做好个人卫生是避免产褥期感染的重要措施。

2. 母乳喂养指导

母乳是最经济、最理想的食物，母乳喂养既能为婴儿提供丰富的营养及大量的免疫物质，促进婴儿健康成长，使婴儿少得疾病，又能促进母亲子宫收缩，减少产后出血，抑制排卵，延长哺乳期的闭经。此外，母乳喂养还能促进母子间的感情。因此，婴儿出生后要坚持母乳喂养 4～6 个月。

1）正确的喂奶姿势。母亲的体位要舒适，全身要放松。母婴必须紧密相贴，即胸贴胸，腹贴腹，婴儿下巴贴母亲的乳房，头与双肩朝向乳房。嘴与乳头在同一水平上。

2）正确的含接姿势。哺乳时母亲应将整个乳房托起，用乳头去触婴儿面颊或口唇周围的皮肤，引起觅食反射。当婴儿张口时，迅速将乳头和乳晕送入婴儿口中。婴儿将整个乳头和几乎全部乳晕含入口中，将乳头和乳晕牵拉成一个比原来乳头更长的奶头，吸吮时舌头抵上颚挤压乳晕，将乳窦内的乳汁压出。当婴儿含接姿势正确时，母亲不会感到乳头痛，婴儿吸吮轻松愉快，缓慢有力，能听到孩子的吞咽声。

3）喂奶方法。每次喂奶应左右乳房轮流吸吮，并先吸空一侧乳房后再换另一侧。每侧乳房吸 10 分钟左右，总共喂奶 15～20 分钟，最多不超过 30 分钟。如果喂奶时间太长，婴儿吸吮空乳，会将空气吸入而引起吐奶。每次哺乳后，挤出乳房内多余的乳汁，能避免发生乳房肿块，还能促进泌乳。如果一侧乳房有疾病，如乳头皲裂、乳房炎症等，应先让婴儿吸吮正常一侧乳房后再吸另一侧乳房。

3. 心理保健指导

1）家人、亲人多给予产妇一些心理关爱，为产妇创造安静、闲适、健康、良好的休养环境。

2）为产妇准备清淡而富有营养的产后饮食。

3）适度运动，保持快乐心情。

4）保证充足的睡眠，产妇要学会珍惜每一个睡眠机会，创造各种条件，让自己睡个觉。

5）自我心理调适，摆脱消极情绪。

6）勇敢面对，科学治疗，如出现较严重的产后抑郁症状，要及时找专科医生诊治。

4. 膳食营养指导

1）哺乳期膳食应当尽量做到搭配合理、摄入量充足，以满足母体自身和哺乳期对营养素的需要。

2）保证充足的水分摄入。

3）保证优质蛋白质的摄入。

4）重视蔬菜和水果的摄入。

5）膳食应多样化。

六、产后42天健康检查

产妇分娩42天后，产褥期结束，正常产妇在基层医疗卫生机构做产后健康检查，异常产妇到原分娩医疗卫生机构检查，评估产妇是否恢复至未孕状态。检查后若一切正常就可结案，异常者应转诊治疗。

（一）服务内容

1. 询问及观察

1）了解产褥期有无发热、出血、腹痛等情况，以及治疗经过。

2）询问产后康复及母乳喂养情况。

3）询问孕期有无妊娠合并症及并发症。对患有糖尿病、肝病、心脏病、肾病等内科合并症者应了解其相关疾病的症状是否存在及是否缓解。

4）观察孕妇的情绪和神态。

2. 一般体检

1）体格检查。测量体温、血压、体重。检查乳房有无炎症。剖宫产者注意观察腹部伤口愈合情况，有无硬结或异常隆起。

2）妇科检查。观察会阴伤口愈合情况、有无阴道前壁或后壁膨出、子宫脱垂等。观察阴道分泌物的量、颜色、味道。观察子宫颈有无裂伤、子宫颈糜烂程度等。观察输卵管、卵巢等有无炎症、包块。扪清子宫是否恢复至未孕状态。若发现异常，可做B超进一步检查。

3）辅助检查。针对有异常情况者进行必要的辅助检查。如有妊娠糖尿病者需复查血糖；有妊娠高血压疾病者，需检查尿蛋白及血压；孕期有贫血或有产后出血者，应复查血红蛋白。

（二）分类及处理

1. 恢复正常者

孕产妇健康管理可结案，并填写产后42天健康检查记录表。同时做健康指导。

2. 未恢复正常者

1）生殖系统尚未恢复正常或检查中发现有异常情况者，需转诊至原分娩医疗卫生机构继续治疗。

2）有并发症和合并症的产妇需转诊至相关专科继续治疗。

3）2 周内随访转诊结果。

（三）健康指导

为产妇提供喂养、营养、心理、卫生及避孕方法等指导。产后健康检查未发现异常者可恢复性生活。但如果产后检查发现有恶露未净、会阴伤口有触痛、子宫偏大偏软、子宫复旧欠佳者，应暂缓性生活。在恢复性生活的同时就应采取避孕措施，避免意外妊娠。坚持纯母乳喂养至少 6 个月。特别要关注产妇心理健康，重点是需要丈夫及家庭的参与、社会的支持。

第三节　老年人健康管理服务

一、流行病学特点

随着经济和社会的不断发展，我国人口老龄化问题日渐突出。根据国家卫生健康委提供的数据，截至 2021 年底，全国 60 岁及以上老年人口达 2.67 亿，占总人口的 18.9%；65 岁及以上老年人口达 2 亿，占总人口的 14.2%。据测算，预计"十四五"时期，60 岁及以上老年人口将突破 3 亿，占总人口的比例将超过 20%，进入中度老龄化阶段。2035 年左右，60 岁及以上老年人口将突破 4 亿，占总人口的比例将超过 30%，进入重度老龄化阶段。在平均寿命不断延长的同时，我国老年人的整体健康状况却不容乐观。数据显示，我国近 1.8 亿老年人患有慢性病，患一种及以上慢性病的比例高达 75%。近年来，由于家庭社会关系、婚姻状况等因素影响，老年人的心理健康问题也被社会广泛关注。身体和心理健康问题严重影响老年人的生活质量，对我国推进健康老龄化进程造成严峻挑战。

2015 年 WHO 全球老年健康报告指出：老年健康状态不是随机产生的，很大程度上取决于自然社会环境与生命全过程中的个人生活方式，而后者是可以干预调整的。2009 年开始，国家将老年人健康管理服务纳入国家基本公共卫生服务项目，采用政府购买服务的方式，由社区卫生服务中心（站）、乡镇卫生院、村卫生室免费向辖区内老年人提供健康管理服务。旨在通过建立健康档案、健康体检、危险因素评估、健康指导等健康管理方式，帮助老年人树立积极健康的心态，形成健康的生活方式，养成良好的生活习惯，并对健康危险因素提前介入干预，最终达到改善健康、预防疾病、实现健康老龄化的目的。

二、服务对象

辖区内 65 岁及以上常住居民。

三、人群特点

（一）老年人生理特点

老年人典型的生理特征就是老化、衰老、衰弱。随着年龄的增长，老年人的心肌细胞、脑细胞等更新减缓或停止，呼吸道、消化道等黏膜和腺体逐渐萎缩，导致老年人机体各组织结构不断变化及器官功能逐渐衰退，维持身体稳态的生理储备降低，应激能力下降。临床上常表现为听觉障碍及视觉障碍、味觉及嗅觉迟钝、便秘、尿路感染、跌倒、步态异常、骨质疏松、睡眠障碍、动作协调能力下降等。同时，随着年龄增加，老年人常伴有生活自理能力（如工具使用、移动能力等）下降。

（二）老年人心理特点

随着感官的老化、疾病的增加，加之社会角色的转变、家庭婚姻状况的影响，老年人的心理状态也在发生变化。老年人的心理特点主要表现为：①认知能力下降，如近记忆减退明显、对新鲜事物不敏感、想象力衰退等；②情绪改变，如孤独依赖、易怒恐惧、抑郁焦虑；③行为改变，如出现"返老还童"现象，脾气和性格越来越幼稚，时常表现出与实际生理年龄不相称的语言和行为。

四、服务内容

基层医疗卫生机构为老年人建立健康档案，并且每年为其提供1次生活方式和健康状况评估，同时进行常规体格检查和辅助检查，再根据评估和检查结果，做出综合健康评价，并给予老年人针对性的健康指导，协助其制定健康危险因素干预措施。

（一）建立健康档案

基层医疗卫生机构通过公安、社区、村（居）委会等多种渠道，及时收集和掌握辖区内65岁及以上常住居民基础信息，利用电话预约、上门服务、健康知识讲座等形式，主动向老年人宣传基本公共卫生服务，告知建立健康档案的好处和便利。在老年人知情同意的前提下，通过电话或面对面的方式，按照《国家基本公共卫生服务规范（第三版）》的要求，采集和核对老年人基本信息，完成健康档案的封面和个人信息表。在健康档案使用过程中，应注意个人信息的隐私保护和数据安全，及时汇总老年人医疗相关服务记录，适时更新健康档案，保持健康档案连续性，提高健康档案使用率。

（二）生活方式和健康状况评估

由具备相关资质的医务人员通过面对面问询和问卷的方式，详细了解老年人近期生活方式，如吸烟史、饮酒史、体育锻炼、饮食情况等；健康状况，如常见症状、患病服药情况，询问其最近1个月来经常出现的异常症状，重点关注高血压、糖尿病、冠心病等老年人常见病的典型症状，如头晕头痛、心慌胸闷、口渴尿多等，了解其近1年患病确诊情况，重点关注慢性病患者服药情况。此外，需评估其健康状况，包括老年人健康状态自我评估、生活自理能力自我评估、老年人认知功能和情感状态评估。

（三）体格检查

由具备相关资质的医务人员按照操作规范为老年人进行体格检查，包括体温、脉率、呼吸频率、双侧血压、身高、体重、腰围、皮肤、巩膜、浅表淋巴结、肺部、心脏、腹部、下肢水肿情况、足背动脉搏动（糖尿病患者必查）等常规体格检查，并对口腔、视力、听力、运动功能等进行粗测。

（四）辅助检查

辅助检查包括血常规、尿常规、肝功能（血清天冬氨酸氨基转移酶、血清丙氨酸氨基转移酶和总胆红素）、肾功能（血清肌酐和血尿素氮）、空腹血糖、血脂（总胆固醇、甘油三酯、低密度脂蛋白胆固醇、高密度脂蛋白胆固醇）、心电图和腹部 B 超检查。

（五）健康评价

根据采集的老年人健康信息，综合分析判断其健康风险、功能状态、患病情况，为健康指导提供客观、准确、科学的依据。

1. 健康风险

健康风险包括有无不良生活方式，如吸烟、酗酒、缺乏锻炼等；体检结果有无异常，如超重或肥胖、腰围超标、血压增高、视力和/或听力下降以及辅助检查异常。

2. 功能状态

生活自理能力是否下降；运动功能有无障碍；认知功能、情感状态粗筛是否为阳性等。

3. 患病情况

有无新发疾病及原有疾病控制或进展情况。

4. 危急症判断

在健康体检过程中如果出现以下情况者，需及时处理后转上级医疗卫生机构：心率过快或过慢（<40 次/分）；收缩压≥180 mmHg 和/或舒张压≥110 mmHg；空腹血糖≥16.7 mmol/L 或≤3.9 mmol/L；症状和/或心电图检查怀疑急性冠状动脉综合征；其他无法处理的急症。

（六）健康指导

由具备相关资质的医务人员依据健康评价结果，对老年人及其照护者进行针对性的健康指导，共同制定健康危险因素预防干预的措施。

1. 一般性指导

对所有老年人进行普适性健康指导，包括少盐控烟、适量运动、保持平和心态等健康生活方式的鼓励与建议，生活护理与自救技能的宣教，帮助老年人了解并关注自身健康状况，树立自我管理意识。

2. 个体化指导

根据不同的健康危险因素和患病情况，给予老年人具有针对性的指导建议。

1）对体检发现异常需要进一步复查或确诊的老年人，建议预约复查，及时转诊，明确诊断。

2）对确诊原发性高血压或 2 型糖尿病的老年人，建议按照《国家基本公共卫生服务规范（第三版)》的要求，将其纳入慢性病患者管理。

3）对存在慢性病或损伤危险因素的老年人，针对具体情况进行健康教育及疾病危险因素干预，如协助吸烟者戒烟、对过量饮酒者进行健康饮酒教育、协助肥胖者控制体重、心血管疾病危险因素的干预、骨质疏松危险因素的干预、预防跌倒损伤的干预。

4）对所有老年人尤其是患有慢性病等基础疾病者，建议每年接种 1 次流感疫苗，每 5 年接种 1 次 23 价肺炎球菌多糖疫苗。

3. 其他

对所有参加健康管理的老年人强调健康管理的意义，告知下一次健康管理服务时间，有异常随时就诊，并预约下次年检时间。建议定期追踪随访，评估老年人健康干预情况，并对其提出改进意见和改进目标。

五、工作流程

（一）制订计划

基层医疗卫生机构应在本年度开展老年人健康管理工作前

总结梳理上一年度工作中存在的经验和不足，预测本年度辖区内参加老年人健康管理的人数，根据本年度的工作目标任务，结合本地区域特点，制订本年度工作计划，分解目标任务，责任到人，确保合理、科学、有序的全年老年人健康管理工作。

（二）充分准备

基层医疗卫生机构应在组织老年人健康体检前，明确相关科室人员分工，做好体检参与人员的培训工作，培训内容包括相关操作规范、技术指南及医患沟通技巧等。规范设置体检场地和流程，对相关设施设备进行必要检定校准，盘点相关耗材，确保设施设备正常使用、物资充足。

（三）沟通宣传

基层医疗卫生机构应主动向当地社区街道政府部门汇报和宣传老年人健康管理工作，包括老年人健康管理工作的目的和意义、目前的工作安排和进展、存在的问题和困难等，积极争取政府部门的支持。通过广播、电视、公告栏等传统宣传阵地和公众号、短视频等新媒介平台，利用家庭医生签约服务、健康知识讲座等渠道，广泛深入宣传老年人健康管理的重要意义和免费政策，使辖区内老年人应知尽知，并主动接受老年人健康管理服务。

（四）组织实施

基层医疗卫生机构应根据年度计划，合理分解任务，尽量采取预约的方式，合理控制每天体检人数，有序组织老年人到机构内进行健康体检。规范体检现场布局，体检科室相对集中，科室内布局合理，环境整洁；优化体检流程，简化体检路径，流程标志清晰，减少老年人折返；维护现场秩序，合理分流体检人群，减少排队等待时间，并注意安抚老年人情绪。针对偏远地区或者出行不便的老年人，也可利用便携式体检设备如体检一体机等，在确保规范、安全的前提下，入村进户开展体检工作。

（五）数据汇总

现场体检结束后，各相关科室应尽快整理核对体检记录，对异常情况分类处置。对体检项目未完成的，应及时联系受检者预约补检；对基本信息有明显逻辑错误的，应及时电话联系受检者核实更正；对辅助检查结果有明显异常的，应尽快电话告知受检者复查，如有必要请其及时到上级医疗卫生机构进一步确诊。待基础信息、评估记录、体格检查、辅助检查结果复核无误后，及时汇总到老年人健康档案中，交由主检医生进行综合评价。

（六）健康评价

基层医疗卫生机构应建立以临床医生为核心，公共卫生人员及其他相关学科专业人员共同参与的健康评价工作机制。根据老年人健康体检中采集的相关数据，结合以往健康档案中的信息，给予本次健康体检全面、客观、准确的健康评价，并提出合理、科学的指导建议。

（七）结果反馈

基层医疗卫生机构在老年人完成健康体检后，应尽快向其反馈体检报告。体检报告建议采用纸质报告的形式，应包括体检相关数据、健康结论、指导建议等，有条件的地区也可利用信息化推送。反馈体检报告可通过门诊通知、预约上门等方式，也可结合家庭医生签约服务、健康义诊等活动，由主检医生或家庭医生团队面对面地向老年人及照护者详细解读体检报告，给予针对性的健康指导建议，协助老年人共同制定健康管理目标，并告知其下一次健康管理服务时间等。

（八）追踪随访

对于评价中发现有任何异常（包括症状、检查异常、存在的危险因素等）的老年人，基层医疗卫生机构应每 3 个月进行面对面或电话随访 1 次，了解老年人的症状变化、危险因素干预情况、健康教育处方执行情况等。评价中发现问题需转诊的老年人，基层医疗卫生机构应在 2 周内面对面或电话随访转诊结果。

六、部分适宜技术

（一）健康生活方式

1. 合理膳食

少量多餐，保证充足营养摄入；荤素搭配，摄入充足优质蛋白质；饭菜新鲜，食物细软，足量饮水；愉快进餐；合理使用营养补充剂。

2. 适量运动

以轻中度运动为主，如慢跑、快走、打太极拳、做健身操、游泳等，建议每天半小时左右，每分钟心率达到"170－年龄"，每周坚持 5 天以上。

3. 戒烟限酒

首先应与老年人建立良好的沟通和信任关系，了解其吸烟饮酒情况和戒烟限酒的意愿，再告知其吸烟饮酒的危害和戒烟限酒的益处，并与老年人及照护者一起制定循序渐进的戒烟限酒方案和目标。

4. 心理平衡

向老年人进行缺憾教育，使其正确认识老年阶段是逐渐失去的时期，并向其普及心理健康的重要性，使其树立积极健康的心态。普及维护心理健康的方法包括家庭和社会的关心；保持乐观情绪，寻找生活乐趣，并学会通过各种途径把坏情绪释放出来；加强人际交流，参与社交活动等。

（二）服务沟通技巧

在为老年人提供服务时，应以主动、耐心、关爱的心态，给予老年人充分的理解和尊重，共同搭建和谐的信任关系，才能为有效的健康管理奠定基础。具体措施包括：①正确认识老年人的生理与心理特点，给予其更多的耐心和理解，设身处地替老年人着想。②在与老年人交流中，应细心观察、耐心倾听、放慢语速、语调适中、重点部分需要反复强调。③老年人大多缺乏自信，有时更像小孩子，渴望得到关注和认可，在日常服务中应给予老年人更多的表扬和肯定。

（三）防治骨质疏松

1. 定义

骨质疏松是一种以骨量减少、骨组织微结构损坏导致骨脆性增加易发生骨折为特征的全身性骨病。

2. 主要危险因素

主要危险因素包括种族、增龄、女性绝经、脆性骨折家族史等不可控因素，还包括一些不健康的生活方式，如体力活动少、阳光照射不足、吸烟、过量饮酒、钙和/或维生素 D 缺乏、过量饮用含咖啡因的饮料、营养失衡、蛋白质摄入过多或不足、高钠饮食、体重过低等。除此之外，一些影响骨代谢的疾病和药物也会导致骨质疏松，如糖皮质激素、肝素、免疫抑制剂等。

3. 防治措施

1）健康的生活方式。

（1）均衡饮食：建议摄入富含钙、低盐和适量蛋白质的膳食，如奶制品、鱼肉等。

（2）加强体育锻炼：推荐增强骨骼强度的负重运动和增强肌肉功能的运动，包括散步、慢跑、打太极拳、练瑜伽、跳舞和打乒乓球等活动，每天锻炼以 30 分钟为宜。

（3）充足日照：建议直接暴露皮肤于阳光下接受足够紫外线照射（如每天暴露前臂 15 分钟以上），注意避免涂抹防晒霜，同时需要防止强烈阳光照射灼伤皮肤。

（4）戒烟戒酒。

（5）预防跌倒：居住环境中采取避免跌倒的生活措施，如清除室内障碍物、使用防滑垫、安装扶手等。

2）骨健康基本补充剂。推荐钙摄取量 1 000 mg/d，绝经后妇女 1 500 mg/d；推荐维生素 D 摄取量 400～800 IU/d。

（四）防治血脂异常

心血管疾病是老年人致死、致残的主要疾病，患病率和死亡率随年龄增加而增加，而血脂异常是心血管事件的独立危险因素，严重威胁着老年人的生命健康和生活质量。

1. 调整生活方式

保持健康的生活方式是治疗老年人血脂异常的基本措施。主要包括戒烟限酒，均衡饮食，减少饱和脂肪酸和胆固醇的摄入，增加蔬菜、水果、鱼类、豆类、全谷类、坚果及富含植物甾醇、纤维食物的摄入，不提倡老年人过度严格控制饮食和减轻体重。建议老年人坚持进行规律的有氧运动，运动时应注意避免运动导致的损伤和跌倒，有条件者可在运动康复专业医生的评估及指导下选择运动方案。

2. 药物治疗

建议老年动脉粥样硬化性心血管疾病患者积极使用他汀类药物，对年龄＞75岁心血管高风险的老年人应进行预期寿命、虚弱状态、合并疾病、肝肾功能、经济因素等综合评估，权衡调脂治疗的获益风险比、药物相互作用、不良反应及个人意愿决定是否使用中、低剂量他汀类药物。

3. 动态监测

进行生活方式干预治疗的老年人，应于6～8周复查血脂水平，达标者应继续坚持健康生活方式，每3～6个月复查，如持续达标，每6～12个月复查。在服用他汀类药物前后4周复查血脂、肌酶及肝肾功能，服药时应监测有无肌痛、乏力和消化道症状等不良反应，长期使用者应定期随诊。

第四节　高血压患者健康管理服务

一、定义及流行病学特点

高血压是指以体循环动脉血压增高为主要特征，可伴有心、脑、肾等器官的功能或器质性损害的临床综合征。

中国高血压调查数据显示，2012—2015年我国18岁及以上人群高血压患病率为27.9％，总体患病率呈增长趋势。18岁及以上人群高血压的知晓率、治疗率和控制率分别为51.6％、45.8％和16.8％，较1991年和2002年明显增高。

脑卒中、冠心病、心力衰竭等心血管疾病是高血压的严重并发症，致残率和致死率高，是我国居民的第一位死亡原因，已成为社会和家庭的沉重负担。国内外研究表明，高血压降压治疗可降低脑卒中风险 35%～40%，降低心肌梗死风险 20%～25%，降低心力衰竭风险超过 50%。因此，预防和控制高血压是控制我国心脑血管疾病流行的核心策略。

二、服务对象

辖区内 35 岁及以上常住居民中原发性高血压患者。

三、基本配置要求

1. 组建高血压管理团队

基层医疗卫生机构成立由医生、护士、公共卫生人员等组成的高血压管理团队，通过签约服务等方式，为辖区内高血压患者提供规范服务。有条件的基层医疗卫生机构可以配备健康管理师、体育运动指导员、心理咨询师等。团队中的医生为统一培训合格的医务人员。

2. 配置基本设备

推荐使用经认证的上臂式电子血压计，允许使用传统符合标准的水银柱血压计，不推荐使用腕式或手指式电子血压计。其他配备设备包括身高/体重计、测量腰围的软尺、血常规分析仪、尿常规分析仪、血生化分析仪、心电图机等。有条件的基层医疗卫生机构可配备动态血压监测仪、超声心动图检查设备、彩色多普勒超声检查设备、胸部 X 线检查设备及眼底检查设备等。

3. 保障基本药物

基层医疗卫生机构应配备五大类降压药：血管紧张素转换酶抑制剂和血管紧张素 II 受体拮抗剂，应至少具备 1 种；β 受体阻滞剂；钙通道阻滞剂；利尿剂。

四、高血压诊断与筛查

（一）血压测量

1. 测量方式

血压测量方式包括诊室测量血压、家庭自测血压和动态血压监测。基层医疗卫生机构应以诊室测量血压作为确诊高血压的主要依据，而家庭自测血压是患者自我管理的主要手段。有条件的基层医疗卫生机构可采用动态血压监测作为辅助诊断及调整药物治疗的依据。

2. 测量仪器

测量血压应选择经认证的上臂式电子血压计或符合标准的台式水银柱血压计，血压计必须定期校准。

3. 测量方法

测量血压前 30 分钟内禁止吸烟、饮咖啡或茶等，排空膀胱，安静休息至少 5 分钟。测量血压时取坐位，双脚平放于地面，身体放松且保持不动，不说话。血压计上臂袖带中心与心脏处于同一水平线上，袖带下缘应在肘窝上 2.5 cm，松紧合适，以可插入 1~2 指为宜。电子血压计直接读取并记录所显示的收缩压和舒张压数值。

首诊测量和年度健康体检要求测量双上臂血压，若双侧测量值差异超过 20 mmHg，应转诊至上级医疗卫生机构，排除继发性高血压。随访管理测量血压，如果血压 ≥140/90 mmHg，应间隔 1~2 分钟重复测量，取收缩压较低的测量结果记录。

（二）高血压诊断标准

未使用降压药的情况下，非同日 3 次诊室测量血压，收缩压 ≥140 mmHg 和/或舒张压 ≥90 mmHg，即可确诊。收缩压 ≥140 mmHg 而舒张压 <90 mmHg，为单纯性收缩期高血压。患者既往有高血压且正在使用降压药，测量血压虽低于 140/90 mmHg，但仍应该诊断为高血压。诊断不确定或怀疑"白大衣高血压"（反复出现的诊室测量血压升高，而诊室外的动态血压监测或家庭自测血压正常）者，可结合动态血压监测或家庭自测血压辅

助诊断。

（三）高血压筛查

基层医疗卫生机构每年为辖区内 35 岁及以上常住居民免费测量 1 次血压，对来医院就诊的所有 35 岁及以上首诊患者应开展血压测量服务。对第一次发现收缩压≥140 mmHg 和（或）舒张压≥90 mmHg 的居民在去除可能引起血压升高的因素后预约复查，达到高血压诊断标准者，建议转诊至有条件的上级医疗卫生机构确诊，2 周内随访转诊结果，将已确诊的原发性高血压患者纳入高血压患者健康管理。

如有以下六项指标中的任一项危险因素的人群，为高血压高危人群，基层医疗卫生机构每半年至少为其测量 1 次血压并开展健康生活方式指导。

1）血压高值（收缩压 130～139 mmHg 和/或舒张压 85～89 mmHg）。

2）超重/肥胖和（或）腹型肥胖：以 BMI 为判断依据。超重：BMI 24.0～27.9 kg/m^2。肥胖：BMI≥28.0 kg/m^2。腹型肥胖：男性腰围≥90 cm，女性腰围≥85 cm。

3）高血压家族史（一、二级亲属）。

4）长期高盐膳食（每天摄盐量≥6 g）。

5）长期过量饮酒（每天饮白酒≥100 ml）。

6）年龄≥55 岁。

五、高血压治疗

（一）治疗原则及目标

1. 治疗原则

血压达标、平稳降压和综合管理是高血压治疗的三个原则。治疗高血压的主要目的是降低心脑血管并发症的发生和死亡风险，所以不论采用何种治疗，首先要将血压控制在目标值以下；其次是平稳降压，保持血压长期平稳至关重要，告知患者长期坚持生活方式干预和药物治疗；同时开展综合干预管理，综合考虑患者伴随症状及危险因素存在的情况，如高血脂、糖尿病、肥胖等，制定合理的治疗方案，以降低心血管疾病并发症的发生及死亡风险。

2. 治疗目标

65 岁以下高血压患者的降压目标是血压降至 140/90 mmHg 以下，65 岁及以上的患者血压降至 150/90 mmHg 以下。

（二）生活方式干预

对高血压高危人群和患者，应该开展生活方式干预，为患者提供健康生活方式知识和技能，鼓励其长期坚持健康生活方式。生活方式干预不但可明显降低血压，也可预防心血管疾病并发症的发生。根据患者具体情况，与患者共同讨论确定需要改变的不良生活方式，每次有针对性地选择 1~2 项需改善的生活方式，设定目标，每次随访根据改善情况调整近期的具体目标，持续督促、追踪不良生活方式改善情况。高血压相关的不良生活方式干预包括减少食盐摄入、减轻体重、规律运动、戒烟、限制饮酒、保持心理平衡。

1. 减少食盐摄入

每人每天食盐摄入量不超过 5 g（普通啤酒瓶盖去掉胶皮垫后水平装满可盛 6 g 食盐），咸菜、鸡精、酱油等食品含盐量较高，应控制摄入量。

2. 减轻体重

BMI 应控制在 24 kg/m^2 以内，男性腰围控制在 90 cm 以下，女性腰围应控制在 85 cm 以下。

3. 规律运动

对于血压控制良好的高血压患者，每周进行 5~7 次中等强度有氧运动，如快走、骑车、打太极拳等，每次 30 分钟。对于血压控制不满意者，在血压得到控制前，不推荐进行高强度运动。

4. 戒烟

高血压患者应科学戒烟，避免被动吸烟。

5. 限制饮酒

患者每天饮酒量限制在白酒 50 ml 以下、葡萄酒 200 ml 以下或啤酒 500 ml 以下。

6. 保持心理平衡

保持心情愉悦，缓解紧张情绪，减轻精神压力。

（三）药物治疗

所有高血压患者一旦诊断，建议在生活方式干预的同时立即启动药物治疗。仅收缩压低于 160 mmHg 及舒张压低于 100 mmHg 且未合并冠心病、心力衰竭、脑卒中、外周动脉粥样硬化性疾病、肾脏疾病或糖尿病的高血压患者，医生可根据病情及患者意愿，采用单纯生活方式干预最多 3 个月，若血压控制未达标，应启动药物治疗。

根据患者是否存在合并症及血压水平，选择合适的药物，优选长效药物。除心力衰竭及直立性低血压风险较大的高龄患者，初始用药建议从小剂量开始外，其他高血压患者可从常用起始剂量开始。每次调整药物种类或剂量后，建议观察 2～4 周，评价药物治疗效果，避免频繁更换药物，除非出现不良反应、不耐受或需紧急处理的情况。

六、高血压患者的随访评估与年度健康体检

（一）随访评估

1. 随访频率

基层医疗卫生机构每年至少为所管理的高血压患者提供 4 次面对面的随访服务。血压控制满意、无药物不良反应、无新发并发症或原有并发症无加重的患者，常规每 3 个月随访 1 次；血压控制不满意、药物不良反应难以控制、出现新的并发症或原有并发症加重的患者，应在 2 周内再次随访，连续 2 次出现上述情况，建议转诊治疗，并在 2 周内主动随访转诊结果。

2. 随访内容

1）测量血压、心率，评估降压是否达标。

2）评估是否存在紧急转诊情况，如出现收缩压≥180 mmHg 和（或）舒张压≥110 mmHg，或剧烈头痛或头晕、恶心、呕吐、视物模糊、心悸、胸闷、喘憋不能平卧及处于孕期或哺乳期时血压高于正常等危急情况之一，或其他不能处理的情况，或多种药物无法控制的难治性高血压，均需进行紧急处理后转诊至上级医疗卫生机构。对于紧急转诊者，应在 2 周内主动随访转诊结果，达标者恢复常规随访，预约下次随访时间；如未能确诊或达标，仍建议在上级医疗卫生机构进一步治疗。

3）询问上次随访到此次随访期间的症状，询问是否有新诊断的合并症，如冠心病、心力衰竭、脑卒中、糖尿病、慢性肾脏疾病或外周动脉粥样硬化性疾病等。

4）测量体重、腰围，计算 BMI。

5）生活方式评估指导，询问患者吸烟、饮酒、运动、摄盐等行为生活方式情况，评估危险因素变化情况，有针对性地提出干预指导意见，与患者一起制定生活方式改进目标并在下一次随访时评估进展。

6）了解患者服药依从性及不良反应情况，必要时增加现用药物剂量、更换或增加不同类的降压药，告诉患者出现哪些异常时应立即就诊。

（二）年度健康体检

每年应对所有患者进行 1 次年度健康体检，可与随访结合完成。体检内容包括体温、脉搏、呼吸、血压、身高、体重、腰围、皮肤、浅表淋巴结、心脏、肺、腹部等常规体格检查，并对口腔、视力、听力和运动功能等进行判断。有条件者建议每年进行必要的辅助检查，包括血常规、尿常规、肝功能、肾功能、血糖、血脂、心电图。另外，根据患者基础疾病和并发症等情况，可以选择开展动态血压监测及超声心动图检查、颈动脉超声检查、尿白蛋白/肌酐检查、胸部 X 线检查、眼底检查等。

第五节 2型糖尿病患者健康管理服务

一、定义及流行病学特点

糖尿病是一组由遗传和环境因素相互作用所致的代谢性疾病，由于胰岛素分泌缺乏和（或）其生物作用障碍导致糖代谢紊乱，同时伴有脂肪、蛋白质、水、电解质等的代谢障碍，以慢性高血糖为主要特征，慢性高血糖常导致眼、肾、神经和心血管等多脏器的长期损害、功能不全或衰竭。

30多年来，我国糖尿病患病率显著增加，2015—2017年中华医学会内分泌病学分会在全国31个省进行的糖尿病的流行病学调查显示，我国18岁及以上人群糖尿病患病率为11.2%，呈逐年上升趋势。糖尿病知晓率、治疗率和控制率分别为36.5%、32.2%和49.2%。

糖尿病导致的视网膜、肾、神经系统和心脑血管系统损伤是我国失明、肾衰竭、心脑血管意外和截肢的主要病因。通过早期筛查发现糖尿病并及时开展健康管理，可以预防和减少并发症发生，降低糖尿病的致残率和早死率。

二、服务对象

辖区内35岁及以上常住居民中2型糖尿病患者。

三、基本配置要求

1. 组建糖尿病管理团队

基层医疗卫生机构成立由家庭医生、护士、公共卫生人员等组成的服务团队，与二级及以上医疗卫生机构专科医生分工协作，为辖区内居民提供糖尿病健康管理服务。有条件的基层医疗卫生机构可以配备健康管理师、体育运动指导员、心理咨询师等。团队中的医生应为统一培训合格的医务人员。

2. 配置基本设备

便携式血糖仪和血压计是基层医疗卫生机构必备设备。其他配备设备包括身高/体重计、测量腰围的软尺、叩诊锤、视力表、血常规分析仪、尿常规分析仪、血生化分析仪、心电图机等。有条件的基层医疗卫生机构可配备糖化血红蛋白（HbA1c）检测仪、检眼镜、免散瞳眼底照相机，鼓励配备通过信息系统实现数据实时上传的检测设备。

3. 保障基本药物

基层医疗卫生机构应配备 5 大类降糖基本药物，即二甲双胍、胰岛素促泌剂、α‐葡萄糖苷酶抑制剂、噻唑烷二酮类药物、胰岛素。

四、糖尿病诊断与筛查

（一）糖尿病诊断标准

空腹血糖、随机血糖或 OGTT 2 小时血糖是诊断糖尿病的主要依据，在有严格质量控制的实验室，采用标准化检测方法测定的 HbA1c 可以作为糖尿病的补充诊断标准。具有典型糖尿病症状（多饮、多尿、不明原因的体重下降等）且随机静脉血浆葡萄糖 ≥11.1 mmol/L；或空腹血糖 ≥7.0 mmol/L；或 OGTT 2 小时血糖 ≥11.1 mmol/L 可诊断为糖尿病患者。HbA1c ≥6.5% 可作为诊断糖尿病的参考。无典型糖尿病症状，仅 1 次血糖值达到糖尿病诊断标准者，必须改日复查核实确认。

随机血糖指一天中任意时间的血糖，不考虑上次用餐时间。测量空腹血糖时要求测量前至少 8 小时不能进食。急性感染、创伤或其他应激情况下可出现暂时性血糖增高，须在应激消除后复查，重新评定糖代谢状态。

根据血糖水平，将人群糖代谢状态分为正常血糖、空腹血糖受损、糖耐量减低和糖尿病四种状态。空腹血糖受损、糖耐量减低统称为糖调节受损，又称糖尿病前期。目前我国采用国际上 WHO 糖尿病专家委员会（1999）提出的分类标准。糖代谢状态分类见表 5-5。

表 5 - 5　糖代谢状态分类　　　　单位：mmol/L

糖代谢分类	静脉血浆葡萄糖	
	空腹血糖	糖负荷后 2 小时血糖
正常血糖	<6.1	<7.8
空腹血糖受损	6.1 ~ <7.0	<7.8
糖耐量减低	<7.0	7.8 ~ <11.1
糖尿病	≥7.0	≥11.1

注：2003 年 WHO 糖尿病专家委员会建议将空腹血糖受损的界限值修订为 5.6 ~ 6.9 mmol/L。

（二）糖尿病筛查

具有下列任何一个及以上的危险因素者是 2 型糖尿病高危人群，其中糖尿病前期及中心性肥胖人群是 2 型糖尿病最重要的高危人群。

1）有糖尿病前期史者。

2）年龄≥40 岁。

3）BMI≥24 kg/m^2 和（或）中心型肥胖者。

4）一级亲属有糖尿病史者。

5）缺乏体力活动者。

6）有巨大儿分娩史或有妊娠糖尿病史的女性。

7）有多囊卵巢综合征病史的女性。

8）有黑棘皮病者。

9）有高血压史或正在接受降压治疗者。

10）高密度脂蛋白胆固醇 <0.90 mmol/L 和（或）总胆固醇 >6.22 mmol/L，或正在接受调脂药治疗者。

11）有动脉粥样硬化性心血管疾病史。

12）有类固醇类药物使用史者。

13）长期接受抗精神病药物或抗抑郁症药物治疗者。

基层医疗卫生机构可以通过居民健康档案、健康体检和义诊咨询等方式发现糖尿病高危人群，对其开展有针对性的健康教育，建议其每年至少测量 1 次空腹血糖，并接受医务人员的健康指导。

开展高危人群糖尿病筛查，有助于早期发现并治疗糖尿病患者，预防并发症发生。空腹血糖筛查是基层医疗卫生机构常规采用的糖尿病筛查方法，具有简便易行的特点，有条件的机构可以进行 OGTT，评估空腹血糖和糖负荷后 2 小时血糖水平。

五、糖尿病治疗

（一）治疗原则及目标

1. 治疗原则

糖尿病的治疗应遵循综合管理的原则，控制高血糖、高血压、血脂异常、超重和肥胖、高凝状态等心血管多重危险因素，以提高糖尿病患者的生活质量和延长预期寿命为主。糖尿病教育、饮食控制、运动治疗、药物治疗和血糖监测是糖尿病治疗的五项基本措施。

2. 治疗目标

治疗需要根据患者的年龄、病程、预期寿命、并发症或合并症的严重程度等，确定个体化的控制目标。对健康状态差、年龄大的糖尿病患者，可以酌情放宽控制目标，但应避免高血糖引发的症状及可能出现的急性并发症。糖尿病治疗目标见表5-6。

表 5-6 糖尿病治疗目标

指标	目标值	
血糖	空腹	$4.4 \sim 7.0$ mmol/L^{-1}
	非空腹	<10.0 mmol/L^{-1}
HbA1c	$<7\%$	
血压	$<130/80$ mmHg	

（二）生活方式干预

对已确诊的糖尿病患者，应立即启动并坚持生活方式干预，干预包括以下几方面内容。

1. 控制体重

超重、肥胖患者减重的目标是 3~6 个月减轻体重的 5%~

10%，消瘦者（$BMI < 18.5 \, kg/m^2$）应通过合理的营养计划达到并长期维持理想体重。

2. 合理膳食

糖尿病患者膳食中 50% ～ 65% 的总能量由糖类提供，20% ～ 30% 的总能量由脂肪提供，肾功能正常的糖尿病患者，15% ～ 20% 的总能量由蛋白质提供，应保证膳食中优质蛋白质的比例超过 1/3。

3. 适量运动

糖尿病患者每周至少运动 150 分钟，建议每周运动 5 天，每次 30 分钟中等强度的有氧运动，如快走、骑车、打太极拳等。有意识地增加身体活动，减少静坐时间。血糖控制效果差或伴有急、慢性并发症时，应谨遵医嘱采取运动治疗。

4. 戒烟限酒

吸烟者科学戒烟，避免被动吸烟。不推荐糖尿病患者饮酒。若饮酒，女性一天饮酒的乙醇量不超过 15 g，男性不超过 25 g，每周饮酒次数不超过 2 次。

5. 限盐

食盐摄入量限制在每天 5 g 以内。

6. 心理平衡

保持心情愉悦、减轻精神压力。

（三）药物治疗

对初诊血糖控制较好的糖尿病患者，医生可根据病情和患者意愿采取单纯生活方式干预。单纯生活方式干预不能使血糖控制达标者再开始药物治疗。生活方式干预是糖尿病的基础治疗措施，应贯穿于糖尿病治疗的始终。

药物治疗中需要注意的事项：①在药物治疗前应根据药品说明书进行禁忌证审查；②不同类型的药物可 2 种或 3 种联用，同一类药物应避免同时使用；③在使用降糖药物时，应开展低血糖警示教育，特别是对使用胰岛素促泌剂及胰岛素的患者；④应用降糖药物时应进行血糖监测，尤其是接受胰岛素治疗的患者。⑤药物选择时应考虑患者的经济能力。

六、糖尿病患者的随访评估与年度健康体检

（一）随访评估

1. 随访频率

基层医疗卫生机构每年至少为所管理的糖尿病患者提供 4 次面对面的随访服务，血糖控制满意、无药物不良反应、无新发并发症或原有并发症无加重的患者，常规每 3 个月随访 1 次。血糖控制不满意、出现药物不良反应、出现新发并发症或原有并发症加重的患者，应在 2 周内再次随访，连续 2 次出现上述情况，建议转诊治疗，转诊后 2 周内主动随访转诊情况。

2. 随访内容

1）测量空腹血糖和血压并评估是否需转诊，如出现严重低血糖、高血糖危象，收缩压≥180 mmHg 和/或舒张压≥110 mmHg，心率持续超过 100 次/分，体温超过 39℃，血糖、血压、血脂长期治疗不达标，其他慢性并发症基层医疗卫生机构难以处理者，均需进行紧急处理后转诊至上级医疗卫生机构。转诊后 2 周内主动随访转诊结果，了解患者在上级医疗卫生机构的诊断结果或治疗效果，达标者恢复常规随访，预约下次随访时间；如未能确诊或达标，仍建议在上级医疗卫生机构进一步治疗。

2）若不需紧急转诊，询问上次随访到此次随访期间的症状，询问是否有新诊断的合并症，如冠心病、脑卒中、眼底疾病、慢性肾脏疾病或糖尿病足等。

3）测量体重，计算 BMI，检查足背动脉搏动。

4）生活方式评估指导，询问吸烟、饮酒、运动、主食摄入情况等，评估危险因素变化情况，有针对性地提出干预指导意见，与患者一起制定生活方式改进目标并在下一次随访时评估进展。

5）了解患者服药依从性及不良反应情况，必要时增加现用药物剂量，更换或增加不同类降糖药物，告诉患者出现哪些异常时应立即就诊。

3. 糖尿病急性并发症的识别与处理

1）低血糖的识别与处理。血糖≤3.9 mmol/L，意识或行为改变，呼气有烂苹果样丙酮味，出现心悸、出汗、食欲减退、恶心、呕吐、腹痛、深大呼吸、皮肤潮红等症状。

（1）低血糖的识别：糖尿病患者如出现心悸、焦虑、出汗或意识改变、认知障碍、抽搐和昏迷等时应考虑低血糖的可能，应及时监测血糖。

（2）诊断标准：糖尿病患者血糖≤3.9 mmol/L。

（3）处理：意识清醒者给予 15～20 g 葡萄糖口服；意识障碍者给予 50% 葡萄糖液 20～40 ml 静脉注射。每 15 分钟监测血糖 1 次，如血糖仍≤3.9 mmol/L，再给予葡萄糖 15～20 g 口服或 50% 葡萄糖液 20～40 ml 静脉注射；如血糖＞3.9 mmol/L，但距离下一次就餐时间在 1 小时以上，给予含淀粉或蛋白质的食物；如血糖≤3.9 mmol/L，继续给予 50% 葡萄糖液 60 ml 静脉注射。如低血糖仍未纠正，给予 5% 或 10% 葡萄糖液静脉滴注，并在监护下及时转诊。

2）高血糖危象的识别与处理。高血糖危象包括糖尿病酮症酸中毒和高渗高血糖综合征。如出现原因不明的恶心、呕吐、腹痛、酸中毒、脱水、意识改变、昏迷、休克，尤其是呼吸有烂苹果味、血压低而尿量多，且血糖≥16.7 mmol/L 者，应考虑高血糖危象，尽快转诊。转诊前推荐建立静脉通道，给予静脉滴注生理盐水补液治疗。

（二）年度健康体检

每年应对所有患者进行 1 次年度健康体检，可与随访结合完成。体检内容包括体温、脉搏、呼吸、血压、空腹血糖、身高、体重、腰围、皮肤、浅表淋巴结、心脏、肺、腹部等常规体格检查，并对口腔、视力、听力和运动功能等进行判断。有条件者建议每年进行必要的辅助检查，包括血常规、尿常规、肝功能、肾功能、血脂、心电图。另外，根据患者基础疾病和并发症等情况，可以选择开展动态血压监测及超声心动图检查、颈动脉超声检查、尿白蛋白/肌酐检查、胸部 X 线检查、眼底检查等。

第六节　严重精神障碍患者健康管理服务

一、服务对象

严重精神障碍管理对象包括精神分裂症、双相情感障碍、分裂情感障碍、偏执性精神病、癫痫所致精神障碍、精神发育迟滞伴发精神障碍六大类精神疾病，也包括符合《中华人民共和国精神卫生法》第三十条第二款第二项情形的严重精神障碍患者。患者要在辖区内长期居住满半年以上，也包括协同管理辖区内居住不满半年的非常住严重精神障碍患者。

二、严重精神障碍患者的发现

（一）精神卫生医疗机构报告

精神卫生医疗机构包括精神专科医院、综合医院（含中医院等）精神科。在精神卫生医疗机构的精神科医生是严重精神障碍患者的法定报告人。精神科医生应当将本机构门诊和出院确诊的六种严重精神障碍患者和符合《中华人民共和国精神卫生法》第三十条第二款第二项情形的严重精神障碍患者的相关信息录入信息系统。相关信息包括门诊就诊患者填报严重精神障碍患者报告卡，出院患者每次出院时均需要填写严重精神障碍患者出院信息单。

（二）基层多部门线索调查发现

基层医疗卫生机构人员配合政法、公安等部门，每季度与村（居）民委员会联系，了解辖区内常住人口中重点人群的情况，参考精神行为异常识别清单，开展疑似严重精神障碍患者筛查。精神行为异常识别清单包括：①曾在精神科住院治疗；②因精神异常而被家人关锁；③无故冲动，伤人、毁物，或无故离家出走；④行为举止古怪，在公共场合蓬头垢面或赤身露体；⑤经常无故自语自笑，或说一些不合常理的话；⑥变得疑心大，认为周围人都针对他或者迫害他；⑦变得过分兴奋话多（说个不停）、活动多、爱惹事、到处乱跑等；⑧变得冷漠、孤僻、懒散，无法正常学习、工作和生活；⑨有过自杀行为或企图。对于符合上述 9 项清单中任一项或以上症状的，应当进一步了解该人的姓名、住址等信息，填写精神行为异常线索调查复核登记表，将发现的疑似患者报县级精神疾病防治机构，并建议其至精神卫生医疗机构进行诊断。患者家属带患者前去精神卫生医疗机构就诊确有困难的，可由县级精神疾病防治机构联系对口指导的精神科医生组织集中复核诊断。

（三）其他途径转介

各级各类医疗卫生机构的非精神科医生及心理援助热线或网络平台人员应当根据咨询者提供的精神行为异常线索进行初步筛查，如属疑似患者应当建议其到精神卫生医疗机构进行诊断。监管场所内发现疑似患者可请精神卫生医疗机构指派精神科医生进行检查和诊断。

三、建档管理

（一）专科机构患者信息流转建档

基层医疗卫生机构应当在 5 个工作日内接收由精神卫生医疗机构转来的严重精神障碍患者报告卡或严重精神障碍患者出院信息单。对本辖区内非在册患者，及时建立或补充居民个人健康档案（含个人基本信息表和个人信息补充表），10 个工作日内录入信息系统。对于住址不明确或有误的患者，5 个工作日内联系辖区内派出所民警协助查找，仍无法明确住址者将信息转诊至县级精神疾病防治机构。

（二）其他途径发现患者建档

对于通过基层多部门线索调查发现或其他途径转介的疑似患者，建议其到精神卫生医疗机构就诊后可以根据其开具的诊断证明作为建档的依据，对于未能去精神卫生医疗机构明确诊断的疑似患者，县级精神疾病防治机构安排精神科医生现场进行病史询问与精神检查后，根据精神疾病国际诊断标准进行疾病诊断，并出具精神卫生医疗机构盖章的病情证明，诊断明确后基层医疗卫生机构及时建立或补充居民个人健康档案，10 个工作日内录入信息系统。

四、随访管理与年度健康体检

（一）随访评估

对辖区内有固定居所并连续居住半年以上的患者开展随访服务。随访形式包括面访（预约患者到门诊就诊、家庭访视等）和电话随访。精神疾病防治人员应当综合评估患者病情、社会功能、家庭监护能力等情况选择随访形式。

对首次随访和出院患者，应当在获取知情同意或获得医院转介信息后的 10 个工作日内进行面访。因精神障碍评估缺乏客观检查指标，面见患者才能做出更为准确的评估，原则上要求面访患者本人。随访要在安全地点进行，注意保护自身安全，同时注意随访时的方式方法，保护患者及家庭隐私。

随访内容包括危险性评估、精神症状、服药情况、药物不良反应、社会功能状况、康复措施、躯体疾病情况、生活事件等。随访结束后及时填写严重精神障碍患者随访服务记录表，于 10 个工作日内录入信息系统。其中危险性评估分为 6 级。

0 级：无符合以下 1~5 级中的任何行为。

1 级：口头威胁，喊叫，但没有打砸行为。

2 级：打砸行为，局限在家里，针对财物，能被劝说制止。

3 级：明显打砸行为，不分场合，针对财物，不能接受劝说而停止。

4 级：持续的打砸行为，不分场合，针对财物或人，不能接受劝说而停止（包括自伤、自杀）。

5 级：持续对人的任何暴力行为，或者纵火、爆炸等行为，无论在家里还是公共场合。

（二）知情同意

对已建档患者，精神疾病防治人员应当向患者本人和监护人宣传参与严重精神障碍管理治疗服务的益处，讲解服务内容、患者及家属的权益和义务等，征求患者本人和（或）监护人意见并签署参加严重精神障碍管理治疗服务知情同意书。对于同意参加社区服务管理者，由精神疾病防治人员定期开展随访服务。对于不同意参加社区服务管理者，精神疾病防治人员应当报告关爱帮扶小组给予重点关注并记录；关爱帮扶小组应当对患者信息予以保密。

符合《中华人民共和国精神卫生法》第三十条第二款第二项情形的严重精神障碍患者，告知后直接纳入社区管理。首次随访及病情需要时，由精神疾病防治人员与村（居）民委员会成员、民警等关爱帮扶小组成员共同进行，充分告知患者本人和监护人关于严重精神障碍管理治疗服务的内容、权益和义务等。

（三）分类干预

根据患者危险性评估分级、社会功能状况、精神症状、自知力判断，以及患者是否存在药物不良反应或躯体疾病情况对患者开展分类干预，依病情变化及时调整随访周期。

1. 病情稳定患者

社会功能处于一般或良好、无严重药物不良反应、躯体疾病稳定、无其他异常的患者。此类患者继续执行精神卫生医疗机构制定的治疗方案，3 个月时随访。

2. 病情基本稳定患者

病情基本稳定患者指危险性评估为 1～2 级，或精神症状、自知力、社会功能状况至少有一方面较差的患者。首先，了解患者是否按医嘱规律服药，有无停药、断药现象。其次，判断是病情波动或药物疗效不佳，还是伴有药物不良反应或躯体症状恶化，精神疾病防治人员应当联系精神科医生，在其指导下分别采取在规定剂量范围内调整现用药物剂量和查找原因对症治疗的措施，2 周时随访。若处理后病情趋于稳定者，可维持目前治疗方案，3 个月时随访；未达到稳定者，应当建议其到精神卫生医疗机构复诊或请精神科医生在精神疾病防治日等特殊时间或举办特殊活动时到基层医疗卫生机构面访患者，对基层精神疾病防治人员提供技术指导，并调整治疗方案，1 个月时随访。

3. 病情不稳定患者

病情不稳定患者指危险性评估为 3～5 级或精神症状明显、自知力缺乏、有严重药物不良反应或严重躯体疾病的患者。精神疾病防治人员在做好自我防护的前提下，对患者紧急处理后立即转诊至精神卫生医疗机构。必要时报告当地公安机关和关爱帮扶小组，2 周内随访了解其治疗情况。对于未能住院或转诊的患者，联系精神科医生进行应急医疗处置，并在村（居）民委员会成员、民警的共同协助下，至少每 2 周随访 1 次。

如患者既往有暴力史、滥用乙醇（药物）史、被害妄想、反社会行为及威胁过他人、表达过伤害他人的想法、情绪明显不稳或处在重大压力下等情况，精神疾病防治人员应当在村（居）民委员会成员、民警的共同协助下，开展联合随访，并增加随访频次。

4. 失访患者

失访患者包括走失患者，因迁居他处、外出打工等不知去向的患者，家属拒绝告知信息的患者，按正常随访时间连续 3 次未随访到的患者（根据不同类别患者的随访要求，在规定时间范围内通过面访或电话随访未随访到患者或家属，2 周内应当再次进行随访，超过 1 个月的时间内连续 3 次随访均未随访到）。

发现失访患者，精神疾病防治人员应当立即书面报告政法、公安等综合管理小组协助查找，同时报告上级精神疾病防治机构，并在严重精神障碍患者随访服务记录表中记录上报。在得知危险性评估 3 级以上和病情不稳定患者离开属地时，精神疾病防治人员应当立刻通知公安机关并报告上级精神疾病防治机构。

（四）专业随访与技术指导

精神卫生医疗机构每季度对帮扶的基层医疗卫生机构开展技术指导和培训，实行精神科医生与精神疾病防治人员结对指导。技术指导和培训内容包括辖区内居民精神卫生科普知识讲座，患者症状识别及诊断，治疗药物调整，药物不良反应识别及处理，病情不稳定患者随访，患者个人信息补充表、随访服务记录表填写及检查和指导等。精神科医生应当至少每季度与对口帮扶地区的精神疾病防治人员召开座谈会，由精神疾病防治人员分别介绍其随访患者情况，精神科医生给予指导，并共同面访重点患者。有条件的地区可每月开展1次。精神科医生进行专业随访后可填写专业随访表，尤其是服药指导部分，其将作为基层精神疾病防治人员填写随访表时的依据。

（五）信息交换与联合随访

对于部分重点患者，根据患者的不同情况提请多部门联合随访。对于失访患者，基层精神疾病防治人员通过多方了解仍然找不到患者的，应该将患者基本信息提交当地派出所，请派出所协助寻找患者，并填写信息交换相关纸质记录单并存档。对于无监护或弱监护（患者无法定监护人）患者应当与综治网格员进行信息交换，通过"以奖代补"等方式指定监护人，使患者不脱管。

（六）年度健康体检

基层医疗卫生机构应当按照国家有关要求，每年对患者进行1次健康体检，可与随访相结合。必要时增加体检次数。

五、居家严重精神障碍患者的药物治疗

（一）药物使用原则

严重精神障碍属于慢性病。患者应当坚持急性期、巩固期和维持期全程治疗，在巩固期和维持期坚持抗精神病药物治疗对降低病情复发风险具有重要价值。有条件的地区推荐使用第二代抗精神病药物，以减轻药物不良反应，提高患者长期服药的依从性。对于服药依从性差、家庭监护能力弱或无监护的、具有肇事肇祸风险的患者，推荐采用长效针剂治疗。

（二）常用抗精神病药物和心境稳定剂

第一代抗精神病药物包括氯丙嗪、奋乃静、氟哌啶醇、舒必利、五氟利多、棕榈酸哌普噻嗪注射液、氟哌噻吨癸酸酯注射液等。

第二代抗精神病药物包括氯氮平、利培酮、奥氮平、喹硫平、齐拉西酮、阿立哌唑、氨磺必利、帕利哌酮和棕榈酸帕利哌酮注射液等。

心境稳定剂包括碳酸锂、抗抽搐类药物（如丙戊酸盐、卡马西平、托吡酯、拉莫三嗪等）和具有心境稳定作用的抗精神病药物（如氯氮平、利培酮、奥氮平、喹硫平等）。

（三）药物不良反应及处理

常见不良反应：急性期治疗时常见过度镇静、体位性低血压、胃肠道反应、流涎、锥体外系不良反应、泌乳、月经不调、抗胆碱能反应等。巩固期和维持期治疗时常见体重增加及糖代谢、脂代谢异常，心血管系统不良反应和肝功能异常等。根据情况对症治疗，必要时减药、停药或换药。

严重不良反应：恶性综合征、癫痫发作、血液系统改变、剥脱性皮炎、严重心电图改变、5－羟色胺综合征、药物过量中毒等。一旦发现必须及时转诊和处理。预防严重不良反应发生，应当定期进行详细的体格检查及血常规、血糖、肝功能和心电图检查，必要时可增加其他相关检查，并注意药物间相互作用。

六、严重精神障碍患者的应急处置

应急处置包括对有伤害自身、危害他人安全的行为或危险的疑似或确诊精神障碍患者及病情复发、急性或严重药物不良反应的精神障碍患者的紧急处置。各基层医疗卫生机构精神疾病防治人员应尽可能参加辖区内在册或非在册患者的应急处置。各基层医疗卫生机构精神疾病防治人员要协调依托由街道/乡镇综合管理小组和社区/村关爱帮扶小组成员组成的应急处置队伍，应急处置队伍应包含履行本机构对口指导的精神科医生、护士。应急处置队伍应定期组织危险行为防范措施等相关培训，定期开展演练。患者家属、监护人也应当参与应急处置。

（一）应急处置工作流程

1. 伤害自身行为或危险的处置

出现明显的自杀观念或既往有自杀行为，可能出现自伤或自杀行为者；已经出现自伤或者自杀行为，对自身造成伤害者，精神疾病防治人员应当立即协助家属联系公安机关、村（居）民委员会及上级精神卫生医疗机构，由家属和（或）民警协助将患者送至精神卫生医疗机构或有抢救能力的医院进行紧急处置。如系服药自杀，应当将药瓶等线索资料一同带至医院，协助判断所用药物名称及剂量。

2. 危害公共安全或他人安全的行为或危险的处置

发现患者有危害公共安全或他人安全的行为或危险时，精神疾病防治人员或其他相关人员应当立刻通知民警，并协助其进行处置。精神疾病防治人员应当及时联系对口指导的上级精神卫生医疗机构开放绿色通道，进行有效转诊，将患者送至精神卫生医疗机构门急诊留观或住院。必要时，精神卫生医疗机构可派出精神科医生和护士前往现场进行快速药物干预等应急医疗处置。

3. 病情复发且精神状况明显恶化的处置

发现患者病情复发且精神状况明显恶化时，精神疾病防治人员在进行言语安抚等一般处置的同时，应当立即联系上级精神卫生医疗机构进行现场医疗处置，可通过调整药物来进行处理的就进行药物调整，调整药物后 1～2 周进行随访，观察精神症状控制情况。必要时，协助家属（监护人）将患者送至精神卫生医疗机构门急诊留观或住院。

4. 与精神疾病药物相关的急性不良反应的处置

发现患者出现急性或严重药物不良反应时，精神疾病防治人员应当及时联系上级精神卫生医疗机构的精神科医生，在精神科医生指导下进行相关处置或转诊至精神卫生医疗机构进行处置。

（二）常用处置措施

1. 心理危机干预

根据现场情形判断现场人员的安全性，如果现场人员安全没有保障时，应当退至安全地带尽快寻求其他人员的帮助。处置时应当与患者保持一定的距离，观察好安全撤离路线。使用安抚性言语，缓解患者紧张、恐惧和愤怒情绪；避免给患者过度的刺激，尊重、认可患者的感受；同时对现场其他人的焦虑、紧张、恐惧情绪给予必要的安慰性疏导。

2. 保护性约束

保护性约束是为及时控制和制止危害行为发生或者升级而对患者实施的保护性措施。当患者严重危害公共安全或者他人人身安全时，精神疾病防治人员或其他相关人员协助民警使用有效的保护性约束手段对患者进行约束，对其所持危险物品及时全部搜缴、登记、暂存，将患者限制在相对安全的场所。

3. 快速药物干预

精神科医生可根据患者病情采用以下药物进行紧急干预：氟哌啶醇肌内注射，可联合异丙嗪注射，必要时可重复使用；或氯硝西泮肌内注射，必要时可考虑重复使用；或齐拉西酮肌内注射；或奥氮平口崩片口服。用药后，注意观察药物不良反应。

4. 急性药物不良反应对症处理

根据药物不良反应的具体表现采取对症处理，如出现急性肌张力障碍可用抗胆碱能药物治疗，静坐不能可降低药物剂量或使用 β 受体阻滞剂，急性激越可使用抗焦虑药物缓解。

（三）处置记录

对患者实施应急处置前或应急处置过程中，参加处置人员应当与患者家属（监护人）签署严重精神障碍应急处置知情同意书。患者家属（监护人）无法及时赶到现场时，应当由现场履行公务的民警或其他工作人员签字证实。

执行应急处置任务的精神疾病防治人员或精神卫生专业人员应当在应急处置完成后 24 小时内填写严重精神障碍患者应急处置记录单，一式三份，一份交本级精神疾病防治机构，一份留存基层医疗卫生机构，一份留应急医疗处置机构。基层医疗卫生机构或精神卫生医疗机构应当在 5 个工作日内通过信息系统上报处置记录。对未建档的患者，由精神卫生医疗机构在确诊后的 5 个工作日内填写患者报告卡进行信息流转，基层医疗卫生机构根据患者报告卡进行建档管理。对已建档但未纳入管理的患者，在征得本人和（或）监护人同意后纳入社区管理，符合《中华人民共和国精神卫生法》第三十条第二款第二项情形的严重精神障碍患者直接纳入社区管理。

七、居家严重精神障碍患者的社区康复服务

（一）精神康复概述

精神康复是改善精神障碍患者社会功能，帮助患者回归家庭和社会的重要环节，包括医院康复和社区康复。医院康复由精神卫生医疗机构承担，精神科医生对患者进行药物治疗的同时应当制订康复计划。社区康复由民政部门、当地残联等设立的社区康复机构（如日间康复中心、中途宿舍、职业康复机构等）承担，两者应当有机衔接。社会工作者及心理咨询、康复专业人员和志愿者等在专业技术人员指导下，向社区康复患者提供康复服务。对居家患者开展服药、生活技能、社交技能等方面的康复训练，同时指导患者家属协助患者进行相关康复训练，进一步提高患者服药依从性、复发先兆识别能力，逐步具备生活、社交和职业技能，改善患者生活质量，促进其回归社会。

（二）社区康复服务内容

社区康复服务内容包括服药训练、复发先兆识别、躯体训练、生活技能训练、社交能力训练、职业康复训练、个案管理等。

1. 服药训练

目的是教育患者正确认识疾病，养成遵照医嘱按时按量服药的习惯。内容包括药物治疗重要性和复发严重性教育，熟悉所服的药物名称、剂量，了解药物不良反应及向医生求助的方法。住院患者应当在医护人员指导下进行模拟训练，学会自觉遵照医嘱按时按量服药。居家患者应当在社区精神疾病防治人员指导和家属帮助下开展服药训练，逐步提高服药依从性，能

按时复诊和取药，坚持按医嘱服药。

2. 复发先兆识别

目的是预防复发，由医护人员和社区精神疾病防治人员通过组织专题讲座、一对一指导等形式开展。内容包括帮助患者和家属掌握复发先兆表现，如患者病情平稳后又出现失眠、食欲减退、烦躁不安、敏感多疑、遇小事易发脾气、不愿与人沟通、不愿按时服药、近期有重大应激事件导致患者难以应对等。出现上述表现时，患者和家属应当及时与精神疾病防治人员联系，或尽早至精神卫生医疗机构就诊。

3. 躯体训练

目的是采取针对性措施，提高躯体健康水平。严重精神障碍患者由于精神症状、药物不良反应等因素影响，存在活动减少、体力下降、体重增加、血糖和血脂升高等问题，故需进行躯体训练。内容包括制订个体化的躯体管理计划，如对药物不良反应采取针对性干预措施，提升服药依从性；对超重患者制订训练计划，控制体重等。

4. 生活技能训练

目的是提高患者独立生活能力。生活技能包括个人生活能力和家庭生活技能。通过模拟训练与日常实践相结合的方式进行，家属应当积极参与和督促患者实施。个人生活能力包括个人卫生、规律作息、女性患者月经料理、做家务劳动、乘坐交通工具、购物等。家庭生活技能包括履行相应的家庭职责，如与家人一起吃饭、聊天、看电视，参与家庭事情的讨论，关心和支持家人等。

5. 社交能力训练

目的是提高患者主动与人交往及参加社会活动的能力。可通过角色扮演等模拟训练的方式，在社区康复机构或精神卫生医疗机构中开展。内容包括主动问候、聊天、接打电话、遵守约会时间、合理安排闲暇时间、处理生活矛盾等。

6. 职业康复训练

目的是提高患者的学习和劳动能力，包括工作适应性训练、职业技能训练等。住院患者以工作适应性训练为主。居家患者应当在康复机构中以模拟形式进一步开展职业技能训练。有条件地区可继续在保护性和过渡性就业场所中开展有针对性的、循序渐进的实践训练。

7. 个案管理

在我国，个案管理服务对象主要是指高风险患者的服务，个案管理服务由基层综合管理小组或关爱帮扶小组负责组织实施。有条件的地区，可对社区有较高需求的稳定期的患者开展主动式社区个案服务。

八、严重精神障碍患者管理治疗工作数据录入与指标解读

（一）数据录入

严重精神障碍患者基本信息、补充信息、随访信息需要全部录入"四川省严重精神障碍综合管理信息平台"。基本信息表与基本公共卫生服务的居民健康档案完全一致。补充信息表是严重精神障碍患者关键信息表，包括监护人情况、村（居）委会联系人情况、关锁情况、危险行为情况、是否能参加社区康复服务内容，需要根据患者情况在系统里持续更新。患者的诊断情况、监护情况等从本表提取。随访信息表根据每次随访情况据实录入，随访时间与录入时间原则上不超过 10 个工作日。如果系统出现临时不能使用的情况，可酌情延后。同时，各基层精神疾病防治人员或随访患者的村医，也可以通过四川省严重精神障碍综合管理信息平台的手机 APP 端或小程序录入。

（二）指标解读

严重精神障碍各种数据指标生成以四川省严重精神障碍综合管理信息平台为准，数据指标以信息系统生成的同时也会对个案进行抽查。主要指标包括严重精神障碍患者报告患病率、管理率、规范管理率、面访率、服药率、规律服药率、体检率。

1. 报告患病率

报告患病率是反映此地区严重精神障碍患者检出登记情况。

报告患病率＝在册患者数/辖区内常住人口数×1 000‰。在册患者数包括在管患者库、非在管患者库、失访库、死亡库的人数，在册患者数是建档患者数－死亡数。

2. 管理率与规范管理率

管理率与规范管理率是反映此地区对严重精神障碍患者的管理现状。

管理率＝年在管患者数/在册患者数×100％，年在管患者数是指从年度1月1日零时起至少录入1次"危险性评估"或"目前正在住院"随访记录的人数。

规范管理率＝规范管理数/在册患者数×100％。规范管理数指从年度1月1日起任何两次相邻的随访时间月份间隔≤3个月的患者数。系统生成的规范管理率相对比较宽松，基本公共卫生服务检查时会根据病情稳定情况定义规范管理的时间间隔，比如，本次随访为不稳定患者，下次随访时间不能超过2周，超过2周就不能算作为规范管理患者，同时，也会根据精神症状、自知力、社会功能状况、服药情况等对患者进行评估，随访内容是否存在逻辑错误或者不真实的情况，以此判断是否属于规范管理患者。

3. 面访率

面访率是反映基层精神疾病防治人员对患者随访的质量，同时也反映患者对基层管理的依从性。

面访率＝面访患者数/在册患者数×100％，面访患者数指从年度1月1日起至少有1次对患者本人的"门诊""家庭访视""视频""目前正在住院"随访记录的人数。

4. 服药率与规律服药率

服药率反应基层医生管理患者的质量，也是患者管理中非常重要而相对困难的指标，服药率和规律服药率受较多因素的影响，一方面患者的治疗依从性情况影响服药率，另外一方面关于患者的服药保障性，比如经济、取药是否方便等也影响患者的服药。

服药率＝服药患者数/在册患者数×100%，服药患者数指至少有1次"目前正在住院""规律服药""间断服药""医嘱无须服药"记录，但可以有不服药记录的人数。

规律服药率＝规律服药患者数/在册患者数×100%，规律服药患者数指每3个月随访1次，每次记录均为"目前正在住院""规律服药""医嘱无须服药"且不能有间断和不服药的人数。

5. 体检率

严重精神障碍患者长期服用抗精神病药物，加上患者生活节律变化，少动、睡眠增加等，可能会对血细胞、肝肾功能、心脏传导、血脂和血糖产生影响，因此建议每年至少做1次全面体检，但由于大多数患者对自身疾病状况认识不全面，拒绝进行躯体检查的情况较多见，各基层精神疾病防治人员应更耐心地对患者和家属进行健康教育，动员其接受体检。

体检率＝体检患者数/在册患者数×100%。体检患者数指本年1月1日起随访记录中实验室检查选过血常规、心电图、转氨酶、血糖（4项均有）的人数＋"目前正在住院"的人数。

第七节　预防接种服务

一、概述

预防接种是预防与控制传染病有效的手段之一，通过预防接种，人类已经成功消灭了天花，部分地区已消除了脊髓灰质炎（简称脊灰）和麻疹。据记载，疫苗接种方法最早应用于天花，早在唐宋时期，我国就有采用"种痘"（人痘法）方法预防天花的记载。1796年，英国医学博士爱德华·琴纳发明了牛痘疫苗来预防天花，"现代疫苗之父"巴斯德发明了炭疽疫苗和狂犬病疫苗，慢慢地越来越多的疫苗被研制并投入使用，结核病、脊灰、麻疹、百日咳等疾病发病率大幅度下降，接种疫苗为人类筑起了一面保护墙，成了人类健康的保护伞。

在我国，预防接种工作大约经历了三个时期，第一个时期就是计划免疫前期，1950年，中央人民政府政务院发出《关于发动秋季种痘运动的指示》，全国免费接种牛痘疫苗，到 1961 年，天花在我国已基本消灭，计划免疫工作从无到有，雏形初步落实。1963 年，《预防接种工作实施办法》颁布逐步启动了计划免疫的步伐，卡介苗、脊灰减毒活疫苗、百白破疫苗和麻疹疫苗开始计划接种。第二个时期是计划免疫时期，1978 年原卫生部下发《关于加强计划免疫工作的通知》，预防接种进入了一个新的阶段，我国开始实施儿童计划免疫，建立健全了覆盖全国的计划免疫冷链系统，卡介苗、百白破疫苗和麻疹疫苗接种率大幅度提高。第三个阶段就是免疫规划时期，本阶段主要是提高质量、扩大内容的时期，2002 年"五苗防七病"，2007 年起"十四苗防十五病"，2019 年《中华人民共和国疫苗管理法》出台，2021 年《国家免疫规划疫苗儿童免疫程序及说明（2021 年版）》出台，预防接种工作更加规范、安全，接种程序更加完善。

（一）相关概念

1）疫苗，是指为预防、控制疾病的发生、流行，用于人体免疫接种的预防性生物制品，包括免疫规划疫苗和非免疫规划疫苗。

2）免疫规划，是指根据国家传染病防治规划，使用有效疫苗对易感人群进行预防接种所制订的规划、计划和策略，按照国家或者省、自治区、直辖市确定的疫苗品种、免疫程序或者接种方案，在人群中有计划地进行预防接种，以预防特定传染病的发生和流行，提高居民健康水平和卫生文明水平。

（二）疫苗的分类

1）免疫规划疫苗，是指居民应当按照政府的规定接种的疫苗，包括国家免疫规划确定的疫苗，省、自治区、直辖市人民政府在执行国家免疫规划时增加的疫苗，以及县级以上人民政府或者其疾控主管部门组织的应急接种或者群体性预防接种所使用的疫苗，原来称为第一类疫苗。

2）非免疫规划疫苗，是指由居民自愿接种的其他疫苗，原来称为第二类疫苗。

二、预防接种单位的工作内容

预防接种单位是指从事预防接种工作的医疗机构。预防接种单位应具备以下条件：取得"医疗机构执业许可证"，具有经过县级人民政府疾控主管部门和卫生健康主管部门组织的预防接种专业培训并考核合格的医生、护士或乡村医生，具有符合疫苗储存和运输管理规范的冷藏设施、设备以及相应的冷藏保管制度。

预防接种单位提供免疫规划疫苗和/或非免疫规划疫苗接种服务。工作内容如下。

1）收集适龄儿童和其他受种者信息，并在免疫规划信息系统中登记注册，建立预防接种档案，办理预防接种证。

2）制订并上报免疫规划疫苗使用计划和非免疫规划疫苗采购计划，负责疫苗接收和使用管理。

3）提供预防接种服务，记录和保存接种信息。

4）对疫苗出入库和接种数据进行录入、上传，维护和使用免疫规划信息系统。

5）报告国家免疫规划疫苗接种率和非免疫规划疫苗接种情况。

6）报告疑似预防接种异常反应病例，做好应急处置，协助开展疑似预防接种异常反应的调查和处理等工作。

7）协助托育机构、幼儿园和其他学校做好儿童入托、入学预防接种证查验工作。

8）开展疫苗冷链设备使用管理和温度监测工作。

9）开展预防接种知识宣传教育和公众沟通，开展预防接种工作人员培训。

10）收集、汇总、报告预防接种有关的基础资料。

三、国家免疫规划疫苗儿童免疫程序

（一）疫苗分类

1. 国家免疫规划疫苗

国家免疫规划疫苗的种类和程序见表 5 - 7。

表 5-7 国家免疫规划疫苗种类和程序

可预防疾病	疫苗种类	接种途径	剂量	英文缩写	出生时	1月	2月	3月	4月	5月	6月	8月	9月	18月	2岁	3岁	4岁	5岁	6岁
															接种年龄				
乙肝	乙肝疫苗	肌内注射	10 μg 或 20 μg	HepB	1	2					3								
结核病[1]	卡介苗	皮内注射	0.1 ml	BCG	1														
脊灰	脊灰灭活疫苗	肌内注射	0.5 ml	IPV			1	2											
	二价脊灰减毒活疫苗	口服	1 粒或 2 滴	bOPV					3								4		
百日咳、白喉、破伤风	百白破疫苗	肌内注射	0.5 ml	DTaP				1	2	3				4					
	白破疫苗	肌内注射	0.5 ml	DT															5
麻疹、风疹、流行性腮腺炎	麻腮风疫苗	皮下注射	0.5 ml	MMR								1		2					
流行性乙型脑炎(乙脑)[2]	乙脑减毒活疫苗	皮下注射	0.5 ml	JE-L								1			2				
	乙脑灭活疫苗	肌内注射	0.5 ml	JE-I								1,2			3		4		
流行性脑脊髓膜炎(流脑)	A 群流脑多糖疫苗	皮下注射	0.5 ml	MPSV-A							1		2						
	A 群 C 群流脑多糖疫苗	皮下注射	0.5 ml	MPSV-AC												3			4
甲肝[3]	甲肝减毒活疫苗	皮下注射	0.5 ml 1.0 ml	HepA-L										1					
	甲肝灭活疫苗	肌内注射	0.5 ml	HepA-I										1	2				

注:1. 主要是结核性脑膜炎,要素粒性结核。

2. 如选择乙脑减毒活疫苗接种 2 剂,如选择灭活疫苗接种 4 剂;灭活疫苗 1,2 剂间隔为 7~10 天。

3. 如选择甲肝减毒活疫苗接种 1 剂,如选择灭活疫苗接种 2 剂。

2. 重点人群接种疫苗

1）在重点地区对重点人群预防接种的双价肾综合征出血热灭活疫苗（出血热疫苗，EHF）。

2）发生炭疽和钩端螺旋体病疫情时，对重点人群紧急接种的炭疽疫苗（Anth）、钩端螺旋体疫苗（钩体疫苗，Lep）。

3. 其他接种疫苗

1）省级增加的国家免疫规划疫苗。省级人民政府在执行国家免疫规划时，根据辖区内传染病流行情况、人群免疫状况等因素，可以增加免费向公民提供接种的疫苗种类或剂次，疫苗的使用原则依照有关部门制定的方案执行，并报国务院卫生健康主管部门备案。

2）应急接种或群体性预防接种疫苗。在传染病暴发、流行时，县级及以上人民政府或者其卫生行政部门组织开展的应急接种或群体性预防接种所使用的疫苗，疫苗的使用原则依照有关部门制定的方案执行。

（二）**接种原则**

1. 一般原则

1）起始免疫年（月）龄是指可以接种该剂次疫苗的最小接种年（月）龄。

2）儿童年（月）龄达到相应疫苗的起始接种年（月）龄时，应尽早接种，推荐的年龄之前完成相应剂次的接种。

（1）乙肝疫苗第 1 剂：出生后 24 小时内完成。

（2）卡介苗：＜3 月龄完成。

（3）乙肝疫苗第 3 剂、脊灰疫苗第 3 剂、百白破疫苗第 3 剂、麻腮风疫苗第 1 剂、乙脑减毒活疫苗第 1 剂或乙脑灭活疫苗第 2 剂：＜12 月龄完成。

（4）A 群流脑多糖疫苗第 2 剂：＜18 月龄完成。

（5）麻腮风疫苗第 2 剂、甲肝减毒活疫苗或甲肝灭活疫苗第 1 剂、百白破疫苗第 4 剂：＜24 月龄完成。

（6）乙脑减毒活疫苗第 2 剂或乙脑灭活疫苗第 3 剂、甲肝灭活疫苗第 2 剂：＜3 周岁完成。

（7）A 群 C 群流脑多糖疫苗第 1 剂：＜4 周岁完成。

（8）脊灰疫苗第 4 剂：＜5 周岁完成。

（9）白破疫苗、A 群 C 群流脑多糖疫苗第 2 剂、乙脑灭活疫苗第 4 剂：＜7 周岁完成。

（10）如果儿童未按照上述年龄及时完成接种，应根据补种通用原则和每种疫苗的具体补种要求尽早进行补种。

2. 同时接种原则

1）不同疫苗同时接种。两种及以上注射类疫苗应在不同部位接种。严禁将两种或多种疫苗混合吸入同一支注射器内接种。

2）现阶段的国家免疫规划疫苗均可按照免疫程序或补种原则同时接种。

3）不同疫苗接种间隔。两种及以上注射类减毒活疫苗如果未同时接种，应间隔≥28 天进行接种。灭活疫苗、口服类减毒活疫苗，如果与灭活疫苗、注射或口服类减毒活疫苗未同时接种，对接种间隔不作限制。

3. 疫苗补种原则

未按照推荐年龄完成国家免疫规划规定剂次接种的小于 18 周岁人群，在补种时掌握以下原则。

1）应尽早进行补种，尽快完成全程接种，优先保证国家免疫规划疫苗的全程接种。

2）只需补种未完成的剂次，无须重新开始全程接种。

3）当遇到无法使用同一疫苗上市许可持有人的同种疫苗完成免疫程序时，可使用不同疫苗上市许可持有人的同种疫苗完成后续接种。

（三）流行季节疫苗接种建议

国家免疫规划使用的疫苗都可以按照免疫程序和预防接种方案的要求全年（包括流行季节）开展常规接种，或根据需要开展补充免疫和应急接种。

（四）疫苗接种说明及注意事项

1. 乙肝疫苗

1）免疫程序与接种方法。

（1）接种对象及剂次：按"0-1-6个月"程序共接种3剂，其中第1剂在新生儿出生后24小时内接种，第2剂在1月龄时接种，第3剂在6月龄时接种。

（2）接种途径：肌内注射。

（3）接种剂量：①重组（酵母）乙肝疫苗，每剂10 μg，无论产妇HBsAg是阳性还是阴性，新生儿均接种10 μg。②重组［中国仓鼠卵巢（CHO）细胞］乙肝疫苗，每剂10 μg或20 μg，HBsAg阴性产妇所生新生儿接种10 μg，HBsAg阳性产妇所生新生儿接种20 μg。

2）其他事项。

（1）在医院分娩的新生儿由接生的医院接种第1剂乙肝疫苗，由辖区接种单位完成后续剂次接种；未在医院分娩的新生儿由辖区接种单位全程接种乙肝疫苗。

（2）HBsAg阳性产妇所生新生儿，可按医嘱肌内注射100 IU乙肝免疫球蛋白（HBIG），同时在不同（肢体）部位接种第1剂乙肝疫苗。乙肝疫苗、HBIG和卡介苗可在不同部位同时接种。

（3）HBsAg阳性或不详产妇所生新生儿建议在出生后12小时内尽早接种第1剂乙肝疫苗；HBsAg阳性或不详产妇所生新生儿体重小于2 000 g者，也应在出生后尽早接种第1剂乙肝疫苗，并在婴儿满1月龄、2月龄、7月龄时按程序再完成3剂乙肝疫苗接种。

（4）危重症新生儿，如极低出生体重儿（出生体重小于1 500 g者）及有严重出生缺陷、重度窒息、呼吸窘迫综合征等新生儿，应在生命体征平稳后尽早接种第1剂乙肝疫苗。

（5）母亲为HBsAg阳性的儿童接种最后一剂乙肝疫苗后1~2个月进行HBsAg和乙肝表面抗体（HBsAb）检测，若发现HBsAg阴性、HBsAb阴性或小于10 mIU/ml，可再按程序免费接种3剂乙肝疫苗。

3）补种原则。

（1）若出生 24 小时内未及时接种，应尽早接种。

（2）对于未完成全程免疫程序者，需尽早补种，补齐未接种剂次。

（3）第 2 剂与第 1 剂间隔应不小于 28 天，第 3 剂与第 2 剂间隔应不小于 60 天，第 3 剂与第 1 剂间隔应不小于 4 个月。

2. 卡介苗

1）免疫程序与接种方法。

（1）接种对象及剂次：新生儿出生时接种 1 剂。

（2）接种途径：皮内注射。

（3）接种剂量：0.1 ml。

2）其他事项。

（1）严禁皮下或肌内注射。

（2）早产儿胎龄 >31 孕周且医学评估稳定后，可以接种卡介苗。胎龄 ≤31 孕周的早产儿，医学评估稳定后可在出院前接种。

（3）与免疫球蛋白接种间隔不做特别限制。

3）补种原则。

（1）未接种卡介苗的 <3 月龄儿童可直接补种。

（2）3 月龄至 3 岁儿童对结核菌素纯蛋白衍生物（TB - PPD）或卡介菌蛋白衍生物（BCG - PPD）试验阴性者，应予补种。

（3）大于或等于 4 岁儿童不予补种。

（4）已接种卡介苗的儿童，即使卡痕未形成也不再予以补种。

3. 脊灰灭活疫苗、脊灰减毒活疫苗

1）免疫程序与接种方法。

（1）接种对象及剂次：共接种 4 剂，其中 2 月龄、3 月龄儿童各接种 1 剂脊灰灭活疫苗，4 月龄、4 周岁儿童各接种 1 剂二价脊灰减毒活疫苗。

（2）接种途径：脊灰灭活疫苗肌内注射。二价脊灰减毒活疫苗口服。

（3）接种剂量：脊灰灭活疫苗 0.5 ml。二价脊灰减毒活疫苗，糖丸剂型每次 1 粒；液体剂型每次 2 滴（约 0.1 ml）。

2）其他事项。

（1）如果儿童已按疫苗说明书接种过脊灰灭活疫苗或含脊灰灭活疫苗成分的联合疫苗，可视为完成相应剂次的脊灰疫苗接种。如儿童已按免疫程序完成 4 剂含脊灰灭活疫苗成分的疫苗接种，则 4 岁无须再接种二价脊灰减毒活疫苗。

（2）以下人群建议按照说明书全程使用脊灰灭活疫苗：原发性免疫缺陷、胸腺疾病、HIV 感染、正在接受化疗的恶性肿瘤、近期接受造血干细胞移植、正在使用具有免疫抑制或免疫调节作用的药物［如大剂量全身皮质类固醇、烷化剂、抗代谢药物、肿瘤坏死因子 - α（TNF - α）抑制剂、白细胞介素 - 1（IL - 1）阻滞剂或其他免疫细胞靶向单克隆抗体治疗］、目前或近期曾接受免疫细胞靶向放射治疗的人群。

3）补种原则。

（1）<4 岁儿童未达到 3 剂（含补充免疫等）者，应补种完成 3 剂；≥4 岁儿童未达到 4 剂（含补充免疫等）者，应补种完成 4 剂。补种时遵循先脊灰灭活疫苗后二价脊灰减毒活疫苗的原则。2 剂间隔不小于 28 天。对于补种后满 4 剂脊灰疫苗接种的儿童，可视为完成脊灰疫苗全程免疫。

（2）既往已有三价脊灰减毒活疫苗免疫史（无论剂次数）的迟种、漏种儿童，用二价脊灰减毒活疫苗补种即可，不再补种脊灰灭活疫苗。既往无三价脊灰减毒活疫苗免疫史的儿童，2019 年 10 月 1 日（早于该时间已实施 2 剂脊灰灭活疫苗免疫程序的省份，可根据具体实施日期确定）之前出生的补齐 1 剂脊灰灭活疫苗，2019 年 10 月 1 日之后出生的补齐 2 剂脊灰灭活疫苗。

4. 百白破疫苗、白破疫苗

1）免疫程序与接种方法。

（1）接种对象及剂次：共接种 5 剂，其中 3 月龄、4 月龄、

5 月龄、18 月龄儿童各接种 1 剂百白破疫苗，6 周岁儿童接种 1 剂白破疫苗。

（2）接种途径：肌内注射。

（3）接种剂量：0.5 ml。

2）其他事项。

（1）如儿童已按疫苗说明书接种含百白破疫苗成分的其他联合疫苗，可视为完成相应剂次的百白破疫苗接种。

（2）根据接种时的年龄选择疫苗种类，3 月龄至 5 周岁使用百白破疫苗，6~11 周岁使用儿童型白破疫苗。

3）补种原则。

（1）3 月龄到 5 周岁未完成百白破疫苗规定剂次的儿童，需补种未完成的剂次，前 3 剂每剂间隔不小于 28 天，第 4 剂与第 3 剂间隔不小于 6 个月。

（2）≥6 周岁儿童补种参考以下原则：①接种百白破疫苗和白破疫苗累计小于 3 剂的，用白破疫苗补齐 3 剂，第 2 剂与第 1 剂间隔 1~2 月，第 3 剂与第 2 剂间隔 6~12 个月。②百白破疫苗和白破疫苗累计≥3 剂的，若已接种至少 1 剂白破疫苗，则无须补种；若仅接种了 3 剂百白破疫苗，则还须接种 1 剂白破疫苗，白破疫苗与第 3 剂百白破疫苗间隔不小于 6 个月；若接种了 4 剂百白破疫苗，但满 7 周岁时未接种白破疫苗，则补种 1 剂白破疫苗，白破疫苗与第 4 剂百白破疫苗间隔不小于 12 个月。

5. 麻腮风疫苗

1）免疫程序与接种方法。

（1）接种对象及剂次：共接种 2 剂，8 月龄、18 月龄儿童各接种 1 剂。

（2）接种途径：皮下注射。

（3）接种剂量：0.5 ml。

2）其他事项。

（1）如需接种包括麻腮风疫苗在内的多种疫苗，但无法同时完成接种时，应优先接种麻腮风疫苗。

（2）注射免疫球蛋白者应间隔不小于 3 个月接种麻腮风疫

苗，接种麻腮风疫苗后 2 周内避免使用免疫球蛋白。

（3）当针对麻疹疫情开展应急接种时，可根据疫情流行病学特征考虑对疫情波及范围内的 6 ~ 7 月龄儿童接种 1 剂含麻疹成分的疫苗，但不计入常规免疫剂次。

3）补种原则。

（1）自 2020 年 6 月 1 日起，2019 年 10 月 1 日及以后出生儿童未按程序完成 2 剂麻腮风疫苗接种的，使用麻腮风疫苗补齐。

（2）2007 年国家扩大免疫规划后至 2019 年 9 月 30 日出生的儿童，应至少接种 2 剂含麻疹成分的疫苗、1 剂含风疹成分的疫苗和 1 剂含腮腺炎成分的疫苗，对不足上述剂次者，使用麻腮风疫苗补齐。

（3）2007 年扩免前出生的 <18 周岁人群，如未完成 2 剂含麻疹成分的疫苗接种者，使用麻腮风疫苗补齐。

（4）如果需补种 2 剂麻腮风疫苗，接种间隔应不小于28 天。

6. 乙脑减毒活疫苗

1）免疫程序与接种方法。

（1）接种对象及剂次：共接种 2 剂。8 月龄、2 周岁儿童各接种 1 剂。

（2）接种途径：皮下注射。

（3）接种剂量：0.5 ml。

2）其他事项。

（1）青海省、新疆维吾尔自治区和西藏自治区无乙脑疫苗免疫史的居民迁居其他省份或在乙脑流行季节前往其他省份旅行时，建议接种 1 剂乙脑减毒活疫苗。

（2）注射免疫球蛋白者应间隔不小于 3 个月接种乙脑减毒活疫苗。

3）补种原则。乙脑疫苗纳入免疫规划后出生且未接种乙脑疫苗的适龄儿童，如果使用乙脑减毒活疫苗进行补种，应补齐 2 剂，接种间隔不小于 12 个月。

7. 乙脑灭活疫苗

1）免疫程序与接种方法。

（1）接种对象及剂次：共接种 4 剂。8 月龄儿童接种 2 剂，间隔 7～10 天；2 周岁和 6 周岁儿童各接种 1 剂。

（2）接种途径：肌内注射。

（3）接种剂量：0.5 ml。

2）其他事项。注射免疫球蛋白者应间隔不小于 1 个月接种乙脑灭活疫苗。

3）补种原则。乙脑疫苗纳入免疫规划后出生且未接种乙脑疫苗的适龄儿童，如果使用乙脑灭活疫苗进行补种，应补齐 4 剂，第 1 剂与第 2 剂接种间隔为 7～10 天，第 2 剂与第 3 剂接种间隔为 1～12 个月，第 3 剂与第 4 剂接种间隔不小于 3 年。

8. A 群流脑多糖疫苗、A 群 C 群流脑多糖疫苗

1）免疫程序与接种方法。

（1）接种对象及剂次：A 群流脑多糖疫苗接种 2 剂，6 月龄、9 月龄儿童各接种 1 剂。A 群 C 群流脑多糖疫苗接种 2 剂，3 周岁、6 周岁儿童各接种 1 剂。

（2）接种途径：皮下注射。

（3）接种剂量：0.5 ml。

2）其他事项。

（1）2 剂 A 群流脑多糖疫苗间隔不小于 3 个月。

（2）第 1 剂 A 群 C 群流脑多糖疫苗与第 2 剂 A 群流脑多糖疫苗间隔不小于 12 个月。

（3）2 剂 A 群 C 群流脑多糖疫苗间隔不小于 3 年，3 年内避免重复接种。

（4）当针对流脑疫情开展应急接种时，应根据引起疫情的菌群和流行病学特征，选择相应种类流脑疫苗。

（5）＜小于 24 月龄儿童，如已按流脑疫苗说明书接种了规定的剂次，可视为完成 A 群流脑多糖疫苗接种剂次。

（6）如儿童 3 周岁和 6 周岁时已接种含 A 群和 C 群流脑疫苗成分的疫苗，可视为完成相应剂次的 A 群 C 群流脑多糖疫苗

接种。

3）补种原则。流脑疫苗纳入免疫规划后出生的适龄儿童，如未接种流脑疫苗或未完成规定剂次，根据补种时的年龄选择流脑疫苗的种类。

（1）<24 月龄儿童补齐 A 群流脑多糖疫苗剂次。≥24 月龄儿童不再补种或接种 A 群流脑多糖疫苗，但仍需完成 2 剂 A 群 C 群流脑多糖疫苗。

（2）≥24 月龄儿童如未接种过 A 群流脑多糖疫苗，可在 3 周岁前尽早接种 A 群 C 群流脑多糖疫苗；如已接种过 1 剂 A 群流脑多糖疫苗，间隔不小于 3 个月尽早接种 A 群 C 群流脑多糖疫苗。

（3）补种剂次间隔参照本疫苗其他事项要求执行。

9．甲肝减毒活疫苗

1）免疫程序与接种方法。

（1）接种对象及剂次：18 月龄儿童接种 1 剂。

（2）接种途径：皮下注射。

（3）接种剂量：0.5 ml 或 1.0 ml，按照相应疫苗说明书使用。

2）其他事项。

（1）如果接种 2 剂及以上含甲肝灭活疫苗成分的疫苗，可视为完成甲肝疫苗免疫程序。

（2）注射免疫球蛋白后应间隔不小于 3 个月接种甲肝减毒活疫苗。

3）补种原则。甲肝疫苗纳入免疫规划后出生且未接种甲肝疫苗的适龄儿童，如果使用甲肝减毒活疫苗进行补种，应补种 1 剂。

10．甲肝灭活疫苗

1）免疫程序与接种方法。

（1）接种对象及剂次：共接种 2 剂，18 月龄和 24 月龄儿童各接种 1 剂。

（2）接种途径：肌内注射。

（3）接种剂量：0.5 ml。

2）其他事项。如果接种2剂及以上含甲肝灭活疫苗成分的联合疫苗，可视为完成甲肝灭活疫苗免疫程序。

3）补种原则。

（1）甲肝疫苗纳入免疫规划后出生且未接种甲肝疫苗的适龄儿童，如果使用甲肝灭活疫苗进行补种，应补齐2剂，接种间隔不小于6个月。

（2）如已接种过1剂甲肝灭活疫苗，但无条件接种第2剂甲肝灭活疫苗时，可接种1剂甲肝减毒活疫苗完成补种，间隔不小于6个月。

（五）常见特殊健康状态儿童接种

1. 早产儿与低出生体重儿

早产儿（胎龄小于37周）和/或低出生体重儿（出生体重小于2 500 g）如医学评估稳定并且处于持续恢复状态（无须持续治疗的严重感染、代谢性疾病、急性肾脏疾病、肝脏疾病、心血管疾病、神经系统疾病和呼吸系统疾病），按照出生后实际月龄接种疫苗。

2. 过敏体质

所谓"过敏体质"不是疫苗接种禁忌。对已知疫苗成分严重过敏或既往因接种疫苗发生喉头水肿、过敏性休克及其他全身性严重过敏反应的，禁忌继续接种同种疫苗。

3. HIV 感染产妇所生儿童

对于 HIV 感染产妇所生儿童的 HIV 感染状况分 3 种：①HIV 感染儿童；②HIV 感染状况不详儿童；③HIV 未感染儿童。由医疗机构出具儿童是否为 HIV 感染、是否出现症状或是否有免疫抑制的诊断。HIV 感染产妇所生小于 18 月龄婴儿在接种前不必进行 HIV 抗体筛查，按 HIV 感染状况不详儿童进行接种。

1）HIV 感染产妇所生儿童在出生后暂缓接种卡介苗，当确认儿童未感染 HIV 后再予以补种；当确认儿童 HIV 感染，不予接种卡介苗。

2）HIV 感染产妇所生儿童如经医疗机构诊断出现艾滋病相关症状或免疫抑制症状，不予接种含麻疹成分的疫苗；如无艾滋病相关症状，可接种含麻疹成分的疫苗。

3）HIV 感染产妇所生儿童可按照免疫程序接种乙肝疫苗、百白破疫苗、A 群流脑多糖疫苗、A 群 C 群流脑多糖疫苗和白破疫苗等。

4）HIV 感染产妇所生儿童除非已明确未感染 HIV，否则不予接种乙脑减毒活疫苗、甲肝减毒活疫苗、脊灰减毒活疫苗，可按照免疫程序接种乙脑灭活疫苗、甲肝灭活疫苗、脊灰灭活疫苗。

HIV 感染产妇所生儿童接种国家免疫规划疫苗建议见表 5-8。

表 5-8　HIV 感染产妇所生儿童接种国家免疫规划疫苗建议

疫苗	HIV 感染儿童		HIV 感染状况不详儿童		HIV 未感染儿童
	有症状或有免疫抑制	无症状和无免疫抑制	有症状或有免疫抑制	无症状	
乙肝疫苗	√	√	√	√	√
卡介苗	×	×	暂缓接种	暂缓接种	√
脊灰灭活疫苗	√	√	√	√	√
脊灰减毒活疫苗	×	×	×	×	√
百白破疫苗	√	√	√	√	√
白破疫苗	√	√	√	√	√
麻腮风疫苗	×	√	√	√	√
乙脑灭活疫苗	√	√	√	√	√
乙脑减毒活疫苗	×	×	×	×	√
A 群流脑多糖疫苗	√	√	√	√	√
A 群 C 群流脑多糖疫苗	√	√	√	√	√
甲肝减毒活疫苗	×	×	×	×	√
甲肝灭活疫苗	√	√	√	√	√

注：暂缓接种，当确认儿童 HIV 抗体阴性后再补种，确认 HIV 抗体阳性儿童不予接种；"√"表示"无特殊禁忌"；"×"表示"禁止接种"。

4. 非 HIV 感染产妇所生儿童

非 HIV 感染产妇所生儿童在接种前无须常规开展 HIV 筛查。如果有其他暴露风险，确诊为 HIV 感染的，后续疫苗接种按照

表 5 - 8 中 HIV 感染儿童的接种建议进行。

5. 免疫功能异常

除 HIV 感染者外的其他免疫缺陷或正在接受全身免疫抑制治疗者，可以接种灭活疫苗，原则上不予接种减毒活疫苗（补体缺陷者除外）。

6. 其他特殊健康状况

下述常见疾病不作为疫苗接种禁忌：生理性和母乳性黄疸，单纯性热性惊厥史，癫痫控制处于稳定期，病情稳定的脑部疾病、肝脏疾病、常见先天性疾病（先天性甲状腺功能减低、苯丙酮尿症、唐氏综合征、先天性心脏病）和感染性疾病（梅毒、风疹和巨细胞病毒感染）。

对于其他特殊健康状况儿童，如无明确证据表明接种疫苗存在安全风险，原则上可按照免疫程序进行疫苗接种。

四、预防接种的实施

（一）疫苗的管理

1. 疫苗需求计划

根据日常接种数量、冷藏存储情况，每月制订本中心的疫苗需求计划，并向区疾病预防控制中心报告。免疫规划疫苗计划制订依据包括以下几项。

1）免疫规划疫苗的免疫程序。

2）本辖区应种人数。数据可参考辖区适龄儿童预防接种档案或统计部门人口年报等资料。

3）本辖区的免疫规划疫苗可控制疾病发病水平及疫情预测、人群免疫状况以及群体性预防接种的安排。

4）本年度年底预计库存量。综合考虑年初疫苗库存量、本年度疫苗采购量、本年度疫苗预计使用量等因素估算本年度年底疫苗库存量。

5）含免疫规划疫苗成分的非免疫规划疫苗接种数量。参考上一年度含免疫规划疫苗成分的非免疫规划疫苗的接种数量。

6）单支疫苗剂次数。

7）疫苗损耗系数。

（1）疫苗损耗系数 = 疫苗使用剂次数/疫苗实际接种剂次数。

（2）疫苗损耗系数参考标准：单支 1 剂次疫苗为 1.05，单支 2 剂次疫苗为 1.2，单支 3 剂次疫苗为 1.5，单支 4 剂次疫苗为 2.0，单支 5 剂次及以上疫苗为 2.5。可根据接种服务形式、服务周期、疫苗规格等调整。

疫苗使用计划量的参考计算方法：

某种疫苗使用计划量 = 辖区应种人数 × 免疫程序规定接种剂次数 × 损耗系数 − 本年度年底预计库存量 − 含免疫规划疫苗成分的非免疫规划疫苗接种数量。

2. 疫苗的配送与接收

在接收国家免疫规划疫苗、非免疫规划疫苗时，应索取加盖疫苗上市许可持有人印章的批签发证明复印件或电子文件；接收进口疫苗的，还应索取加盖其印章的进口药品通关单复印件或电子文件。上述证明文件，应保存至疫苗有效期满后不少于 5 年备查。接收疫苗时，还应索取本次运输、储存全过程温度监测记录或电子文档（从供货单位出库到收货单位入库），对采用冷藏箱（包）运送到接种单位的，要查看冰排状况或冷藏箱（包）内的温度计，并做好记录。对不能提供本次运输、储存全过程温度监测记录或温度控制不符合要求的，不得接收，并应立即向县级以上地方人民政府药品监督管理部门、疾控主管部门报告。上述温度记录资料，应保存至疫苗有效期满后不少于 5 年备查。

3. 疫苗储存与运输

1）温度要求。不同的疫苗有不同的温度要求。

（1）乙肝疫苗、卡介苗、脊灰灭活疫苗、百白破疫苗、白破疫苗、麻风疫苗、麻腮风疫苗、甲肝减毒活疫苗、甲肝灭活疫苗、乙脑减毒活疫苗、乙脑灭活疫苗、A 群流脑多糖疫苗、A 群 C 群流脑多糖疫苗以及钩体疫苗、出血热疫苗、炭疽疫苗等在 2~8℃ 条件下避光储存和运输。

（2）二价脊灰减毒活疫苗在 -15℃ 以下或 2~8℃ 避光储存和运输。

（3）其他疫苗和疫苗稀释液的储存和运输温度要求按照《中华人民共和国药典》和使用说明的规定执行。

2）储存注意事项。

（1）疫苗储存要按疫苗品种、批号分类码放，并有明显疫苗标识。

（2）采用冷库和大容量冰箱存放疫苗时，底部应留有一定空间。冰箱上部和散热面要分别留有 30 cm、10 cm 以上的空间。

（3）疫苗要摆放整齐，疫苗与箱壁、疫苗与疫苗之间应留有 1~2 cm 的空隙。

（4）不应将疫苗放置于冰箱门内搁架上。

（5）冰箱蒸发器结霜厚度 ≥4 mm 时要及时除霜，除霜时不得使用锐器。

4. 疫苗的出入库管理

1）应当建立健全疫苗购进、储存、分发、供应制度。专人负责疫苗管理，管理人员要经过相关知识培训。

2）疫苗应按照"先进先出、近效期先出"的原则有计划地使用。

3）接种单位要在疫苗出入库的当日，对各类疫苗使用情况、损耗情况和库存情况进行统计和核实，并于每月底最后一个工作日开展本单位的库存盘点，做到日清月结，账、物相符。同时，在免疫规划信息系统中做好疫苗出入库信息维护，通过免疫规划信息系统上报。接种单位应对当日疫苗的使用情况和损耗情况进行核查，记录疫苗损耗剂次数及损耗原因等，通过免疫规划信息系统上报。

4）接种单位出入库应扫描追溯码，建立真实、准确、完整的接收、储存、供应记录。记录信息应包括出入库时间、疫苗名称、疫苗上市许可持有人、疫苗属性、批号、剂型、规格、有效期、出入库类型、出入库数量和出入库后的库存数量等。

相关记录保存至疫苗有效期满后不少于5年备查。

5. 疫苗效期管理

各预防接种单位在疫苗储存冰箱内设置近效期疫苗警示标识：疫苗有效期小于90天时设立有警示颜色的标识牌（或标签），起到提醒疫苗管理人员加强该疫苗有效期管理的作用。并根据当地疾病预防控制中心要求及时做好疫苗的报废工作。

6. 其他注意事项

1）疫苗瓶开启后应尽快使用。如不能立即用完，应盖上无菌干棉球冷藏。当疫苗瓶开启后，活疫苗超过0.5小时、灭活疫苗超过1小时未用完，应将疫苗废弃。

2）废弃的脊灰减毒活疫苗等活疫苗应灭活后再按医疗废物要求处理，并做好相关记录（消毒、交接手续等）。

（二）冷链的管理

1. 冷链

冷链是指为保障疫苗质量，疫苗从生产企业到接种单位，均在规定的温度条件下储存、运输和使用的全过程。

2. 冷链系统

冷链系统是在冷链设备的基础上加入管理因素，即人员、管理措施和保障的工作体系。

3. 冷链设施设备

冷链设施设备包括冷藏车、疫苗运输车、冷库、冰箱、冷藏箱、冷藏包、冰排、冷链温度监测设备和安置设备的房屋等。

4. 冷链设备档案要求

1）对已经装备的疫苗冷链设备报告。各接种单位应通过"免疫规划信息管理系统"，对本单位已经装备的疫苗冷链设备进行报告和信息更新维护。

2）对新装备的疫苗冷链设备报告。新装备的疫苗冷链设备，在设备装备后15天内，通过"免疫规划信息管理系统"进行报告。

3）对设备使用状态和其他信息发生变化的报告。对设备使用状态和其他信息发生变化的疫苗冷链设备，在设备状态和其他信息变化后 15 天内，通过"免疫规划信息管理系统"进行更新报告。

5. 冷链设备的要求

1）有专人负责冷链设备的管理，管理人员必须经过相关培训。

2）冷链设备要有专门房屋安置，正确使用，定期保养、维护，并做好冷链设备维护保养记录，保证设备的良好状态。

3）冷链设备要做到专物专用，不得存放其他物品。

4）冰箱的补充、更新应当选用具备医疗器械注册证的医用冰箱。

5）安装自动温度监测设备，温度测量精度要求在 ±0.5℃ 范围内；冰箱监测用温度计，温度测量精度要求在 ±1℃ 范围内。

6. 疫苗储备温度监测要求

1）采用自动温度监测设备对普通冷库、低温冷库进行温度监测时，应每隔 30 分钟自动记录 1 次温度数据，发现异常温度记录要及时评估，根据评估结果采取相应措施。若无自动温度监测设备，应人工记录。

2）采用温度计或自动温度监测设备对冰箱进行温度监测时，温度计应分别放置在冰箱冷藏室及冷冻室的中间位置。每日上午和下午各测温 1 次（间隔不少于 6 小时），并填写冷链设备温度记录表，每次应测量冰箱内存放疫苗的各室温度，冰箱温度应控制在规定范围（冷藏室为 2~8℃，冷冻室为 −15℃）。

3）冷链设备温度超出疫苗储存要求时，应及时将疫苗转移到其他设备单独存放，经评估不能使用的疫苗按照有关规定进行处置。

（三）接种事项

1. 接种前准备

1）疫苗的准备。

2）器械的准备，包括注射器、消毒药品等。

2. 接种的流程

1）预检。安排专门的医生对接种对象进行预检，测量体温、询问健康状况及过敏史等，符合接种条件方可进行登记。

2）登记。登记医生根据国家免疫程序规定确定当日接种疫苗种类，告知监护人当日接种疫苗的作用、不良反应、注意事项等，可签订疫苗接种告知书。

3）接种。接种人员在接种时应严格按照"三查七对一验证"标准执行。"三查"是指查验接种对象的健康状况和接种禁忌、接种对象的预防接种卡（簿）及预防接种证、疫苗的外观和批号效期；"七对"是指核对接种对象的姓名、年龄，接种疫苗的品名、规格、剂量，接种部位和接种途径；"一验证"是指受种者或监护人检查疫苗的有效期和名称。接种中应再次告知监护人接种后注意事项，并交代至少留观30分钟方可离开。

4）打印接种记录。在预防接种本上打印当日接种记录。

5）预约。预约下次接种时间及疫苗种类。

6）留观。接种对象完成接种后应至少在留观区观察30分钟，无异常方可离开。

3. 接种后工作要求

1）清理工作台面，规范处置医疗废物。

2）清点疫苗并将未接种的疫苗放回储存冰箱。

3）对当日接种的人数、疫苗种类、针次等进行统计，并做好记录。

五、疑似预防接种异常反应的监测与处置

（一）疑似预防接种异常反应的定义和分类

1. 疑似预防接种异常反应的定义

疑似预防接种异常反应（AEFI）指在预防接种后发生的怀疑与预防接种有关的反应和事件。

2. 疑似预防接种异常反应的分类

1）不良反应。合格的疫苗在实施规范预防接种后，发生的

与预防接种目的无关或意外的有害反应，包括一般反应和异常反应。

（1）一般反应：在预防接种后发生的，由疫苗本身所固有的特性引起的，对机体只会造成一过性生理功能障碍的反应，包括全身反应，如发热、头痛、头晕、乏力、胃肠道症状等，通常在接种后 24 小时内出现，一般持续 1~2 天，很少超过 3 天；局部反应，如局部红肿伴疼痛，一般在 24~48 小时消退。

（2）异常反应：合格的疫苗在实施规范预防接种过程中或实施规范预防接种后造成受种者机体组织器官、功能损害，相关各方均无过错的药品不良反应。

包括非特异性反应（局部化脓性感染、全身化脓性感染、无菌性脓肿、婴儿猝死综合征等）、过敏反应（过敏性休克、过敏性皮疹、过敏性紫癜、血小板减少性紫癜、剥脱性皮炎、局部过敏反应、血管神经性水肿等）、神经系统并发症（热性惊厥、癫痫、脑病、多发性神经炎、变态反应性神经炎等）。

2）接种事故。主要分为疫苗质量事故和预防接种事故。

（1）疫苗质量事故：由于疫苗质量不合格，预防接种后造成受种者机体组织器官、功能损害。

（2）预防接种事故：由于在预防接种实施过程中违反预防接种工作规范、免疫程序、疫苗使用指导原则、预防接种方案，造成受种者机体组织器官、功能损害。

3）偶合症。受种者有疫苗说明书规定的接种禁忌，在接种前受种者或其监护人未如实提供受种者的健康状况和接种禁忌等情况，接种后受种者原有疾病急性复发或病情加重；或受种者在接种时正处于某种疾病的潜伏期或者前驱期，接种后巧合发病。

4）心因性反应。在预防接种实施过程或预防接种后因受种者精神和心理因素发生的个体或者群体性的反应。

（二）疑似预防接种异常反应的因果关联判断流程

AEFI 的因果关联判断流程见图 5-1。

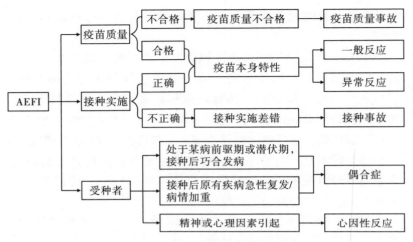

图 5-1　AEFI 的因果关联判断流程

（三）疑似预防接种异常反应的报告

1. 一般反应

1）轻中度一般反应。仅做记录，包括体温≤38.5℃，红肿直径≤2.5 cm、硬结直径≤2.5 cm 等。

2）较重一般反应。需要网报，包括体温＞38.5℃、红肿直径＞2.5 cm、硬结直径＞2.5 cm，或出现腹泻、呕吐、异常哭闹等全身不适。

2. 异常反应

异常反应需要网报。

3. 注意事项

1）所有 AEFI 均需要登记在登记表上，由接种门诊保存。

2）责任报告单位和责任报告人填写，录入至"全国 AEFI 网络报告系统"，发现后 48 小时内报卡。

（四）常见疑似预防接种异常反应的处置

1. 处置原则

1）对较为轻微的全身性一般反应和接种局部的一般反应可给予一般的处理指导。

2）接种后现场留观期间出现的急性严重过敏反应，应立即组织抢救。

3）其他较为严重的 AEFI，建议及时到规范医疗机构就诊。

2. 一般反应

1）全身反应处理。体温≤37.5℃，加强观察，适当休息，多饮水，防止继发其他疾病；体温 >37.5℃或体温≤37.5℃并伴有其他全身症状，如异常哭闹等，及时到医院诊治，特别要注意做好鉴别诊断。

2）局部反应处理。红肿直径 <1.5 cm，一般不须处理；红肿直径为 1.5～3 cm，早期（24 小时内）冷敷，后期（24 小时后）热敷；红肿直径 >3 cm，及时到医院诊治。卡介苗的局部反应不能热敷。

3. 异常反应

1）无菌性脓肿。2 周后注射局部出现大小不等的硬结，局部肿胀、疼痛，可持续数周或数月。轻者可自针眼处流出粉红色稀薄脓液；较重者可形成溃疡，呈暗红色，未破前有波动感，破溃后经久不愈。可干热敷 2～3 次/天。未破溃者切忌切开排脓，可用注射器抽脓；已破溃者切开排脓。

2）过敏性皮疹。包括荨麻疹、丘疹性荨麻疹、麻疹及猩红热样皮疹、大疱型多形红斑等。

（1）局部疗法：一般采用干燥疗法。急性期无糜烂渗液时，用炉甘石洗剂与皮质类固醇类霜交替使用；亚急性期有糜烂结痂而渗液少时，可用氧化锌糊剂或 40% 氧化锌油外用。

（2）全身治疗：给予 10% 葡萄糖酸钙静脉注射及泼尼松、马来酸氯苯那敏（扑尔敏）口服等药物治疗。

3）局部过敏反应。反应范围较小，仅有红肿或硬块，一般不须处理，可以逐渐消退。症状较重者可以予抗过敏药物治疗。

4）过敏性休克。

（1）立即停止接触或使用可疑过敏物质，使患者平卧，头部放低，保持安静，注意保暖。

（2）立即皮下或静脉注射肾上腺素。成人 0.1% 肾上腺素

0.5~1.0 ml，儿童每次0.02~0.025 ml/kg，必要时10~15分钟重复注射，观察心率。

（3）维持呼吸。吸氧，3~6 L/min，保持呼吸道通畅。如有呼吸抑制可用呼吸系统兴奋剂（如洛贝林、尼可刹米等）；如有喉头水肿妨碍呼吸应行气管切开或气管插管。

（4）发现心搏骤停，立即进行胸外心脏按压。

（5）抗过敏。遵医嘱给予肾上腺皮质激素，如地塞米松5 mg加生理盐水20~40 ml静脉注射，继以地塞米松10~20 mg或氢化可的松100~200 mg加入5%葡萄糖液20~40 ml静脉注射。应用抗组胺药物，如异丙嗪成人50 mg，儿童0.5~1 mg/kg。

（6）补充血容量。尽快建立2条及以上静脉补液通道并快速补液，注意水电解质、酸碱平衡。血压下降时可使用血管活性药物，如多巴胺每分钟2.5~20 μg/kg静脉滴注。

（7）密切观察患者24小时，防止休克再次发生。

第六章
业务管理

第一节　医院质量与安全管理

一、医疗质量的相关概念及特点

（一）医疗质量的概念

医疗质量：指在现有医疗技术水平及能力、条件下，医疗机构及其医务人员在临床诊断及治疗过程中，按照职业道德及诊疗规范要求，给予患者医疗照顾的程度。

1. 狭义的医疗质量

狭义的医疗质量是指一个具体病例的医疗质量效果的评价，其内容包括诊断是否正确、迅速、全面；治疗是否及时、有效、彻底；住院时间长短；有无由于医疗行为而给患者增加痛苦或造成损害等4个方面。

2. 广义的医疗质量

随着医学模式的转变，医疗质量内涵不断扩大，现代医疗质量即广义的医疗质量，是以病例为医疗服务单元，还包括工作效率、医疗费用是否合理、社会对医院整体服务的满意度等，将医疗服务质量的各种特性包含在质量判定范围之内，并严格区分质量范围与非质量范围，同时采取适当的数据化方法判定病例医疗服务质量，使医疗服务质量基本达到标准化要求。体现了新时期对医疗服务提出的新要求。

（二）医疗质量管理的概念

传统的医疗质量管理概念是指医疗服务的及时性、安全性、有效性，主要诊断是否正确及时，诊疗时间的长短及有无差错，医疗效率的高低等。随着医疗质量管理学的发展，医疗质量管理理念与内涵发生了变化。现代医疗质量管理是指按照医院质量形成的规律，运用科学管理方法，有效收集、分析、反馈、控制质量信息，控制人力、物力、设备和技术等要素，以达到预定质量目标的活动过程。现代医疗质量管理已从事后判断的经验型和统计型、终末质量管理型发展到事前预防、环节控制及全面质量管理。《医疗质量管理办法》中医疗质量管理是指按照医疗质量形成的规律和有关法律法规要求，运用现代科学管理方法，对医疗服务要素、过程和结果进行管理与控制，以实现医疗质量系统改进、持续改进的过程。

（三）医疗质量管理的特点

1. 服务对象的特殊性

医疗服务的对象是人，医疗质量以患者为载体。重点满足患者隐含和明确的需要，使得医疗质量的评价、控制和保证都比较复杂。

2. 医疗质量问题的敏感性

医患双方对医疗质量高度关注，使医疗质量问题具有极强的敏感性，易引起医疗纠纷。

3. 诊疗活动的复杂性

因为患者个体的差异性、病情与病种的差异性、医疗技术的复杂性，所以诊疗活动是一项十分复杂的创造性工作，给医疗质量分析判定及管理造成困难。

4. 医疗质量参与者的自主性

医疗服务是医务人员的个体行为，服务对象也是人，两者的自主质量意识、控制程度均难以统一。

二、医院质量与安全管理的组织架构与职责

（一）医院质量与安全管理组织架构

医院质量与安全管理组织架构图见图 6-1。

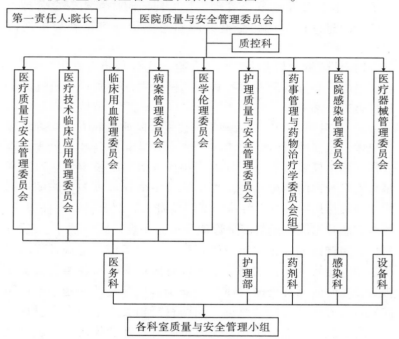

图 6-1　医院质量与安全管理组织架构图

注：仅供参考，各机构可根据实际情况设置相关管理委员会及职能部门。例如基层医疗卫生机构可以设立公共卫生工作质量与安全管理委员会、消防安全及安保管理委员会等其他质量管理委员会。

（二）医院质量管理体系

1. 决策层

决策层为医院质量与安全管理委员会及其下属各个管理委员会，如医疗质量与安全管理委员会、医疗技术临床应用管理委员会、临床用血管理委员会、病案管理委员会、医学伦理委

员会、护理质量与安全管理委员会、药事管理与药物治疗学委员会（组）、医院感染管理委员会、医疗器械管理委员会等作为医院质量管理的决策机构，院长是第一责任人，为医院质量与安全管理的决策者和领导者，决定医院质量与安全管理的方针、政策、方法、文化建设，制定医院质量与安全管理方案，定期专题研究医院质量与安全管理工作，使医院质量与安全管理工作持续改进，逐步成为全员共同参与质量与安全管理的医院文化。

1）医院质量与安全管理委员会由主任委员、副主任委员、委员组成，办公室设在质控科，办公室主任由质控科负责人兼任，负责日常工作。

2）医院质量与安全管理委员会是医院质量和安全管理的专门机构，主任委员由院长担任，统一领导和协调各相关委员会工作；副主任委员由分管副院长担任，协助院长致力于医院质量与安全管理的持续改进，在质量与安全管理方案实施的过程中起领导作用；委员由各职能部门负责人、部分科室主任担任。委员会履行医院质量与安全管理委员会职责，统一领导、组织、督促、协调医院各相关质量管理委员会的工作，检查各部门对质量与安全管理工作的完成情况和有效性，听取各委员会工作报告，及时研究解决医院质量与安全管理存在的问题，推进医院质量与安全管理持续改进，定期召开相关质量与安全管理会议，每季度不少于1次，需要时可临时召开会议研究和决策相关事宜。各相关委员会按照医院总体质量与安全管理目标，履行各质量相关委员会的职责，发挥委员会功能，分工协作，共同推进医院质量与安全管理持续改进。定期召开会议研讨本领域内质量与安全管理相关问题，向医院质量与安全管理委员会做工作汇报，提出改进方案，为医院制订年度质量与安全管理目标及计划提供决策支持。

3）质控科作为医院质量与安全管理委员会的日常质量管理部门，在院长的领导下，履行医院质量与安全管理委员会职责，协调各职能部门的质量与安全管理工作，对全院质量与安全管理工作进行审核、评价和监督，定期向委员会做工作汇报。

2. 控制层

控制层包括各委员会的管理小组及各职能部门，职能部门包括医务科、护理部、感染科、药剂科、设备科等相关职能部门。在各质量相关委员会的领导下，履行本部门质量与安全管理职责。医务科是医疗质量与安全管理委员会、医疗技术临床应用管理委员会、临床用血管理委员会、病案管理委员会、医学伦理委员会五个委员会的日常质量负责部门；药剂科是药事管理与药物治疗学委员会（组）的日常负责部门；护理部是护理质量与安全管理委员会的日常负责部门；感染科是医院感染管理委员会的日常负责部门；设备科是医疗器械管理委员会的日常负责部门。根据医院总体目标，制订并实施质量与安全管理的工作计划与考核方案；对重点部门、关键环节和薄弱环节进行指导、检查、考核、评价和监督；运用质量与安全指标、风险数据、重大质量缺陷等资料实施质量与安全管理的监控，采取相应的措施持续改进。

3. 执行层

由科主任、技术骨干、科室成员组成各科室质量与安全管理小组。科主任为第一责任人，履行科室质量与安全管理小组职责。负责组织落实质量与安全管理及持续改进相关任务，完成医院下达的质量改进项目。

（三）各管理委员会职责

1. 医疗质量与安全管理委员会职责

1）加强全院医疗质量与安全管理。督查医务人员严格执行医疗质量和医疗安全的核心制度，有效防范、控制医疗风险，及时发现医疗质量和安全隐患。

2）加强医疗质量关键环节、重点部门和重要岗位的管理。

3）加强全员质量和安全教育，牢固树立质量和安全意识，提高全员质量管理与改进意识和参与能力，严格执行医疗技术操作规范和常规。

4）督促医务人员"基础理论、基本知识、基本技能"必须人人达标。

5）通过医疗质量与安全检查、分析、评价、反馈等措施，持续改进医疗质量。

6）监督相关部门采取有效措施，加强医疗服务全程的安全监督管理，保障就诊者、工作人员及其他来院人员的安全。特别是要有效预防医疗事故及其他意外事故造成的人身损害。

2. 医疗技术临床应用管理委员会职责

1）根据医疗技术临床应用管理相关的法律法规、规章制度，制定医院医疗技术临床应用管理制度并组织实施。

2）审定医院医疗技术临床应用管理目录和手术分级管理目录并及时更新调整。

3）对首次应用于医院的医疗技术组织论证，对医院已经应用的医疗技术定期开展评估。

4）定期检查医院医疗技术临床应用管理各项制度执行情况，并提出改进措施和要求。

3. 临床用血管理委员会职责

1）应当加强全院临床科室各级医生合理用血、科学用血及安全用血的教育、监督和管理。

2）指导临床科室各级医生贯彻执行《中华人民共和国献血法》和《医疗机构临床用血管理办法》，切实落实《临床输血技术规范》。

3）调查鉴定并处理临床用血过程中的医疗缺陷或事故，以及临床用血管理血液质量检查中发现的问题，并提出整改方案。

4. 病案管理委员会职责

1）应当加强全院病案质量与安全管理。

2）贯彻落实《医疗事故处理条例》《病历书写基本规范》和《医疗机构病历管理规定》等有关规定。

3）建立健全病历全程质量监控、评价、反馈等管理制度并组织落实，提高甲级病案率。

5. 医学伦理委员会职责

1）以规范医疗行为，保护受试者、研究者及应用者的合法权益，强化法制意识和医德观念为主要任务。

2）审核涉及人体的药品临床试验、医疗新技术、新仪器设备、器官移植、医疗辅助生育、克隆技术与基因工程及其他涉及医疗行为的项目是否符合医学伦理道德要求。

3）审核临床科研、教学医疗或其成果的医学伦理道德问题。

4）定期审查和监视上述项目的医疗行为，审查上述情况条件下所出现的严重不良事件。

5）反馈没有预见的安全问题，并监督缺陷的整改。

6）进行有关医德国际原则、政策法规、道德规范的咨询，组织专题培训或研讨会。

6. 护理质量与安全管理委员会职责

1）加强全院护理质量与安全管理。建立健全护理管理组织体系，责任明确。

2）建立健全护理工作制度、护士的岗位职责和工作标准、各科疾病的护理常规和技术操作规程。制定并落实护理质量考核标准、考核办法和持续改进方案。

3）监督"优质护理服务"的落实，临床护理工作以患者为中心，为患者提供基础护理服务和护理专业技术服务，密切观察患者病情变化，正确实施各项治疗、护理措施，提供康复和健康指导，保障患者安全和提高护理工作质量。

7. 药事管理与药物治疗学委员会（组）职责

1）负责宣传教育、监督检查医院贯彻落实医疗卫生及药事管理等有关法律法规、规章制度的执行情况。审核制定医院药事管理和药学工作规章制度，并监督实施。

2）根据《国家基本药物目录》《处方管理办法》《中国国家处方集》《药品采购供应质量管理规范》等制定本机构《药品处方集》和《基本用药供应目录》。建立新药引进审批制度，制定新药遴选原则，组织新药的评审论证工作。

3）建立由医生、药师和护士组成的临床治疗团队，开展临床合理用药工作。对医院临床诊断、预防和治疗疾病用药全过程实施监督管理。遵循安全、有效、经济的合理用药原则，尊重患者对药品使用的知情权和隐私权。

4）遵循有关药物临床应用指导原则、临床诊疗指南和药品说明书等合理使用药物；建立临床用药监测、评价和超常预警制度，定期组织药师对医生处方、用药医嘱的适宜性进行点评与干预。点评结果及时通报反馈，发现问题及时沟通解决。

5）依据《国家基本药物制度》《抗菌药物临床应用指导原则》和《中成药临床应用指导原则》制定医院的基本药物临床应用管理办法，建立并落实抗菌药物临床应用分级管理制度。定期组织药师对抗菌药物合理使用情况进行统计分析，及时反馈通报和解决问题。

6）建立药品不良反应、用药错误和药品损害事件监测报告制度，临床科室发现药品不良反应、用药错误和药品损害事件后，应当积极救治患者，立即向药学部门报告，并做好观察与记录。按照国家有关规定向相关部门报告药品不良反应，用药错误和药品损害事件应当立即向所在地县（区）级卫生行政部门报告。

7）结合临床和药物治疗，开展临床药学和药学研究工作，并提供必要的工作条件，制定相应管理制度，加强领导与管理。

8）临床使用的药品应当由药学部门统一采购供应。其他科室或部门不得从事药品的采购、调剂活动，不得在临床使用非药学部门采购供应的药品。

9）制定药品采购制度和工作流程，编制药品采购计划，按规定购入药品；建立健全药品成本核算和账务管理制度；严格执行药品入库检查、验收制度；不得购入和使用不符合有关规定的药品。

10）制定和执行药品保管制度，定期对库存药品进行养护与质量检查。药品库的仓储条件和管理应符合《药品采购供应质量管理规范》的有关规定。化学药品、生物制品、中成药和中药饮片应当分别储存，分类定位存放。

11）麻醉药品、精神药品、医疗用毒性药品（简称毒性药品）、放射性药品等特殊管理的药品，应当按照有关法律法规、规章制度的相关规定进行管理和监督使用，定期进行培训和检查，发现问题及时纠正处理。

12）药学专业技术人员应当严格按照《中华人民共和国药品管理法》《处方管理办法》《药品调剂质量管理规范》等有关法律法规、规章制度和技术操作规程，认真审核处方或用药医嘱，经适宜性审核后调剂配发药品。发出药品时应当告知用法用量和注意事项，指导患者安全用药。为保障患者用药安全，除药品质量原因外，药品一经发出，不得退换。

13）建立健全医院药品质量管理体系与质量管理目标，按照国家法律法规，对医院药品的采购、储存、调剂和临床使用等全过程实施严格的管理与监督；定期进行检查，对存在的问题及时沟通解决。

14）门急诊药品调剂室实行大窗口发药。住院药品调剂室对注射剂按日剂量配发，摆药室对口服制剂药品实行单剂量调剂配发。

15）监测医院各种疫苗数量，需要时组织召开会议，讨论疫苗采购计划。

16）定期召开工作会议，有完整的会议记录，对医院药事工作定期做阶段性分析、总结，讨论研究药事工作中的有关问题，并针对存在的问题采取有效措施予以解决。

17）定期组织学习。

8. 医院感染管理委员会职责

1）对医院感染管理工作进行监督、检查、指导、咨询和管理。

2）依据国家的法律法规，制定和修订预防与控制医院感染的规划、标准、制度、监控措施及具体实施办法。

3）科学、准确地统计院内感染发病率，收集、整理、分析医院感染的资料，掌握医院感染的发展趋势，分析感染发生规律，及时制定并采取控制措施。

4）原则上每季度召开1次委员会全体会议，有特殊情况时需要临时组织召开或增加召开频次，总结工作、分析问题、布置任务，就存在问题及时向院领导及有关部门提出意见和建议，使医院感染预防与控制措施得到有效的落实。

5）负责协调科室的医院感染监测工作，提供业务指导。

6）兼任医疗废物管理领导小组工作，为医疗废物管理的监控部门，对各科室的医疗废物管理工作实施监督。

9. 医疗器械管理委员会职责

1）加强医院医疗设备、器械、卫生材料、检验试剂、维修材料的采购、维保和管理工作，保障医院各种医疗设备的正常运行。

2）定期听取设备科工作汇报，审定医院医疗设备管理规章制度，传达医疗设备管理反馈信息，并审查其整改措施落实情况。

3）委员会成员有义务对申请购买的设备进行资料收集、产品比对及相关厂商的考察，同时有权对申请购买设备提出反对购买意见。

（四）各职能部门职责

1）组织制订本部门工作计划及改进方案。

2）组织制定、完善本部门质量与安全管理持续改进考核方案和相关制度、流程和考核标准、考核办法、质量指标、应急预案等。

3）定期、不定期组织对本部门方案的执行情况、制度落实情况、标准执行情况进行考核。对考核结果等进行总结、分析、评价、反馈并提出改进措施。

4）对重点部门、关键环节和薄弱环节进行定期（至少每季度1次）检查与评估，重点检查操作常规、医院规章制度（尤其是核心制度、患者安全目标）、各级人员岗位职责的落实情况和科室质量指标完成情况。

（五）各科室质量与安全管理小组职责

1）定期开展科室质量与安全管理活动并有记录（每月至少1次）。

2）结合医院质量与安全管理的总体计划，制订本科室年度质量管理与患者安全计划及改进方案。

3）定期开展科室质量与安全管理培训和参加医院培训。

4）制定和管理本科室的各种制度、工作流程、诊疗规范、临床指南等文件。

5）建立科室质量监控指标，定期收集数据，对质量指标进行分析和总结，采取改进措施。

6）定期进行科室质量与安全管理检查，对质量缺陷、存在问题和安全隐患有改进措施。

7）每月召开1次质量与安全管理小组会议，总结质量与安全工作并向科室职工反馈并提出整改措施。做好每月、每季度质量与安全管理持续改进小结记录。每半年、年度有工作总结记录。

三、医院质量与安全管理工作内容

（一）做好基础医疗质量与安全管理

基础医疗质量与安全管理是指医院人力资源、财务管理、管理制度、医院环境、设施、医疗设备、业务技术、药品供应、后勤保障、信息方面的管理，是医院质量与安全管理中最基本的一环。

1）制度建设。①工作制度、岗位职责；②诊疗指南、技术操作规范；③工作流程；④工作质量考核标准。一是健全医疗质量管理体系。压紧压实院、科两级责任，按要求成立由医疗机构主要负责人担任主任的医疗质量管理委员会，指定或成立专门部门具体负责医疗质量安全日常管理工作。医疗机构主要负责人是本机构医疗质量管理第一责任人，临床科室以及药学、护理、医技等部门主要负责人是本科室医疗质量管理第一责任人。医院要落实院长、职能部门负责人、科主任、科室人员四级质控负责制，各业务科室设立专兼职质控员。二是完善质量安全管理制度。建立健全本机构各项医疗质量安全管理制度，细化完善并严格落实18项医疗质量安全核心制度，每季度开展核心制度执行与落实情况排查，建立问题清单台账，逐一开展"双归零"整改，确保所有问题及时整改到位，医疗质量管理制度和工作流程及时修订完善。三是优化质量安全工作机制。医疗机构主要负责人每月召开医疗质量管理委员会专题会议，研究部署医疗质量安全工作。建立院周会反馈医疗质量安全工作机制，创办质量安全月刊，通过"书记查房""院长查房""党政班子夜查房"等多种方式，每月至少一次深入一线班组，督促指导各部门、各科室精准开展医疗质量安全改进工作。各部门、各科室主要负责人每月召开专门会议，研究本部门、科室医疗质量安全工作。

2）人员配置及能力提升。按照国家基层医疗卫生机构标准要求和医院规模合理设置科室、合理安排人员，做到合理、高效、优质服务，充分调动人员的积极性。一是加强医务人员管理。切实加强医生、护士、药师及其他医技人员准入和执业管理，规范医生多点执业和定期考核，以临床诊疗指南、技术规范、操作规程等为重点，每季度对全体医务人员开展一次"三基"培训及考核，并将考核结果与执业资质授权挂钩。二是通过技能大赛、知识竞赛等活动，进一步提升医务人员业务能力。

3）强化药品器械管理。建立健全本单位药品器械供应目录和管理制度，落实目录内药品器械临床应用全过程管理，开展动态监测及超常预警，做好临床短缺药品应对处置。加强重点监控合理用药药品、抗微生物药物、抗肿瘤药物以及放射影像设备、植入类器械等常用设备器械的管理，做好药品器械不良事件、不良反应的监测报告，对不良反应多且安全隐患突出的药品和器械要及时依法依规清退出供应目录。

4）规范医疗技术管理。医疗机构全面梳理本机构医疗技术临床应用情况，以高风险及侵入性技术等为重点加强质量安全管理，强化新技术、新项目准入管理，完善技术授权和动态管理制度及工作流程，加强新技术临床应用和适宜技术推广。加强中医医疗技术名称管理，建立中医医疗技术临床应用论证和评估等制度。中医医疗技术操作要按照《中医医疗技术相关性感染预防与控制指南（试行）》要求，严格落实感染控制管理各项要求。

5）提升急诊质量。强化院前医疗急救与院内急诊无缝衔接机制，畅通院前医疗急救与院内急诊信息，强化预检分诊，优化急诊就诊和绿色通道流程，突出抢救时效性，力争做到"呼救即获救、上车即入院"，缩短平均急救响应时间，提升患者救治效果。

6）改善门诊医疗质量。按照院、科两级责任制不断完善门诊质量管理体系，制定本机构门诊医疗质量管理制度，加强监督管理和分析反馈，推动门诊质量持续改进。严格落实首诊负责制，遵循临床诊疗指南、行业标准，规范门诊诊疗行为，积极推进门诊疑难病例会诊和特色专科、专病门诊诊疗服务，加强门诊手术、治疗等门诊服务的质量安全管理，统一病历格式及书写规范。将门诊工作质量作为考核科室和医务人员的重要内容，与个人考核、职称晋升、评优评先挂钩。进一步规范医联体门诊管理，促进人力资源合理双向流动。

7）保障手术质量安全。按照《医疗机构手术分级管理办法》相关要求，严格落实手术分级管理制度，全面加强手术患者术前评估、麻醉评估，落实术前讨论制度，准确把握手术适应证和禁忌证，科学制定手术方案。严格落实手术安全核查制度，强化围手术期管理，重点监测住院患者在手术当日、术后24小时和48小时的情况，持续降低住院患者围手术期死亡率。

8）提高患者随访质量。要建立完善本机构随访制度，根据不同疾病特点及诊疗规律，明确随访时间、频次、形式和内容等，安排专门人员随访并准确记录，为有需要的患者提供出院后连续、安全的延伸性医疗服务。重点关注患者出院后发生并发症、非预期再入院治疗和不良转归等情况。

9）服务临床一线。医务科、护理部、院感科、后勤保障部门、办公室等职能科室要经常深入临床一线，服务临床一线，后勤保障部门坚持下送下收、巡检工作。

10）改善服务流程，优化诊室布局，设置醒目标识，提供便民设施。一是提供导医和查询服务，保持清洁、安静、舒适的环境等。二是推进预约诊疗服务，为患者提供快捷服务。三是设立投诉电话、意见箱，及时并妥善处理患者投诉。

（二）做好环节质量与安全管理

医疗质量与安全是医务人员利用医疗技术为患者提供诊断和治疗过程中体现出来的，医疗服务的提供过程与实现同时进行，因此环节质量直接影响整体医疗质量，且医疗服务对象是人，服务过程中出现不规范行为可能产生严重后果，且难以纠正，可见环节质量与安全管理十分重要。

1）职工自觉履行好岗位职责。全院各岗位人员都有自己的岗位职责，必须严格自觉履行好，否则为岗位不作为或不能胜任岗位工作。每个岗位人员履行好职责是环节质量与安全管理重要的一环，自觉履职，自觉接受院、科两级检查，院、科要经常开展履职教育。

2）抓好科室质量与安全管理。科室质量与安全管理是环节管理的中间环节、关键环节，能及时发现及纠正医疗过程中的质量问题。科主任、护士长是科室质量与安全管理负责人，要狠抓落实，加强对医疗质量与安全关键环节（危重疑难患者管理、药物不良反应、有创诊疗操作、新开展的业务技术管理等）、重点部门和重要岗位（急诊、抢救室、检验科、计划生育手术室等）质量与安全管理。

3）严格规范日常诊疗行为。要将本专业临床诊疗指南、临床技术操作规范、行业标准和临床路径等有关要求汇编成册，每季度对医务人员进行专题培训。医务人员要熟练掌握各类检查、治疗的适应证，通过病例分享、科室小讲课、医院大课堂等形式，加强全员培训，持续促进合理检查、合理用药、合理治疗。

4）全面加强患者评估。明确患者在住院当日、围手术（治疗）期、出院前等关键时间节点的评估工作要求，规范评估流程、明确评估责任人、熟练掌握评估策略、灵活使用评估工具，逐步提高评估的科学性、准确性和规范性。密切监测患者病情变化及心理状态，鼓励为患者进行适时动态心理评估，规范开展静脉血栓栓塞症（VTE）风险评估，提供营养筛查、评估、诊断、宣教等服务，并根据评估情况科学制定个性化诊疗方案，提高诊疗措施的及时性、针对性和规范性。

5）提升三级查房质量。严格落实三级查房制度，细化明确查房频次、形式和内容等，并严格考核。鼓励制定多学科联合查房工作制度，推行医疗、护理、药事、中西医等联合查房，及时全面掌握患者病情变化，针对性调整诊疗方案。重点对疑难危重患者进行多学科联合查房，细化工作流程，确保多学科联合查房收到实效。

6）提升合理用药水平。依法依规开展处方审核和点评工作，医生处方或医嘱审核率达100%，对不规范处方、用药不适宜处方进行干预。鼓励开设药学门诊和药学查房，参与药物治疗管理。

7）提高检查检验质量。建立健全覆盖检查、检验全过程质量管理制度，并对质量控制数据进行周期性评价，鼓励积极参加国家及省级临床检验中心室间质量评价。建立检查检验项目危急值管理制度，并根据临床需求定期修订危急值项目，优化危急值识别机制。检查检验者应将核实后的危急值以最快的通信方式立即通知临床科室，电话5分钟内无人接听和应答，应迅速向院内主管部门报告。

8）加强病历质量管理。以提升病历内涵质量和完整性、规范性、及时性为核心任务，加强编码管理和病历质量培训，规范病历书写。以首次病程、上级医生查房记录、手术记录、阶段小结、出院小结等反映诊疗计划和关键过程的病历内容为重点强化管理，提升医疗质量安全意识和水平。每季度自查不少于2%的出院病历，并将自查结果报同级病案质量控制中心。

9）加强会诊管理。进一步细化本机构会诊制度，逐一明确各类会诊的具体工作流程，加强会诊人员资质管理，统一诊单格式及填写规范，规范院内外会诊行为，及时追踪会诊意见执行情况和执行效果。规范医生外出会诊管理，医生接受会诊任务后，应详细了解患者病情，亲自诊查患者，完成相应的会诊工作，并按照规定书写医疗文书。要按照《远程医疗服务管理规范（试行）》规范开展远程会诊。制定本机构多学科会诊制度，鼓励院内科室的多学科会诊参与度，以结果为导向，定期评估会诊治疗效果，充分发挥多学科对提升治疗效果的积极作用。

10）提高急危重患者的识别、筛查及救治能力。快速识别急危重症，及时做出正确处置措施。进一步落实急危重患者处置制度，提高急危重患者救治水平，完善抢救资源配置与紧急调配机制，保障各单元抢救设备和药品可用，为急危重患者提供安全的救治场所。

11）强化患者安全管理。进一步提升患者安全意识，建立医疗质量（安全）不良事件（简称不良事件）信息采集、记录和报告相关制度和激励机制，强化不良事件识别能力，重点关注院内获得性指标的持续改善情况，指定专门部门负责不良事件报告工作，按季度进行本机构数据分析、反馈，查找共性问题和薄弱环节，持续规范、系统推进问题改进，切实提高不良事件主动报告率。

12）提供优质护理。全面深化"以患者为中心"的服务理念，持续推进优质护理，覆盖到门（急）诊、公共卫生科、辅助科室等非住院部门。落实护理核心制度，夯实基础护理质量，做实责任制整体护理，强化护理人文关怀，优化护理服务流程，深化优质护理服务内涵。以满足重大疾病、重点人群的临床护理需求为导向，基于循证基础和临床需求持续改进工作，完善疾病护理规范和操作技术规范。

（三）抓好环节中的重点环节和薄弱环节

1）手术安全核查制度。麻醉实施前、手术开始前、离开手术室前核查并规范书写手术安全核查书。

2）危急值报告登记、接收与处理。要求相关人员及时报告医生，医生及时处理并记录。

3）对住院超过15天的患者作为大查房重点，核查有无评价记录。对缩短平均住院日的各瓶颈环节、等候时间等措施进行逐一核查，认真落实各项措施。

4）做好危重疑难患者和特殊患者的管理。做好疑难、死亡等病例讨论记录。

5）抽查危重患者的上级医生查房记录、值班医生查房记录、病危通知书、抢救记录等。

6）健全并落实各项医疗规章制度，要求各种制度执行记录规范、项目齐全。医疗组严格执行三级查房制度。严格执行病例讨论制度、会诊制度、交接班制度等。科室每月召开会议，对存在问题进行分析、整改及持续改进。

7）严格执行查对制度与查对工作的监督。

8）抓好急诊急救工作，对急诊组人员、应急反应、设备、急救药品等情况随时抽查。

9）抓好值班制度，节假日值班技术力量要保证，做好交接班及报告书写，经常随机抽查（特别是节假日夜班抽查）在岗情况。

10）做好病历书写和管理，及时、规范、完整、准确书写，上级医生及时签名，按时归档，妥善保存，归档病历不得修改、返回。

11）做好沟通工作。一方面做好医患沟通工作并做好谈话记录，另一方面做好院内上下、科室之间、同事之间工作的沟通，确保质量与安全管理的决定及时执行，工作上能互相协作，确保工作正常运转。

12）实施零缺陷管理，防止差错事故发生。

13）持证上岗，严格执业准入。

14）在医疗进程中，下一个工作环节有责任监督上一个工作环节，如发生划价、发药错误、处方差错，只能由医务人员核对后纠正，严禁推诿，由患者自己去找医务人员纠正。

（四）做好终末医疗质量与安全管理

1）完善考核管理机制，使每一个岗位、每一个环节的终末质量都得到监督与管理，确保责任到人，考核到位。

2）对门诊及住院患者手术过程、病历质量、其他医疗文书等进行全方位的终末质量管理，把好终末质量关。

3）质量指标管理。作为重点考核内容。

四、医疗质量安全核心制度及要点

（一）医疗质量安全核心制度制定的意义

医疗质量直接关系到人民群众的健康权益和对医疗服务的切身感受。持续改进质量，保障医疗安全，是卫生事业改革和发展的重要内容和基础。医疗质量管理工作作为一项长期工作任务，需要从制度层面进一步加强保障和约束，实现全行业的统一管理和战线全覆盖。2016 年，国家卫生健康委颁布施行《医疗质量管理办法》，通过顶层制度设计，进一步建立完善医疗质量管理长效工作机制，明确了医疗质量管理各项要求，促进医疗质量管理工作步入制度化、法治化管理轨道。医疗机构及其医务人员应当严格遵守的，对保障医疗质量和患者安全具有重要的基础性作用的一系列制度凝练为了 18 项医疗质量安全核心制度。

多年来，行业内对于落实核心制度的重要性有高度共识，并在实践中取得了良好成效。但是，由于缺乏全国统一的规范要求，各地、各医疗机构对核心制度的理解和认识存在一定区别和偏差，各医疗机构核心制度的定义、内容、要求、操作流程和执行效果也存在一定差别，亟须从全国层面进行统一。同时，随着医疗卫生体制改革的不断推进和医疗质量管理精细化、科学化水平的不断提高，一些新的管理模式和工作要求也需要及时固化为制度并进一步补充完善。为指导医疗机构进一步理解和贯彻落实核心制度，保障医疗质量和患者安全，国家卫生健康委对《医疗质量管理办法》提出的医疗质量安全 18 项核心制度的定义、内容和基本要求进行了细化，组织制定了《医疗质量安全核心制度要点》。

医疗质量安全核心制度是指在诊疗活动中对保障医疗质量和患者安全发挥重要的基础性作用，医疗机构及其医务人员应当严格遵守的一系列制度。医疗质量安全18项核心制度分别为首诊负责制度、三级查房制度、会诊制度、分级护理制度、值班和交接班制度、疑难病例讨论制度、急危重患者抢救制度、术前讨论制度、死亡病例讨论制度、查对制度、手术安全核查制度、手术分级管理制度、新技术和新项目准入制度、危急值报告制度、病历管理制度、抗菌药物分级管理制度、临床用血审核制度、信息安全管理制度。《医疗质量安全核心制度要点》对每项核心制度的定义进行了明确，并对每项核心制度实施的基本原则和关键环节提出了要求，为各级各类医疗机构制定和执行本机构核心制度提供了基本遵循。

《医疗质量安全核心制度要点》的颁布实施，对于提高我国医疗机构医疗质量管理的科学化、制度化、精细化水平具有重要意义。各级各类医疗机构应当根据《医疗质量安全核心制度要点》和本机构实际，制定完善本机构核心制度和相关配套文件，细化工作流程，加强对医务人员的培训、教育和考核，使核心制度真正融入诊疗活动中，保障医疗质量安全，更好地维护人民群众健康权益。

（二）18项核心制度及要点内容

1. 首诊负责制度

首诊负责制度是指患者的首位接诊医生（首诊医生）在一次就诊过程结束前或由其他医生接诊前，负责该患者全程诊疗管理的制度。医疗机构和科室的首诊责任参照医生首诊责任执行。基本要求如下：

1）明确患者在诊疗过程中不同阶段的责任主体。

2）保障患者诊疗过程中诊疗服务的连续性。

3）首诊医生应当做好医疗记录，保障医疗行为可追溯。

4）非本医疗机构诊疗科目范围内疾病，应告知患者或其法定代理人，并建议患者前往相应医疗机构就诊。

2. 三级查房制度

三级查房制度是指患者住院期间，由不同级别的医生以查房的形式实施患者评估、制定与调整诊疗方案、观察诊疗效果等医疗活动的制度。基本要求如下：

1）医疗机构实行科主任领导下的三个不同级别的医生查房制度。三个不同级别的医生可以包括但不限于主任医师或副主任医师、主治医师、住院医师。

2）遵循下级医生服从上级医生，所有医生服从科主任的工作原则。

3）医疗机构应当明确各级医生的医疗决策和实施权限。

4）医疗机构应当严格明确查房周期。工作日每天至少查房2次，非工作日每天至少查房1次，三级医生中最高级别的医生每周至少查房2次，中间级别的医生每周至少查房3次。术者必须亲自在术前和术后24小时内查房。

5）医疗机构应当明确医生查房行为规范，尊重患者、注意仪表、保护隐私、加强沟通、规范流程。

6）开展护理、药师查房的可参照上述规定执行。

3. 会诊制度

会诊是指出于诊疗需要，由本科室以外或本机构以外的医务人员协助提出诊疗意见或提供诊疗服务的活动。规范会诊行为的制度称为会诊制度。基本要求如下：

1）按会诊范围，会诊分为机构内会诊和机构外会诊。机构内多学科会诊应当由医疗管理部门组织。

2）按病情紧急程度，会诊分为急会诊和普通会诊。机构内急会诊应当在会诊请求发出后10分钟内到位，普通会诊应当在会诊发出后24小时内完成。

3）医疗机构应当统一会诊单格式及填写规范，明确各类会诊的具体流程。

4）原则上，会诊请求人员应当陪同完成会诊，会诊情况应当在会诊单中记录。会诊意见的处置情况应当在病程中记录。

5）前往或邀请机构外会诊，应当严格遵照国家有关规定执行。

4. 分级护理制度

分级护理制度是指医护人员根据住院患者病情和（或）自

理能力对患者进行分级别护理的制度。基本要求如下：

1）医疗机构应当按照国家分级护理管理相关指导原则和护理服务工作标准，制定本机构分级护理制度。

2）原则上，护理级别分为特级护理、一级护理、二级护理、三级护理 4 个级别。

3）医护人员应当根据患者病情和（或）自理能力变化动态调整护理级别。

4）患者护理级别应当明确标识。

5. 值班和交接班制度

基本要求如下：

1）医疗机构应当建立全院性医疗值班体系，包括临床、医技、护理部门以及提供诊疗支持的后勤部门，明确值班岗位职责并保证常态运行。

2）医疗机构实行医院总值班制度，有条件的医院可以在医院总值班外，单独设置医疗总值班和护理总值班。总值班人员须接受相应的培训并经考核合格。

3）医疗机构及科室应当明确各值班岗位职责、值班人员资质和人数。值班表应当在全院公开，值班表应当涵盖与患者诊疗相关的所有岗位和时间。

4）当值医务人员中必须有本机构执业的医务人员，非本机构执业医务人员不得单独值班。当值人员不得擅自离岗，休息时应当在指定的地点休息。

5）各级值班人员应当确保通信畅通。

6）四级手术患者手术当日和急危重患者必须床旁交班。

7）值班期间所有的诊疗活动必须及时记入病历。

8）交接班内容应当专册记录，并由交班人员和接班人员共同签字确认。

6. 疑难病例讨论制度

疑难病例讨论制度是指为尽早明确诊断或完善诊疗方案，对诊断或治疗存在疑难问题的病例进行讨论的制度。基本要求如下：

1）医疗机构及临床科室应当明确疑难病例的范围，包括但不限于没有明确诊断或诊疗方案难以确定、疾病在应有明确疗效的周期内未能达到预期疗效、非计划再次住院和非计划再次手术、出现可能危及生命或造成器官功能严重损害的并发症等患者。

2）疑难病例均应由科室或医疗管理部门组织开展讨论。讨论原则上应由科主任主持，全科人员参加。必要时邀请相关科室人员或机构外人员参加。

3）医疗机构应统一疑难病例讨论记录的格式和模板。讨论内容应专册记录，主持人需审核并签字。讨论的结论应当记入病历。

4）参加疑难病例讨论成员中应当至少有 2 人具有主治医师及以上职称。

7. 急危重患者抢救制度

急危重患者抢救制度是指为控制病情、挽救生命，对急危重患者进行抢救并对抢救流程进行规范的制度。基本要求如下：

1）医疗机构及临床科室应当明确急危重患者的范围，包括但不限于病情危重，不立即处置可能存在危及生命或出现重要脏器功能严重损害；生命体征不稳定并有恶化倾向等患者。

2）医疗机构应当建立抢救资源配置与紧急调配的机制，确保各单元抢救设备和药品可用。建立绿色通道机制，确保急危重患者优先救治。医疗机构应当为非本机构诊疗范围内的急危重患者的转诊提供必要的帮助。

3）临床科室急危重患者的抢救，由现场级别和年资最高的医生主持。紧急情况下医务人员参与或主持急危重患者的抢救，不受其执业范围限制。

4）抢救完成后 6 小时内应当将抢救记录记入病历，记录时间应具体到分钟，主持抢救的人员应当审核并签字。

8. 术前讨论制度

术前讨论制度是指以降低手术风险、保障手术安全为目的，在患者手术实施前，医生必须对拟实施手术的手术指征、手术方式、预期效果、手术风险和处置预案等进行讨论的制度。基本要求如下：

1）除以紧急抢救生命为目的的急诊手术外，所有住院患者手术必须实施术前讨论，术者必须参加。

2）术前讨论的范围包括手术组讨论、医生团队讨论、病区内讨论和全科讨论。临床科室应当明确本科室开展的各级手术术前讨论的范围并经医疗管理部门审定。全科讨论应当由科主任或其授权的副主任主持，必要时邀请医疗管理部门和相关科室参加。患者手术涉及多学科或存在可能影响手术的合并症的，应当邀请相关科室参与讨论或事先完成相关学科的会诊。

3）术前讨论完成后，方可开具手术医嘱，签署手术知情同意书。

4）术前讨论的结论应当记入病历。

9. 死亡病例讨论制度

死亡病例讨论制度是对医疗机构内死亡病例的死亡原因、死亡诊断、诊疗过程等进行讨论的制度。基本要求如下：

1）死亡病例讨论原则上应当在患者死亡1周内完成。尸检病例在尸检报告出具后1周内必须再次讨论。

2）死亡病例讨论应当在全科范围内进行，由科主任主持，必要时邀请医疗管理部门和相关科室参加。

3）死亡病例讨论情况应当按照本机构统一制定的模板进行专册记录，由主持人审核并签字。死亡病例讨论结果应当记入病历。

4）医疗机构应当及时对全部死亡病例进行汇总分析，并提出持续改进意见。

10. 查对制度

查对制度是指为防止医疗差错，保障医疗安全，医务人员对医疗行为和医疗器械、设施、药品等进行复核查对的制度。基本要求如下：

1）医疗机构的查对制度应当涵盖患者身份识别、临床诊疗行为、设备设施运行和医疗环境安全等相关方面。

2）每项医疗行为都必须查对患者身份。应当至少使用两种身份查对方式，严禁将床号作为身份查对的标识。为无名患者进行诊疗活动时，须双人核对。用电子设备辨别患者身份时，仍需口语查对。

3）医疗器械、设施、药品、标本等查对要求按照国家有关规定和标准执行。

11. **手术安全核查制度**

手术安全核查制度是指在麻醉实施前、手术开始前和患者离开手术室前对患者身份、手术部位、手术方式等进行多方参与的核查，以保障患者安全的制度。基本要求如下：

1）医疗机构应当建立手术安全核查制度和标准化流程。

2）手术安全核查过程和内容按国家有关规定执行。

3）手术安全核查表应当纳入病历。

12. **手术分级管理制度**

手术分级管理制度是指为保障患者安全，按照手术风险程度、复杂程度、难易程度和资源消耗不同，对手术进行分级管理的制度。基本要求如下：

1）按照手术风险性和难易程度不同，手术分为四级。具体要求按照国家有关规定执行。

2）医疗机构应当建立手术分级管理工作制度和手术分级管理目录。

3）医疗机构应当建立手术分级授权管理机制，建立手术医生技术档案。

4）医疗机构应当对手术医生能力进行定期评估，根据评估结果对手术权限进行动态调整。

13. **新技术和新项目准入制度**

新技术和新项目准入制度是指为保障患者安全，对于本医疗机构首次开展临床应用的医疗技术或诊疗方法实施论证、审核、质量控制、评估全流程规范管理的制度。基本要求如下：

1）医疗机构拟开展的新技术和新项目应当为安全、有效、经济、适宜、能够进行临床应用的技术和项目。

2）医疗机构应当明确本机构医疗技术和诊疗项目临床应用清单并定期更新。

3）医疗机构应当建立新技术和新项目审批流程，所有新技术和新项目必须经过本机构相关技术管理委员会和医学伦理委员会审核同意后，方可开展临床应用。

4）新技术和新项目临床应用前，要充分论证可能存在的安全隐患或技术风险，并制定相应预案。

5）医疗机构应当明确开展新技术和新项目临床应用的专业人员范围，并加强新技术和新项目质量控制工作。

6）医疗机构应当建立新技术和新项目临床应用动态评估制度，对新技术和新项目实施全程追踪管理和动态评估。

7）医疗机构开展临床研究的新技术和新项目按照国家有关规定执行。

14. 危急值报告制度

危急值报告制度是指对提示患者处于生命危急状态的检查、检验结果建立复核、报告、记录等管理机制，以保障患者安全的制度。基本要求如下：

1）医疗机构应当分别建立住院和门急诊患者危急值报告具体管理流程和记录规范，确保危急值信息准确，传递及时，信息传递各环节无缝衔接且可追溯。

2）医疗机构应当制定可能危及患者生命的各项检查、检验结果危急值清单并定期调整。

3）出现危急值时，出具检查、检验结果报告的部门报出前，应当双人核对并签字确认，夜间或紧急情况下可单人双次核对。对于需要立即重复检查、检验的项目，应当及时复检并核对。

4）外送的检验标本或检查项目存在危急值项目的，医院应当和相关机构协商危急值的通知方式，并建立可追溯的危急值报告流程，确保临床科室或患方能够及时接收危急值。

5）临床科室任何接收到危急值信息的人员应当准确记录、复读、确认危急值结果，并立即通知相关医生。

6）医疗机构应当统一制定临床危急值信息登记专册和模板，确保危急值信息报告全流程的人员、时间、内容等关键要素可追溯。

15. 病历管理制度

病历管理制度是指为准确反映医疗活动全过程，实现医疗服务行为可追溯，维护医患双方合法权益，保障医疗质量和医疗安全，对医疗文书的书写、质量控制、保存、使用等环节进行管理的制度。基本要求如下：

1）医疗机构应当建立住院及门急诊病历管理和质量控制制度，严格落实国家病历书写、管理和应用相关规定，建立病历质量检查、评估与反馈机制。

2）医疗机构病历书写应当做到客观、真实、准确、及时、完整、规范，并明确病历书写的格式、内容和时限。

3）实施电子病历的医疗机构，应当建立电子病历的建立、记录、修改、使用、存储、传输、质量控制、安全等级保护等管理制度。

4）医疗机构应当保障病历资料安全，病历内容记录与修改信息可追溯。

5）鼓励推行病历无纸化。

16. 抗菌药物分级管理制度

抗菌药物分级管理制度是指根据抗菌药物的安全性、疗效、细菌耐药性和价格等因素，对抗菌药物临床应用进行分级管理的制度。基本要求如下：

1）根据抗菌药物的安全性、疗效、细菌耐药性和价格等因素，抗菌药物分为非限制使用级、限制使用级与特殊使用级三级。

2）医疗机构应当严格按照有关规定建立本机构抗菌药物分级管理目录和医生抗菌药物处方权限，并定期调整。

3）医疗机构应当建立全院特殊使用级抗菌药物会诊专家库，按照规定规范特殊使用级抗菌药物使用流程。

4）医疗机构应当按照抗菌药物分级管理原则，建立抗菌药物遴选、采购、处方、调剂、临床应用和药物评价的管理制度和具体操作流程。

17. 临床用血审核制度

临床用血审核制度是指在临床用血全过程中，对与临床用血相关的各项程序和环节进行审核和评估，以保障患者临床用血安全的制度。基本要求如下：

1）医疗机构应当严格落实国家关于医疗机构临床用血的有关规定，设立临床用血管理委员会或工作组，制定本机构血液预订、接收、入库、储存、出库、库存预警、临床合理用血等管理制度，完善临床用血申请、审核、监测、分析、评估、改进等管理制度、机制和具体流程。

2）临床用血审核包括但不限于用血申请、输血治疗知情同意、适应证判断、配血、取血发血、临床输血、输血中观察和输血后管理等环节，并全程记录，保障信息可追溯，健全临床合理用血评估与结果应用制度、输血不良反应监测和处置流程。

3）医疗机构应当完善急救用血管理制度和流程，保障急救治疗需要。

18. 信息安全管理制度

信息安全管理制度是指医疗机构按照信息安全管理相关法律法规和技术标准要求，对医疗机构患者诊疗信息的收集、存储、使用、传输、处理、发布等进行全流程系统性保障的制度。基本要求如下：

1）医疗机构应当依法依规建立覆盖患者诊疗信息管理全流程的制度和技术保障体系，完善组织架构，明确管理部门，落实信息安全等级保护等有关要求。

2）医疗机构主要负责人是医疗机构患者诊疗信息安全管理第一责任人。

3）医疗机构应当建立患者诊疗信息安全风险评估和应急工作机制，制定应急预案。

4）医疗机构应当确保实现本机构患者诊疗信息管理全流程的安全性、真实性、连续性、完整性、稳定性、时效性、溯源性。

5）医疗机构应当建立患者诊疗信息保护制度，使用患者诊疗信息应当遵循合法、依规、正当、必要的原则，不得出售或擅自向他人或其他机构提供患者诊疗信息。

6）医疗机构应当建立员工授权管理制度，明确员工的患者诊疗信息使用权限和相关责任。医疗机构应当为员工使用患者诊疗信息提供便利和安全保障，因个人授权信息保管不当造成的不良后果由被授权人承担。

7）医疗机构应当不断提升患者诊疗信息安全防护水平，防止信息泄露、毁损、丢失。定期开展患者诊疗信息安全自查工作，建立患者诊疗信息系统安全事故责任管理、追溯机制。在发生或可能发生患者诊疗信息泄露、毁损、丢失的情况时，应当立即采取补救措施，按照规定向有关部门报告。

五、医院质量与安全管理的方法与工具

围绕医疗质量安全管理主线，应用全面质量管理（TQC）、质量环（PDCA 循环）、标杆管理、品管圈（QCC）、疾病诊断相关组（DRGs）绩效评价、单病种管理、临床路径管理等医疗质量管理工具，全面开展医疗机构质量提升行动，下面简单介绍几种。

（一）PDCA 循环

在基层医疗卫生机构中最为常用的工具是 PDCA 循环。

1. PDCA 循环概念

PDCA 循环作为管理学中的一个通用模型，最早由统计学家休哈特提出构想，1950 年由美国质量管理专家戴明博士加以宣传，并在推行全面质量管理工作中进行广泛的应用与完善，故又被称为"戴明环"。PDCA 循环包括 4 个阶段：P 即计划（plan），D 即实施（do），C 即检查（check），A 即改进（action）。

1）P，在医院领导的直接领导下，制订医院总体质量与安全管理计划，确定年度工作计划及监测项目，设计项目的标准、

采集数据、检查登记表、监测频率、统计处理方法、资源需要、实施时间等。

2）D，组织对相应的工作计划及监测项目进行培训，明确职责和任务，按计划要求在工作中认真执行，并落实到具体的人员。

3）C，根据计划对监测项目进行数据收集、处理分析，发现缺陷并提出改进措施，重新设计流程，纳入新的内容，并试执行。

4）A，根据检查结果，将成功的经验加以肯定，形成"标准"；对缺陷程序采取措施进行改进，并对遗留的问题转下一循环解决。

PDCA循环是一个不间断的确立标准、衡量成效、纠正偏差的动态循环过程，每循环1次，质量就得到改进，反映了全面质量管理中的一般规律。

2. PDCA循环的特点

1）四个阶段紧密衔接，缺一不可。

2）大环套小环，小环推动大环。

3）不断循环上升，每循环一周上一个新台阶。

PDCA循环的特点示意图见图6-2。

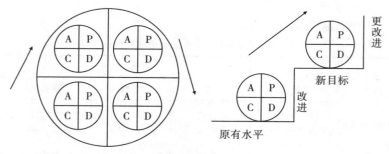

图6-2　PDCA循环的特点示意图

3. PDCA循环的实施步骤与主要方法

PDCA循环的实施步骤与主要方法见表6-1。

表6-1 PDCA循环的实施步骤与主要方法

阶段	步骤	主要方法
	1. 分析现状，找出质量问题	排列图、直方图、控制图
	2. 分析产生质量问题的各种影响因素	因果图
	3. 找出影响质量问题的主要影响因素	排列图、关联图
P	4. 针对主要原因，制订措施和计划	回答（5W1H）即：为什么制订该措施（why）？达到什么目标（what）？在何处执行（where）？由谁负责完成（who）？什么时间完成（when）？如何完成（how）？措施和计划是执行力的基础，应使其尽可能具有可操作性
D	5. 执行、实施计划	
C	6. 检查计划执行结果	排列图、直方图、控制图
A	7. 总结成功经验，制定相应标准	制定或修改工作规程、检查规程及其他有关规章制度
	8. 把未解决或新出现问题转入下一个PDCA循环	

4. 评审细则要求

评审细则要求见表6-2。

表6-2 评审细则要求

项目	A	B	C	D
评审结果	优秀	良好	合格	不合格
评审依据	有持续改进，有良好成效	有监管，有结果	有机制且能有效执行	仅有制度或规章或流程，未执行
PDCA步骤	PDCA	PDC	PD	仅P或全无

（二）标杆管理

所谓标杆管理，是将产品和服务与最强大的竞争对手或本领域领导者相比较的持续流程，通过借鉴先进的模式和理念，对本组织进行改造，创造出适合自己的最佳管理方式，是一种有目的、有目标的学习、模仿和创新过程。标杆管理提供了一个清楚认识自我的工具，便于发现解决问题的途径，从而缩短自己与领先者的距离。要点：学习—思考—创新。

（三）头脑风暴法

头脑风暴法又叫畅谈法、智力激荡法，是采用会议的方式，引导会议成员围绕某个中心议题创造性地思考，发表看法，通过与会者之间的互相启发、互相刺激，产生创造性设想的连锁反应不断地、大量地诱发和产生出创造性设想的一种集体创造思维的方法。要点：不受任何限制，大胆地想象；尽可能标新立异；尽可能多地获得设想是它的首要任务；当场不对任何设想做出评价，既不否定，也不肯定，一切评价和判断都须延迟到会议之后；绝对禁止批评。

（四）因果图

因果图是为了寻找某种质量问题的原因，采用召开调查会的办法将员工的意见反映在因果图上。要点：集思广益，一张因果图只解决一个质量问题；探讨原因要从主因到次因，从大到小，寻根究底，直至能具体采取措施为止。

（五）排列图

排列图是对发生频次从最高到最低的项目进行排列而采用的简单图示技术。帕累托图原理：80%的缺陷是由20%的原因造成的。

（六）甘特图

甘特图是以图示的方式形象地表示出特定项目的活动顺序与持续时间（见图6-3）。

改进项目/	入院流程的改进										
流程名称	1	2	3	4	5	6	7	8	9	10	11
F　问题陈述	▬	▬									
O　组织人员		▬									
O　工作分工		▬									
O　制订计划		▬									
C　画出流程图			▬								
C　找到最佳途径				▬							
U　收集资料				▬							
U　原因分析				▬							
S　选择最佳方案						▬					
P　改进计划						▬					
D　实施和监控						▬	▬	▬	▬		
C　结果分析										▬	
A　新流程标准化											▬
A　持续改进											▬

图6-3　甘特图

六、信息化建设在医院质量管理中的作用

当今是一个信息化的时代，计算机信息技术已经渗透到各行各领域。随着医院信息化建设的不断深入，医院信息技术运用已经成为当前医院进行科学管理的主要手段。医院信息系统正在影响和改变着医院管理和运营的各个方面，尤其给医疗质量管理带来了质的变化。而随着医院信息化建设趋于成熟的现在，能否有效利用信息、如何有效利用信息、如何利用信息技术加强医疗质量管理也是每一所信息化医院所必须面对和解决的问题。

以往由于条件限制，医疗质量管理主要依靠终末病例检查的方法进行，属于事后检查，存在监控不及时、信息不通畅等问题。随着医院信息化的实施，使医院主要医疗业务均反映在网络上，让实时质量监控成为可能，有效地解决了以往手工时代实时质量监控困难的问题。

（一）信息化建设对医疗质量的影响

1. 医院信息化与医疗决策原则的一致性是医疗质量和服务质量的根本保证

临床决策过程的实施包含着大量信息互换。医院信息管理系统（HIS）、实验室信息管理系统（LIS）和影像归档和通信系统（PACS）能客观准确地在第一时间里为医生提供患者的基本信息、检验结果及各种影像报告。其一体化的运行为医生的诊断和治疗提供了时间、速度和资源上的保障。符合临床决策的真实性、先进性和效益性原则。

2. 完善了医院的经济核算和成本管理

信息化建设使大量的信息通过网络共享，实现无纸化、无片化；药品物资耗材均可实现低库存管理，避免物资积压，提高了周转速度，有效地控制了消耗材料的浪费，减少资金占用，加快资金周转，加强医院的经济核算和成本管理，提高医院的经济效率。

3. 为做好服务型医院提供平台

大量的患者就诊信息保留下来，有利于医院实现一定的客户关系管理，为实现患者回访、新技术和新项目推广、预防和保健信息宣传、健康学校和诊疗服务等提供了基础，进一步增进了医患关系，推动医院由被动服务向主动服务转变，从而实现更好的社会效益。

4. 促进数据挖掘和分析，辅助医院领导进行科学化的决策

信息化建设可以使管理者获得各种信息，及时发现问题，并对问题深入分析研究，最终提出解决问题的思路和方法。

5. 促进医院文化建设，提高医院员工素质

"以病人为中心"的信息化建设不断推进，对员工不断提出更高的要求，员工的计算机应用水平也得到提高，医院内部人才建设也进一步加强。院内网站将电子图书馆嵌入其中，各种通知、公告、文档、管理信息均可通过网络迅速传播到院内的每一角落，在实现办公自动化的同时，也方便广大医务人员及

时获得各种专业知识和信息，节约了时间，提高了学习和工作效率。对患者的服务水平、服务质量也全面提高，有利于医院取得更大的社会效益。

（二）利用信息技术加强医疗质量监控，提高医疗质量

1. 建立科学的质量评价指标是实施质量监测的基础

最近几年，随着医院信息化建设发展的深入，医疗质量管理的概念不断强化，考核评估的内容与方法也在向广度与深度扩展，这也大大提高了质量指标的科学性和合理性。在医院管理中，各项规章制度的制定为广大医务人员提供了行动准则，而怎样考评却成为医院管理者棘手的问题。计算机技术以其快速、高效、及时、准确的优势，科学的设计和应用网络技术，加强了医院管理层与科室之间的纵向联系及各职能部门之间的横向联系，使得数据资源得到充分共享，为强化医院统计工作职能开辟了广阔的前景。

2. 完善的质量监测方法是科学管理的必要手段

1）质量监测方法科学。在传统的医院管理工作中，只能通过统计人员手工统计，才能看到终末质量的评价指标，而对环节质量与资源合理利用等却很难做到正确地评价；同时，在综合评价一个科室工作或某个人员时，往往掺杂一些感情因素、人为干扰和经验印象等，使评价结果在一定程度上不符合实际，影响了评价的真实性。如考评某医院的日门诊工作量时，由于没有科学的考评方法，只能凭每个医生自己统计工作量，易导致水分增加，使医院管理者既不能如实掌握门诊各科室工作量，也无法统计医生的日工作量。通过运用计算机信息化管理，使每个患者从门诊挂号开始就自动进入计算机管理之中，管理人员可随时通过计算机统计出门诊各科室日门诊人数，同时统计出人均门诊费用，为全面有效地评价患者的医疗服务和卫生资源消耗、改进医疗服务提供了大量准确数据，对人为因素造成的分解治疗费、医生开大处方及做不必要的特殊检查等现象起到了一定的制约作用。

2）质量监测过程量化。使用计算机对临床科室工作量进行

统计，使医院管理者能每天、每周、每月看到全院每个医生的工作量、收治患者质量及为医院的创收情况等，为及时调节门诊与科室的收治环节、降低平均住院指数、合理分配卫生资源及提高医院床位使用率等提供了可靠的依据，有助于开展医院管理研究及合理评价医疗质量，使医院的组织结构、床位分布、人员安排与住院患者的种类和数量相协调，使医院能够利用有限的卫生资源为更多的患者服务。

3）质量监测效果高效。随着医学科学技术的飞速发展和医疗设备的迅速更新，我们所掌握的现代化诊断、治疗手段在临床医疗中的作用与日俱增，在现代化医院中占有越来越重要的地位。通过计算机及软件管理，不仅可以控制医疗工作的基础质量，强化医疗科室质量管理意识，还可以起到对临床科室录入数据的核对作用，减少了录入差错，增加了医疗收益，促进了医院临床诊断、治疗能力及基础医疗质量的全面提高。

3. 以信息系统为依托，强化医疗质量管理

1）充分了解医院各项业务流程和运行状态。要使统计工作做到有的放矢，首先必须了解医院各项业务的流程环节和运行状态，其中包括信息流、物资流和工作流；其次要清楚每个流程的运行需要哪些系统支持，产生什么样的信息，输入的信息从何而来，输出的信息到哪里去等。只有充分了解并掌握这些流程环节和运行状态，才能正确地甄别系统产生数据的真实性和准确性，发现存在问题的根源所在，为科学和正确地进行统计分析打基础。

2）充分掌握系统的数据来源和属性。为提高各类报表的数据质量和统计分析质量，统计人员在充分了解医院各项业务流程和运行状态的基础上，还应掌握各类系统的数据来源、属性和相互关联等，为正确判断数据来源的合理性、掌握各类报表数据的完整性及高质量的统计分析提供参考依据。

3）实时监控系统的数据质量。近年来，医疗机构把实时监控系统的数据质量放在日常工作的首位。每天第一件必须要做的工作就是查看网上数据，查看数据是否准确、完整，分析出

现问题数据的原因，及时反馈、纠正问题；将较严重或倾向性问题，除记录在案外，还要进行分析汇总，将分析结果提供给管理机关进行讲评，并与科室和个人的绩效管理挂钩。

（三）依托医院信息化的医疗质量控制模式

传统终末质量控制是通过对出院患者病案信息进行评价形成信息反馈，间接控制下一个医疗环节，强调的是"治"，为被动管理、事后管理。而基于医院信息化现代实时质量控制是依托信息系统中的海量信息和无纸化高速传输特性，根据过程质量管理原理和方法，以教育—实施—检查—纠正偏差—再教育的模式进行持续性质量控制（CQI），建立起一套完整的实时质量控制模式，如前馈控制、现场控制、反馈控制等，对患者诊疗过程中影响医疗质量主要因素（包括医生诊断、合理用药、医技检查、医疗环节、病案质量等多种指标）进行控制，强调的是"治"与"防"相结合，是一种主动管理和环节管理。

1. 前馈控制

前馈控制也称预先控制、事前控制，是在医疗行为发生之前做出的控制，强调的是"防"。通过对质量控制标准进行控制，以保证医疗质量。在质量控制过程中，前馈控制利用信息化平台，通过对系统中质量控制点信息的定时采集、统计，分析医疗质量各指标实际完成情况，对产生的偏差和错误采取及时有效的措施进行纠正，从而达到医疗质量实时控制的目的。与传统终末控制相比，前馈控制以提前设立的系统控制点信息为馈入信息，在诊疗过程中对采集信息进行及时统计分析，以防止医疗行为和诊疗结果出现质和量的偏差，从而在影响医疗质量之前就得到纠正。因此克服了终末控制因信息时滞所带来的质量控制缺陷，大大提高了医疗质量控制性能。

2. 现场控制

现场控制是在患者诊疗过程中进行控制，强调的是"实时"。质量控制人员通过深入到医疗现场亲自监督检查或实时监控质量控制点指标，如就诊响应时间点、首日病程完成时间点、疾病确诊时间点、三级查房点等，实时控制医护人员医疗行为和诊疗质量，对出现与标准不符的偏差、错误信息进行及时反馈预警，促使医护人员分析造成质量偏差的原因，采取措施纠正偏差，从而提高医疗质量。现场控制是医疗质量实时控制最为直接有效的控制方法。

3. 反馈控制

反馈控制是通过对大量出院患者信息进行统计分析，特别是将信息与质量控制标准进行比较，完成对医疗质量和医疗资源使用消耗情况的评价，并在评价过程中通过对偏差的处理纠正形成新的质量控制方法，为下一环节医疗质量的提高提供处理办法。它强调的是"治"。反馈控制方式主要为统计报表及统计查询、质量考评等。

（四）基于医院信息化、智能化审核的环节医疗质量控制

1. 医疗行为质量控制

医疗行为是医护人员职业道德与基本医疗技能的综合体现，也是患者在医院接受合理、正确就诊治疗的基本保证。完整医疗行为是指患者从入院就诊到治疗完毕出院期间全过程、各环节所发生的一切诊疗活动。在信息平台上对患者住院信息、药品信息、检查信息、手术信息及病案信息进行过程分析，对常见病种和手术病例建立临床路径，在诊疗过程各信息系统中设立包含诊疗时间、诊疗内容、诊疗费用的质量控制点和标准规范，如首日病程控制点、检查报告电子文档记录控制点、查房制度控制点、手术记录控制点、医生病历完成时间控制点、诊断确诊时间控制点、医疗费用控制点等进行网络实时监控，可以规范医护人员医疗行为，克服工作中随意性、惰性和误操作，尽量避免医疗事故发生，提高医疗质量。

2. 医技工作质量控制

医技工作质量主要是指医疗检查、检验、输血、手术麻醉等医技科室工作质量。随着 LIS、PACS、放射科信息系统（RIS）、输血信息系统、手术麻醉信息系统等在医院的全面建设，可以通过网络对医技工作流程环节进行监控，如各检查科室是否接受了门急诊临床科室预约申请、是否合理安排了患者

检查顺序与时间、是否进行了正确合理检查化验、是否采用了标准数据字典和报告模板、是否将检验结果正确及时地反馈给申请者等；对检查质量进行控制，如 LIS 中检验阳性率、误差率、结果转归与药物使用关系，PACS 中甲片率、废片率、影像诊断合格率、误诊率等；还可以通过对数字化图像进行信息二次处理，开展回顾性研究和分析；对检查费用进行监控，如检查费用收取是否合理及时、患者费用支出情况、患者费用结余情况等。通过对检查流程环节、质量费用进行控制不断提高检查水平和诊断水平，并对检查信息做好统计分析，从而提高医疗质量。

3. 药品质量控制

无论是在医院长远发展过程中，还是在医生的短期诊疗活动中，药品都会起到相当重要的作用。对药品管理和药品使用进行控制也能对医疗质量的提高起到促进作用。在药库/药房信息系统中设立监控点，实时监控各病区药品消耗情况和药品消耗品种类型，能够帮助医院管理者及时合理制订药品采购计划和清单；对药品采购、入库、上账、出库、有效期、价格调整等各环节进行透明监控，可以解决手工时代药品出库量大于医嘱和处方量、医生医嘱和处方量大于患者使用量的现象，从而有效避免和减少药品积压和浪费，解决药库/药房的库存问题。同时在门诊、住院医生工作站中设立合理用药监控点，如配伍禁忌控制点、药物用量与疗效转归控制点等。通过对信息提取分析能够帮助医护人员对各病种病例制定适当用药标准，达到合理控制、满意疗效、合理经济开销，从而实现药品、疗效、费用三者合理结合，提高医疗服务质量。

4. 病案质量控制

传统病案质量控制以人工抽查为主，由于各种主客观因素导致人工质量检查存在速度慢、不及时、不全面等多种难以克服的弊病，从而很难实现病案质量管理。随着医院信息化建设的进展，在电子病历系统中建立具有诊疗标准、抽样、信息反馈和统计分析功能的实时监控网，通过从系统模块中直接提取和定点抽样相结合的方式，对病案系统进行定点监控，对检索病历病案首页、入院记录、病程记录、辅助医技检查、出院总结、手术记录和病历书写等各环节进行质量监控，找出其中所存在问题和缺陷，对发现问题进行登记和反馈，促使医护人员进行及时改正和完善。这样有利于及时全面对病案进行监控，有效提高病历处方质量，提高医疗质量。

5. 病种质量与费用控制

利用在各信息系统中设立的质量费用控制点指标提取实时、动态、有效的信息。可以对临床各病区患者病种、病情进行分类分型。在提供病种质量与费用控制标准参考值基础上，对病种质量与费用控制目标进行前馈控制、对住院患者病种质量与费用进行实时现场控制、对出院患者病种质量与费用采取反馈控制的方法进行实时统计分析，如发现病种质量与费用控制周期异常状态，及时进行调整与控制，从而动态控制病种质量与费用，提高医疗质量。

6. 满意度调查

满意度调查是反映医疗服务质量的一个重要指标。切实加强医院管理者、医护人员、患者三方之间沟通交流，从与医护人员、患者交流过程中找到医疗质量改进方向与目标是增强医院竞争力、加强质量控制的重要途径。将满意度调查分析模块纳入整个医院信息化网络建设中，建立涵盖医疗服务态度评价、诊疗技能评价、就诊响应时间评价、费用评价等多因素患者满意度监控体系及包含医院环境评价、医院文化评价、薪酬获取评价、诊疗项目评价等在内的多项目员工满意度监控体系。由医院质量控制人员定期对各病种病型患者及医护人员进行访谈调查，录入调查数据，对调查信息进行统计分析，然后由模块对统计信息进行分析汇总，建模评价，发现影响患者满意度和员工满意度的主要因素，进行及时调整改进，从而提高员工工作积极性与患者就诊满意度，促进医疗服务质量提高。

当今是一个数字化、信息化、智能化的年代，医院的建设也不例外。通过对医院信息化建设在医疗质量管理中的应用及对医疗质量管理的深刻影响分析可以看出，医院信息化建设是现在和未来的必然趋势，对规范医院各种医疗行为活动，提高医院医疗质量水平和工作人员的工作效率都至关重要。

七、医疗质量管理中的常见问题与对策

（一）医疗质量管理中存在的常见问题

1. 质量监管、控制意识不强

现今，我国医院中的少部分医务人员对于医院的医疗服务质量问题并不能准确把握，同时，相关人员在质量监控方面也没有培养意识，对医院的医疗服务质量问题不够重视。在医疗质量出现问题之后，也没有深入分析出现问题的原因，甚至推卸责任，这就导致医院和患者之间的矛盾直接升级，造成医患纠纷，严重影响医院的正面形象。

2. 医疗制度落实不到位

医院医疗制度的落实能有效保障医院的医疗安全，但现今很多医院对于医疗制度的落实还处于初级阶段，很多核心问题不能准确把握，同时，由于医院级别的限制，很多医院对上级医疗制度更改不能及时做出调整，这些问题都影响医疗质量的提升。

3. 质量环节管理不到位

部分医院管理者在对医疗质量的管理方面，片面重视医院考核制度和标准的评估，对于医疗质量缺乏监控管理，同时，医院管理者在医疗行为中并没有对各个环节重点关注，而是在患者的就诊方面提升服务质量，这就导致很多患者在其他服务方面不满，这些潜在问题也会影响医院发展。

4. 质量评价指标方法不健全

现今，很多医院都是使用医疗质量评价来对医疗服务质量进行综合评价和管理，医疗质量的评价管理主要是通过对医疗机构的质量发展现状进行分析，但现今我国医院中所采取的质量评价指标并不能满足我国医院的实际发展需求，主要的原因

是我国的质量评价指标在指标的分类上十分模糊，不能科学规划。

（二）提升医疗质量管理水平的对策

1. 更新管理理念，强化质量意识

意识作为行为的先导，对于医院来说，医院要想提升医疗质量，就必须正视医院发展过程中出现的各种问题，并以积极的态度分析处理问题，同时，现今医院所出现的很多医疗质量问题同医院内部相关医务人员的意识有直接关系，因此，要从多方面入手，选择多种方式来对医务人员进行相关专业的质量要求，还要树立服务第一的意识，更新管理理念，通过不断强化质量意识的方式，在医院内部形成服务第一的发展意识，通过科学化的服务意识学习体系，建立科学的质量管理体系，促进医疗质量水平的提升，促进医院的长远发展。

2. 重视人才培养，提供质量保障

医院质量的提升必须要从专业监管人员出发，医院要严格根据不同专业的实际需求，采取更加多样化的管理来对相关医疗质量人员进行培养，鼓励内部医生展开深入的学术研究，还要引进专业人才等。

3. 加强科学管理，向管理要质量

1）完善组织，健全制度。及时调整院、科两级医院质量与安全管理组织以及科室质量与安全管理小组成员，保持成员组成科学合理、适时高效。健全、完善医院各项规章制度，各级各类人员岗位职责，各类标准、规范、流程，各种应急预案等。不断修订和完善医院各科室质量控制考核标准，并严格执行。

2）加强一线督导。各职能科室要进一步加强督导检查，帮助一线科室解决医院管理评价标准运行中出现的问题，及时改进工作，并建立督查责任追究制，凡督查不力、服务不及时造成问题并引致医院损失的，追究相应职能科室连带管理责任。凡督查两次及以上不予整改或整改不到位的，追究相应一线科室当事人责任及科室负责人连带管理责任，并按照医院奖惩规定相关条款处罚，维护制度权威，强化履责意识，形成事事有

督导、件件有落实的良好局面。

3）抓好环节质量管理，突出重点，加强考核。医院要重点落实医疗规章制度，还要创新发展相关医疗制度。以制度为基础，流程和操作规定的进一步发展来保证医疗质量的进一步提升。在医院内部的各个环节中都要对医疗服务质量准确把握，通过提高服务意识来为更多的患者提供服务。各质量管理部门要重点抓好医疗质量安全18项核心制度和患者10项安全目标的落实情况，月、季度有考核、汇总、分析、反馈、整改和跟踪验证，并运用PDCA循环等质量管理方法与工具推动质量持续改进。

4）抓好策略转型，促进质量建设。医院在发展过程中，要逐渐形成规模意识，促进医护人员达到最佳的服务水平，医院只有加强内涵建设，才能有效保证医疗服务水平的稳步提升，实现医院的可持续发展。同时医院还要积极抓好发展策略转型，从追求数量逐渐发展到追求质量上，不断鼓励专业人员提升服务水平。现今，医院必须采取集约型发展策略，走多元化发展道路，改善医院内部医疗就诊环境，面对不同的患者提出的不同要求，医院可通过提供个性化服务项目的方式满足他们，这样能有效提升患者对医院的满意度，增强患者对医院的好感。

随着我国医疗卫生服务发展水平不断提升，人们开始重视医疗卫生服务水平的管理问题，对于医院本身来说，医疗服务质量是医院管理的基础内容，医院只有保证服务质量水平，才能获得进一步发展。

第二节　患者安全与管理

患者安全关乎人民群众生命健康，是医疗质量管理的底线和核心内容，受到国内乃至国际社会的高度关注。我国将患者安全融入医疗质量管理的各个环节，不断加强医疗行为的规范化管理；将患者安全管理纳入医疗机构的目标考核，作为评价医疗机构管理水平的重要指标。近年来，随着分级诊疗制度的稳步推进,"基层首诊、双向转诊、急慢分治、上下联动"的就医格局正在加快形成,基层医疗卫生机构拥有了前所未有的机遇,但作为三级卫生网络的基石、分级诊疗的排头兵,如何确保患者安全,更好地为社区居民提供全方位、全周期的健康服务,同样也面临着巨大的挑战。

一、患者安全概述

(一) 患者安全的概念

美国对患者安全的定义为在健康照护的过程中,避免、预防并减轻不良事件造成的伤害。中国对患者安全的定义为在患者接受诊疗的过程中,不发生医疗法律法规允许范围之外的对患者心理、机体构成损害障碍、缺陷或死亡,不发生医务人员在执业允许范围之外的不良执业行为的损害和影响。在人民群众看来,患者安全的定义更广,包括了在医疗服务期间甚至医疗服务结束后的一段时间。

(二) 患者安全的内涵

1. 技术安全

不发生误诊误治、不发生诊疗规范和操作规程规定之外的损害,不发生其他医源性损害。

2. 管理安全

不发生因管理不当而致的意外伤害,如坠床、跌倒、压力性损伤、搬运意外及其他意外伤害。

3. 心理安全

不发生由于不良的医疗行为或过失造成患者心理及精神的损害,如由于保护性医疗执行不好、沟通不当,给患者造成担心、疑虑、恐惧甚至巨大的心理压力。

(三) 患者安全的现实意义

1. 国际方面

患者安全是一个严肃的全球公共卫生问题,发达国家每 10 名患者就有 1 名患者在接受医疗行为时受到伤害,意味着因不良事件导致患者伤害可能是全球死亡和残疾的原因之一,越来越多的人认识到医疗质量和患者安全是实现全民健康的一个重要方面。

2. 国内方面

保障患者安全、减少可避免的伤害是为人民群众提供全方位、全周期健康服务的基本要求。

3. 医疗机构方面

患者安全是医疗质量提升的基础,是医疗机构提供优质医疗服务的前提。只有"安全"这一基础稳固,上层建筑才会搭得更高。患者安全事故的发生既会造成医疗成本的增加,又会直接影响医疗机构的信誉,造成不良的社会影响。

社区卫生服务中心(站)、乡镇卫生院等作为政府举办的纳入财政预算管理的基层医疗卫生机构,承担着为居民提供有效、经济、方便、综合、连续的基本医疗及公共卫生服务的责任。但是基层医疗卫生机构公益性的充分体现,导致相应的经济效益有所降低,再加上机构规模等因素导致承受风险的能力较弱,一旦发生患者安全事故,付出的成本比治愈患者所产生的收益高得多,可能会直接导致停业,产生恶劣的社会影响,因此患者安全也是医疗机构的生命线之一。

4. 社会方面

近年来医患矛盾的产生和激化,让患者安全与医疗质量成为社会关注的热点和焦点,患者安全的基本保障对于构建和谐医患关系具有重大意义。患者安全事故的发生可能会直接导致医疗机构公信力崩塌,而与医疗机构相比,患者普遍被认为是弱势群体,更能引起社会的同情和关注。

5. 患者方面

在马斯洛需求层次理论中,人类的需求由下往上呈金字塔形(图6-4),从下往上依次是生理需求、安全需求、社会需求、尊重需求及自我超越,生理需求和安全需求是人类生存需求的基础保障,患者安全是患者到医疗机构寻求健康服务的基本要求。

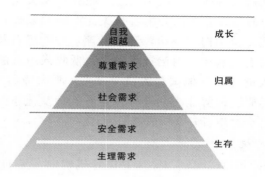

图6-4　马斯洛需求层次理论

卫生保健系统的复杂性使患者很难得到足够安全的照护，即使医学技术不断发展，流程不断优化，但患者依然处于患病和受到伤害的高风险状态。

6. 医务人员方面

医务人员在诊疗过程中对患者安全的重视程度会直接影响诊疗实践过程的效果评价，且随着社会的不断进步，获取各行业信息的渠道越来越多，患者及其家属法律意识和维权意识不断增强，如仔细观察诊疗操作、查阅病例资料、咨询其他医疗机构医务人员，一旦发现疏漏，就开始通过各种方式和途径与各级部门交涉，甚至走向法庭。对于医务人员而言，一旦发生患者安全事故轻则批评教育、绩效惩罚、取消评优评先，重则解聘、吊销执业资格，涉嫌犯罪的，移交司法机关依法处理，影响深远。

（四）患者安全的影响因素

1. 社会方面

在经济快速发展、社会不断进步的前提下，人民群众对美好生活有了新期盼，对优质医疗服务的期望越来越高。

2. 患者方面

一些患者到医疗机构后认为自己付了费就是消费者，医疗机构作为服务行业就应为其提供高质量的医疗服务，而主观上对自己的疾病及身体情况漠不关心。服务对象文化程度参差不齐，健康宣教效果差，部分患者只关注疾病明显症状的好转及消失，不能完全明白"三级预防"策略。一些患者及其家属不配合、隐瞒有关病史、对治疗不积极，低收入患者的治疗局限性，特殊人员（如其他国籍人员、盲人、听力障碍等残疾人）由于语言障碍、理解能力的差异性导致沟通交流不畅、理解误差等因素都会对患者安全构成威胁。

3. 医疗机构方面

1）医疗环境。滑倒与坠床是医疗机构内常见的意外伤害。住院环境和病区设施不完善、科室布局不合理、无电梯、防护设施缺陷、地面湿滑、缺少必要的安全标识等环境因素都可能对患者造成安全隐患。

2）感染控制。由于侵入性诊疗项目的增多、免疫抑制剂的使用、病原体的变异及医务人员医院感染观念及危害性认识不足，导致患者病情加重、住院期限延长，使患者安全受到威胁。

3）药物使用。药品不良反应是药品成为医疗风险因素的主要原因，药品与其他产品相比具有明显的特殊性，即与生命健康的关联性及个体化使用的特异性。药品质量、给药途径及药品发放的准确性直接关系到患者生命安全，如只考虑对症，忽略了毒副作用和禁忌证，尤其在基层医疗卫生机构中，服务的慢性病患者和老年患者占比大，而多数患者都有多种疾病，忽视多种药物的配伍禁忌，存在安全隐患。

4）仪器设备。仪器设备故障、操作不当、数据误差会造成误诊或病情延误。

5）多样化的临床实践活动。治疗方法、康复路径日趋多元化、药物品种增多虽对治疗带来益处，但也可能产生新的安全风险。医务人员专业知识不足、患者单一识别方式、不安全护理操作都易造成医疗差错，损害患者及医务人员的健康。

6）医疗文书。病例完成不及时、不完善，内容不真实，病情记录不连贯、前后矛盾，缺少预见性和预防措施。病历是关于患者疾病发展、诊断、治疗情况的系统记录，是帮助判定法律责任的重要依据。

7）医务人员专业知识和工作能力。医务人员专业知识结构上存在缺陷，基本理论、基本技能、基本操作不扎实，缺乏对疾病的鉴别诊断能力，过度依赖检查设备，诊疗水平低，开展新技术、新业务准入把关不严，仅凭个人经验盲目蛮干等基层医疗卫生机构中易出现的现象，对患者安全、医疗质量造成影响。

8）医务人员管理。医疗机构中医务人员资格准入把关不严，如非专业人员从事居民体检工作，缺乏专业知识培训，向居民盲目解释，"自以为是"地讲解，从业人员职业素质不高，缺乏服务意识，敬业精神，科室之间互相推诿患者，同事之间互相诋毁、拆台，未严格履行告知义务，语言表达不准确等因素，对患者安全造成影响。

二、患者安全目标

患者安全目标是倡导和推动患者安全活动最有效的方式之一，我国积极响应 WHO 世界患者安全联盟工作，从 2007 年起至 2019 年累计发布《中国医院协会患者安全目标》7 版，并于 2022 年发布了最新版本。

中国医院协会患者安全目标（2022 版）

目标一	正确识别患者身份
目标二	确保用药与用血安全
目标三	强化围手术期安全管理
目标四	预防和减少医院相关性感染
目标五	加强有效沟通
目标六	防范与减少意外伤害
目标七	提升导管安全
目标八	加强医务人员职业安全与健康管理
目标九	加强孕产妇及新生儿安全
目标十	加强医学装备及医院信息安全管理

（一）正确识别患者身份

1）严格执行查对制度，确保对正确的患者实施正确的操作和治疗。识别时应至少使用两种标识确认患者身份，如姓名、出生日期、病案号等，特别注意不包括患者的床号或病房号。

2）鼓励应用条码扫描、人脸识别等身份信息识别技术，但不得作为识别的唯一依据，且仍需口语查对。

3）在实施输血等关键治疗时，应采用双人核对识别患者身份。

4）对术中患者、精神疾病、意识障碍、语言障碍等特殊患者及无名患者，应采用双人核对识别患者身份。

5）加强新生儿身份识别管理。

（二）确保用药与用血安全

1）规范药品遴选、采购、储存、识别、处方、调配、使用和评价的全流程管理。

2）严格执行麻醉药品、精神药品、毒性药品、放射性药品等特殊药品及药品类易制毒化学品、抗肿瘤药物的使用与管理规范。加强高风险药物使用风险的文书告知。

3）规范临床用药医嘱的开具、审核、查对、执行、点评制度及流程，制定并执行药物重整、药品追溯、药物警戒制度及流程。

4）建立和实施抗菌药物、抗肿瘤药物、质子泵抑制剂、国家重点监控药品管理的诊疗体系和技术规范。

5）严格执行静脉用药调配中心操作规范、审核、查对、安全配送制度与流程。

6）严格执行血液预订、接收、入库、储存、出库、库存预警、临床合理用血管理等制度与流程，建立输血信息系统，实施临床用血申请、审核、监测、分析、评估、改进等全闭环管理。

（三）强化围手术期安全管理

1）制定并实施择期手术（包括日间手术）必要的术前检查与评估，加强围手术期相关学科协作，强化术前、麻醉前病情评估及术后访视等制度的规范落实。

2）制定并实施统一的手术及有创操作的部位标识流程，由实施手术的医生在患者清醒和知晓的情况下标记手术部位，并将其纳入术前核对流程予以执行。

3）严格执行手术安全核查及手术风险评估制度和流程，并提供必需的保障与有效的监管措施。

4）严格执行围手术期患者转运与交接制度，明确转运节点、交接内容，规范转运流程，确保患者转运安全。

5）加强围手术期疼痛管理，倡导开展多模式镇痛。

6）建立完善标本采集、标识、运输、交接和报告制度，实现标本全流程可追溯管理。

（四）预防和减少医院相关性感染

1）健全医院感染管理组织体系，严格执行感染预防与控制基本制度，落实医院感染监控指标并持续改进。

2）提高医务人员手卫生依从性，为执行手卫生提供必需的设施和有效的监管。

3）确保安全注射，提供安全、可负担的注射设备，加强对医务人员的安全注射培训。安全处理医疗废物。

4）健全抗菌药物分级管理制度，制定并落实多重耐药菌医院控制管理制度。

5）加强对呼吸机相关性肺炎、血管导管相关性感染、导尿管相关性尿路感染和手术部位感染的监测和防控。

6）完善医疗机构内传染病监测、预警、预防和救治机制，强化新发传染病的应对与处置。

（五）加强有效沟通

1）建立医务人员间有效沟通机制，规范信息交接流程，确保诊疗信息的连续性，保障相关医疗照护措施落实到位。

2）加强跨专业协作，倡导多学科团队协作模式，为医务人员提供多种沟通方式和渠道，提升团队合作能力。

3）健全并落实临床危急值管理制度，规范并实施操作流程。

4）建立不良事件自愿报告及强制性报告的制度和流程，倡导从错误中学习，构建公正的患者安全文化。

5）鼓励患者及其家属参与患者安全。加强诊疗前后全过程的医患沟通，鼓励应用多种方式提高医患沟通效果。

（六）防范与减少意外伤害

1）加强高风险意外伤害人群管理，制定相关风险防范应急预案。

2）加强跌倒、坠床、压力性损伤、走失等意外事件的风险评估，确定、警示、重点标识高风险人群，并列入交接班内容。

3）识别具有自伤和他伤风险的患者及家属，评估自我伤害、拒绝饮食、自杀及暴力倾向等行为，制定相应防范措施和应急处置预案。

4）评估与识别消防安全隐患，加强消防安全培训与演练，提高防范意识及能力。

5）完善意外伤害的上报制度及流程，推进闭环管理和持续改进。

6）加强对医护人员、患者及其照护者等意外伤害防范的教育。

（七）提升导管安全

1）建立并完善导管安全的管理制度和风险评估流程。

2）加强导管使用的监控，预防并及时处置导管事件，减少导管事件对患者的伤害。

3）建立并完善导管事件的报告流程，加强对导管事件的分析和改进，减少导管事件的发生。

4）建立多学科协作模式，加强对非计划性拔管、导管相关性感染、导管相关性血栓等高风险患者的管理，降低导管相关并发症。

5）加强对医务人员导管安全的培训，鼓励和教育患者及其家属主动参与导管安全管理。

（八）加强医务人员职业安全与健康管理

1）建立健全医务人员职业安全与健康管理机制，加强职业安全培训，形成关爱医务人员的文化氛围。

2）建立职业性有害因素风险评估管理体系，制定风险管控措施。健全完善工作场所安全保卫机制，加强安全防范能力建设。

3）建立医务人员职业安全事件报告制度及流程，定期进行事件分析。

4）合理配置人力资源，关注医务人员的劳动强度、心理状态，强化心理援助，关注医务人员职业健康对患者安全的影响。

5）制定突发公共卫生事件医务人员职业安全与健康防护预案，为医务人员提供系统保障，最大限度减少职业暴露。

（九）加强孕产妇及新生儿安全

1）严格落实母婴安全五项制度，强化生育服务全链条各环节的风险评估及健康教育，持续落实孕产妇及新生儿的安全管理。

2）强化产科探视制度，完善新生儿出入管理制度和交接流程，严格落实产科及新生儿科医源性感染管理制度。

3）建立多学科协作团队，完善院内急危重症孕产妇救治协调机制，减少孕产妇和新生儿死亡。

4）加强孕产妇安全分娩管理，确保分娩过程中的用药安全和输血安全，落实《WHO 安全分娩核查表实施指南》。

5）积极开展分娩镇痛服务，促进安全舒适分娩，落实安全分娩中的尊严照护。

（十）加强医学装备及医院信息安全管理

1）完善医学装备安全管理与监管制度，遵从安全操作使用流程，加强对装备警报的管理。

2）落实医学装备安全使用的培训制度，强化对医务人员的培训，鼓励监测并上报医学装备相关不良事件。

3）完善信息安全管理制度，建立覆盖患者诊疗信息管理全流程的制度和技术保障体系，强化"互联网＋医疗"信息安全，保护患者隐私。

4）加强信息系统闭环管理，确保实现患者诊疗信息管理全流程的安全性、真实性、连续性、完整性、稳定性、时效性、溯源性，实行授权管理。

5）加强医院网络安全培训。切实增强网络安全防范意识和应急处置能力，严格遵守网络安全管理制度，杜绝网络安全事故发生。

三、患者安全管理

（一）患者安全管理的概念

运用技术、教育、管理三大对策，采取有效措施，把隐患消灭在萌芽状态，把差错事故减少到最低限度，防范意外，创造一个安全高效的医疗环境，确保患者生命安全。

（二）实施患者安全管理的意义

1）患者安全的第一个行为发生在 1847 年，塞麦尔维斯建议产科医生用漂白粉溶液消毒双手以清除带给产妇死亡的"尸体颗粒"。从此以后，产科门诊的死亡率从 18% 下降至 1%。

2）弗洛伦斯·南丁格尔于 1855 年战地调查研究患者的死亡率绘制出"南丁格尔玫瑰图"，该图表明士兵死于疾病的频率高于战伤，通过改善患者照护，患者的死亡率从 42% 降到了 2%。

3）第一个英国国民医疗服务体系（NHS）经过多年的调查研究，形成了信托临床疏忽方案（CNS），制定了风险管理标准，帮助减少了大量的索赔。

保障患者安全、减少可避免的伤害是为人民群众提供全方位、全周期健康服务的前提。

（三）实施患者安全管理的主要措施

1. 完善患者安全管理体系

1）贯彻落实《关于进一步加强患者安全管理工作的通知》《医疗质量管理办法》，将患者安全管理纳入医疗质量管理和医疗机构管理的整体规划中，从人力、物力和财力上给予支持，建立普适性、简明化、标识化的管理模式和操作流程。

2）设置医疗服务质量监控部门或配备专（兼）职人员，具体负责监督本医疗机构医务人员的医疗服务工作，检查医务人员执业情况，接受患者对医疗服务的投诉，向其提供咨询服务。

3）落实患者安全管理主体责任，实行院、科、个人三级责任制，医疗机构主要负责人是本机构患者安全管理的第一责任人，科室、部门主要负责人是本科室、本部门患者安全管理的第一责任人，具体执行医疗操作的医务人员是患者安全管理的直接责任人。

4）健全患者安全管理相关组织构架，完善制度和流程，建立多学科、多部门合作机制，明确部门及其岗位职责，落实责任，加强部门联动、上下联动，多层次、持续推进患者安全管理工作。

2. 全面落实患者安全各项规章制度

1）医疗机构、医务人员应当严格落实患者安全管理规章制度，遵循医疗核心制度、技术操作规范、行业标准等开展诊疗工作，规范医疗服务行为，对医疗器械临床使用实行全过程管理。

2）医疗机构要切实加强对患者安全工作的监督考核，确保各项制度、措施落实到位。

3. 广泛开展患者安全教育培训

1）对患者及其家属开展广泛的健康宣教。包括以下几方面。

（1）环境告知：告知患者及家属安全出口位置、护士站及医生办公室所在位置等科室基本布局情况，基层医疗卫生机构因为面对的患者多为当地居民，可能存在因文化程度相对较低，不认识安全警示标识等情况，应更为重视。

（2）陪护告知：住院期间陪护人员应当遵守机构的各项规章制度。

（3）请假制度告知：不得随意外出或外宿，特殊情况应及时向主管或值班医生报告。

（4）物品保管告知：妥善保管自己的财物，贵重物品请勿带入病区。

（5）电器使用安全告知：为保证医疗安全，避免家用电器对仪器设备的干扰，禁止在病区内使用电饭煲、烧水壶等家用电器，不得随意搬动、调试各种仪器设备。

（6）防坠床、防跌倒安全告知：使用双侧床栏病床，特别是服用降压、安神、利尿等药物的患者不得擅自取下床栏；病区有楼梯、地面湿滑时一定要做好入院宣教及相应的安全提示，特别是老年人、儿童等患者。

（7）预防压力性损伤安全告知：保持床单清洁卫生，如有床单潮湿及时告知护理人员更换；长期卧床的患者至少每隔2个小时翻身1次。

（8）预防导管滑脱安全告知：翻身时防止导管滑脱，一旦发现脱落立即通知护理人员。

（9）其他意外事件安全告知：例如开水烫伤、火灾、地震等意外伤害的安全教育。

患者安全各项风险告知，健康宣教结束后应及时做好护理记录，并请患者或家属签字确认知晓，患者安全风险告知书见附录一。

2）持续开展院内职工的安全培训。院内职工的培训应突出培训人员的"全"、培训内容的"广"、培训时间的"长"。

在基层医疗卫生机构中，可能存在医务人员法律意识不强，医疗文书书写不规范、用词不严谨、记录不及时、随意涂改、在非急救的情况下执行口头医嘱、因害怕患者投诉而默许住院期间患者擅自外出、不严格执行核心制度等情况，给患者安全甚至医护人员自身安全带来巨大隐患。

医疗机构应聘请卫生专业律师担任法律顾问，对医疗行业相关法律法规进行培训讲解，不断强化医务人员法律意识及自我保护能力。每年针对医疗行业常见的医患纠纷、医疗过程中易出现的问题，如医生为了节约时间和科室的支出成本，在查房过程中未严格执行手卫生、随意编造涂改医疗文书等违规、违法行为，进行针对性的法律知识普及。开展法律查房，针对病历中可能引发的法律风险问题进行分析，提出更加精细化、专业化、个性化的相关建议，避免不必要的医疗纠纷。

基层医疗卫生机构还可通过住院医师规范化培训、岗前教育、继续教育及"送出去请进来""线上线下相结合"等多形式、多途径对医务人员开展以提升患者安全为核心的教育培训，有针对性实施乡村医生学历教育，提高理论知识水平和业务工作能力，对后勤、行政、保洁、保安等辅助人员进行医院感染、应急处理、沟通技巧等技能培训，将患者安全的培训贯彻到机构内的每一个科室、每一位职工。

针对查对制度、危急值报告制度、手术安全核查制度等核心制度经常性、高频率的学习，持续刺激，形成在一定的工作氛围内就会自动地去进行某些活动的较稳定的良好工作习惯和医疗行为。

4. 加强重点领域、重点部门、重点环节的患者安全管理

1）基层医疗卫生机构加强对外科、手术室、急诊科、口腔科等高风险科室和部门的管理力度，对入院患者开展详细的安全评估，主动向高危患者告知感染等风险，采取有效措施防止意外事件的发生，并做好相应记录。

2）对特殊患者，如儿童、老年人、孕妇、行动不便和残疾人等患者，主动告知跌倒、坠床等危险，采取适当措施防止跌倒、坠床等意外，如警示标识、语言提醒、搀扶、使用床栏等。

5. 着力推进患者用药安全

1）高度重视患者用药安全管理，从正规渠道购进药品，坚决杜绝药品采购中的不正之风，保证药品质量，实施"阳光采购"，推进国家组织药品集中采购，严格实施基本药物制度。

2）成立含药学、医务、护理、院感、临床科室等部门负责人的药事与药物治疗安全管理委员会，运用信息化手段优化流程，实施药品采购、储存、调配、使用全程管理，召开研究药事管理工作会议每年不少于四次。

3）加大对抗菌药物、抗肿瘤药物、抗凝药物、高警示药物、毒性药品、麻醉药品、精神药品等重点药物类别的管理力度。

4）积极开展用药咨询、用药教育、用药干预、药学监护、药物合理使用监测和评价工作，推进临床合理用药，保障患者

用药安全。

5）确保疫苗的流通、储存、领发、登记及使用等符合有关规定。

6）中药饮片相关管理制度健全，采购验收、储存、调剂、煎煮等符合相关规定。

6. 鼓励患者参与患者安全活动

医疗机构应当积极开展针对患者及家属的健康教育，将健康教育覆盖到患者治疗的全过程，通过健康教育提升患者的安全意识，鼓励患者关注自身安全，引导患者及家属主动咨询和报告自身情况，同时加强医患合作，增强医患互信，构建共同参与式医患关系。

7. 合理配置人力资源，关注医务人员的劳动强度对患者安全的影响

1）基层医疗卫生机构承担着辖区基本医疗及公共卫生服务工作，辖区内人口越多意味着压力越大，加上现在人民群众对美好生活期盼，使其对健康的个性化需求增加，导致医务人员工作强度大、工作时间长、与患者沟通时间短、学习专业知识技能提升时间少，对患者安全形成潜在隐患。医疗机构应积极开展人力资源管理创新、积极转变人事管理理念和完善管理机制，使得人力资源的配置更加完善合理，并且要为医护人员提供便捷、安全及有效的医疗环境，不断提高医疗质量，满足人民群众日益增长的医疗健康需求。

2）贯彻"以人为本"的管理理念。注重医务人员的培养及福利待遇，进行人力资源优化配置、人才梯队建设、岗位分析。为门诊医生配备医疗助手，辅助、配合医生开展工作，给予门诊医生与患者更多的交流时间，让医生能够更全面地掌握患者的病因、病症及更准确地诊断疾病，为患者制定更有效的治疗方案及提供更高质量的核心医疗服务，从而提高医疗工作的安全性及效率。

8. 借助健康信息技术，提升诊疗行为的安全性

健康信息技术可以帮助预防多种类型的患者安全差错，包括用药和诊断错误、患者身份识别错误，此外，健康信息技术还可确保异常实验室检测结果和重要转诊等问题的实时跟进，及时预警。

随着分级诊疗制度的稳步推进，"基层首诊、双向转诊、急慢分治、上下联动"的就医格局正在加快形成，面对机遇，基层医疗卫生机构应积极借助区域医联体建设体系，实现医疗资源共享；利用互联网＋技术、远程医疗系统，实现患者健康数据实时传送、及时反馈、风险预警，极大地提高了诊断的准确性和含金量，既弥补了基层医疗卫生机构在医疗技术上的不足，补齐在专业化方面的短板，方便群众，又能提高诊断结果的准确性，为危机处理提供准确的信息支持，为管理决策提供全面的依据，从而确保诊疗行为的安全性。

四、建立完善的医疗质量（安全）不良事件报告系统

医疗质量（安全）不良事件报告系统是发现医疗过程中存在的安全隐患、防范医疗事故、提高医疗质量、保障患者安全、促进医学发展和保护患者利益、实现患者安全的重要措施。

（一）医疗质量（安全）不良事件的概念

1) 医疗质量（安全）不良事件，简称不良事件，是指在临床诊疗活动中及医疗机构运行过程中任何可能影响患者的诊疗结果、增加患者的痛苦和负担并可能引发医疗纠纷或医疗事故，以及影响医疗工作的正常运行和医务人员人身安全的因素和事件。

2) 预防性医疗质量（安全）不良事件，简称预防性不良事件，是指如果当时及时采取适当措施，可以避免或预防发生的事件，由此事件导致的死亡称为可预防性死亡。

（二）医疗质量（安全）不良事件报告的意义

1) 通过报告不良事件，及时发现潜在的不安全因素和事故隐患，有效避免医疗差错与纠纷的发生，保障患者的安全。

2) 不良事件的全面报告可以使相关人员能从他人的过失中汲取经验教训，有利于发现医疗机构安全系统存在的不足，提

高医疗机构系统的安全水平，促进医疗机构及时发现事故隐患，不断提高风险识别能力，从而制定行之有效的防控措施。

（三）医疗质量（安全）不良事件报告相关的政策法规

1. 重大医疗过失行为和医疗事故报告制度

国务院于 2002 年 4 月 4 日发布的《医疗事故处理条例》中第十四条规定，发生医疗事故的，医疗机构应当按照规定向所在地卫生行政部门报告。发生下列重大医疗过失行为的，医疗机构应当在 12 小时内向所在地卫生行政部门报告：①导致患者死亡或者可能为二级以上的医疗事故；②导致 3 人以上人身损害后果；③国务院卫生行政部门和省、自治区、直辖市人民政府卫生行政部门规定的其他情形。

2. 药品相关不良事件的报告制度

对药品相关不良事件的报告，我国侧重于药品不良反应。相关的政策、法规主要是《中华人民共和国药品管理法》，其中第八十一条规定，发现疑似不良反应的，应当及时向药品监督管理部门和卫生健康主管部门报告。另外，《药物不良反应报告和监测管理办法》对药物不良反应报告进行了详细的规定。

3. 医疗器械相关不良事件报告制度

国家药品监督管理局发布的《医疗器械经营企业监督管理办法》要求"经营第三类医疗器械的企业应建立并有效实施质量跟踪和不良事件报告制度"。2019 年 1 月 1 日，由国家市场监督管理总局和国家卫生健康委联合发布并实施的《医疗器械不良事件监测和再评价管理办法》对医疗器械相关不良事件报告与评价的时限、流程和工作要求进行了明确规定。

（四）医疗质量（安全）不良事件分级

医疗机构应按照不良事件导致后果的严重程度实施分级管理，包括Ⅰ、Ⅱ、Ⅲ、Ⅳ四个等级。

1）Ⅰ级事件（警告事件）。非预期的死亡或是非疾病自然进展过程中造成永久性功能丧失。

2）Ⅱ级事件（不良后果事件）。在疾病医疗过程中因诊疗活动而非疾病本身造成的患者机体与功能损害。

3）Ⅲ级事件（未造成后果事件）。虽然发生了错误事实，但未给患者机体与功能造成任何损害，或有轻微后果但不须处理可完全康复。

4）Ⅳ级事件（隐患事件）。由于及时发现错误，未形成事实。

（五）医疗质量（安全）不良事件分类

医疗质量（安全）不良事件分类见表6-3。

表6-3 医疗质量（安全）不良事件分类

类目	内容
医疗相关 不良事件	医疗处置事件：包括误诊漏诊、诊疗技术操作不当、患者识别错误、丢失或弄错标本、部位检查错误等 手术事件：手术部位错误、切除器官错误等，择期术后并发症（肺栓塞、深静脉血栓、败血症、出血/血肿、伤口裂开、呼吸衰竭、骨折、肺部感染、死亡等）、手术过程异物遗留在患者体内、非计划再次手术等 麻醉事件：麻醉意外、麻醉方式、麻醉部位和麻药剂量选择错等 输血事件：血型错误、配型错误、错误输注患者、记录错误、输血反应等
护理相关 不良事件	意外事件：运送中病情变化、跌倒、坠床、烫伤、烧伤、约束不良等 治疗相关事件：输液反应、给药错误、患者身份识别错误等 饮食、皮肤护理事件：误吸/窒息、咽入异物、院内压力性损伤、失禁性皮炎等 管道护理不良事件：导管意外脱落、患者自拔
药品相关 不良事件	药品不良反应 药品不良事件：调剂分发错误、质量问题和药品滥用等
医疗设备相 关不良事件	医疗材料故障、仪器故障、器械不符合无菌要求等
医院感染相 关不良事件	医院内发生的感染事件，消毒物品未达到要求，医疗废物丢失等事件
职业暴露	血源性病原体职业接触（暴露）、锐器伤类、化疗药物接触类
信息管理 相关事件	网络攻击、信息泄露、信息故障等

续表

类目	内容
后勤服务治安相关不良事件	后勤服务：医院建筑及通道等严重受损、污水污泥等有害物质外泄等 治安有关事件：患者自杀/自残、患者走失、暴力事件、偷盗、骚扰、侵犯等
其他不良事件	无法按上述归类的或涉及多职能科室的不良事件

（六）医疗质量（安全）不良事件报告范围

凡在医疗机构内发生的或在院外转运患者时发生的不良事件均属主动报告的范围。

（七）医疗质量（安全）不良事件报告形式

1）口头报告。仅限于在不良事件可能迅速引发严重后果的紧急情况时（如意外坠楼、术中死亡、住院期间意外死亡等）使用，立即口头向职能部门上报，部门通过迅速研判，启动相应应急预案，且在发生后 24 小时内填写"医疗质量（安全）不良事件报告表"。

2）书面报告。发生不良事件后 24 小时内，当事人填写"医疗质量（安全）不良事件报告表"上报职能科室。

3）网络直报。通过医疗机构内网的电子病历系统上报平台等进行报告。

不良事件发生后 1 周内，相关责任科室及相关责任人员应组织事件讨论，讨论发生不良事件的经过、分析原因、后果及本人对不良事件的认识和建议，并填写科室讨论意见表，上报医疗质量与安全管理委员。

（八）医疗质量（安全）不良事件报告的主要内容

报告不良事件时应注意发生的时间和人、事、地、物，事件影响的对象，事件对患者的影响程度，事件发生的阶段及可能的原因，事件经过的说明及后续处理，有无预防再次发生的措施等内容都应详尽报告。"医疗质量（安全）不良事件报告表"见附录二。

（九）医疗质量（安全）不良事件上报流程

发生或发现不良事件时，医务人员除了立即采取有效措施防止伤害扩大外，应当立即向所在科室负责任人报告，科室负责人及时辨别事件等级和损害程度，规定时限内向医务科报告，医务科接到报告后立即进行调查、核实，协助相关科室完成善后处置，督促整改落实，消除隐患，形成闭环管理。不良事件上报流程（如图 6-5），应注意报告的自愿性、保密性、非处罚性、激励性。

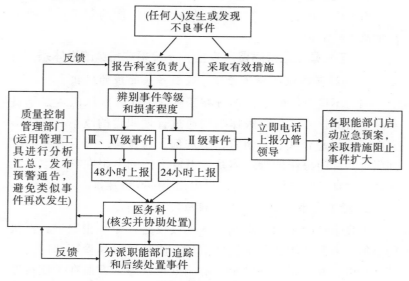

图 6-5 不良事件上报流程图

（十）建立非惩罚性的医疗质量（安全）不良事件报告系统

不良事件的强制性报告是指对已发生并造成严重伤害或死亡的差错的事件进行强制报告，隶属行政责任系统。建立非惩罚性的不良事件报告系统是强制性报告系统的补充，鼓励科室及医务人员自愿报告不良事件，主要包括未造成伤害的事件和失误，或及时采取介入行动使原本可能导致意外、伤害或疾病的事件未真正发生。

（十一）建设有效的激励机制

1）主动报告不良事件并积极整改的科室与个人，依据事件情节轻重可减轻或免予处罚。如上报的事件及整改建议对科室或医院管理体系、运行机制、规章制度及岗位职责上的流程再造有显著帮助，促进质量获得重大改进者，给予奖励。

2）当事人或科室在Ⅲ～Ⅳ级不良事件发生后未及时上报导致事件进一步发展的，被职能部门或其他医务人员从其他途径获知的，视情节轻重给予处罚。

通过以上或者更多的措施，激励医疗机构的职工重视患者安全及主动上报。

（十二）建立医疗质量（安全）不良事件持续改进体系

1. 加强医疗机构整体管理，改变多头管理的现状

因为不良事件的主体部分在于临床医生，临床医生是不良事件上报的核心人员。医疗机构通过管理职责的改革，最终形成由医务科总牵头、总负责，护理部、药械科、公卫科及后勤部门等多部门协作的管理体系。不良事件的上报在各科室汇集统计，定期向医务科汇报，并提出相应的改进建议。

2. 对不良事件加强分析，找原因、查问题

不良事件的主动上报制度并不仅仅是一个汇报渠道，汇报的目的一方面是沟通各层级的信息，使基层得到管理部门的支持和理解，并便于事件的统一协调处理；另一方面在于挖掘原因，分析状况，从而最大限度避免类似不良事件的发生。医疗机构应当同时建立不良事件的点评和讨论机制，定期对不良事件进行分析，查找医疗事件发生的原因，正本清源，从错误中吸取经验教训，提升医疗技术水平，优化服务流程，完善规章制度，持续改进医疗安全管理，不断提升医疗质量。

五、患者安全风险管理

患者安全风险管理是医疗机构通过识别医疗行为实施过程中存在的危险、有害因素，运用定性或定量的统计分析方法确

定其风险严重程度，进而确定风险控制的优先顺序和风险控制措施，以达到改善安全就医环境、减少和杜绝质量安全事故的目标而采取的措施，以此保障患者安全。

（一）实施风险管理的步骤

1. 医疗风险辨识（全面寻找、主动发现）

案例：某社区卫生服务中心一患者因慢性阻塞性肺疾病住院，医嘱开具持续低流量吸氧，因为没有中心供氧，护士将手推式的氧气瓶固定在患者床旁，经过治疗，患者病情得到缓解，住院第三天，因患者下床去洗手间时，脚碰到了氧气瓶推车下面的钝角处，造成 7 cm 长的划伤，鲜血直流，迅速请外科医生进行处理。后家属要求赔偿 1 000 元，并减免住院费用。

从中吸取的教训：①中心供氧可以避免此类事件的伤害；②对氧气瓶推车周边进行软包处理，防止锐器伤；③设置醒目的警示标识；④针对患者存在的安全风险进行安全教育。

从案例中不难发现医疗风险是客观存在的，也是可以防范的。医疗风险识别就是对潜在的和客观存在的各种医疗风险进行连续系统地识别和归类，避免或降低其发生的概率。

1）突出全面。医疗风险是指存在于整个医疗服务过程中，可能会导致患者损害或伤残事件的不确定风险，以及可能发生的一切不安全事情，它存在于诊断、治疗、护理、康复等各个环节及相关科室。这就要求医疗机构必须定期对医疗、护理、医技乃至行政、后勤等所涉及患者安全的科室开展风险管理，全面辨识可能存在的安全风险，对发现的包括医疗安全、护理安全、环境卫生、制度落实等各方面涉及的患者安全风险进行科学的分析研判，对风险发生的可能性、发生后控制风险的能力及对造成后果的承受能力进行客观评估、系统分析。

2）必须主动。主动寻找对患者安全构成威胁的因素，掌握这些危险因素，对制定防控措施、提高患者安全指数有着重要意义。

3）潜在风险识别方法。①诊疗过程中哪些因素影响了治疗、护理效果；②什么状况常使我们处于尴尬的境地；③什么情况常引起纠纷；④什么情况使患者对医务人员丧失信任度；⑤曾经发生过什么危机；⑥其他医疗机构发生过的潜在危机现象；⑦哪些行为易引发危机。

4）辨识存在的风险。①突发意外事件的风险，如老年患者反应迟钝，动作协调性差，痛觉、温觉减退，易发生跌倒、坠床、烫伤、冻伤等意外事件，再加上老年患者年纪大、腿脚不便，如发生地震、火灾等意外，存在踩踏、跌倒、无法正确避险等风险；②压力性损伤的风险，如老年患者营养状况差，皮肤防御能力和损伤后愈合能力下降，特别是糖尿病、水肿、低蛋白血症、衰竭的患者，皮肤护理尤其重要，稍有疏忽，极易发生压力性损伤；③病情突变的风险，如老年患者多种基础疾病并存，易发生并发症，病情复杂变化快，加上老年人疼痛感觉迟钝，主诉不强烈，有时症状和体征不明显；④服药的风险，如老年患者心肺功能差，输液滴速过快易发生心功能不全、急性肺水肿，老年患者多种疾病并存，口服药1次十多种，而老年患者记忆力减退、听力下降，虽然医生和护士反复讲解服药注意事项，但仍有可能发生误服、漏服、多服等风险；⑤院内感染的风险，如老年患者抵抗力差，很可能导致交叉感染。

2. 风险评估（深入分析，客观评价）

风险评估是指在风险事件发生之前或之后（但还没有结束）给患者的生命、财产等各个方面造成的影响和损失的可能性进行量化评估的工作，即测评某一事件或事物带来的影响或损失的可能程度，从而提高对风险管控的重视程度。

风险评估包括以下两方面。

1）可能造成风险的原因。①防护措施不当（如未设置安全标识）；②无陪护人员；③医护人员未严格执行健康宣教；④医护人员未对入院患者进行全面评估；⑤医护人员在进行诊疗操作时未执行三查七对等核心制度；⑥医护人员责任心缺乏，未落实巡查制度；⑦医护人员专业知识不扎实。

2）风险可能产生的后果。①患者骨折，造成新的疾病；②患者损伤部位疼痛，情绪影响；③增加患者及医疗机构经济负担；④患者病程延长；⑤患者较差的就医体验；⑥造成医疗纠纷；⑦医疗机构的名誉损害，产生不良社会影响；⑧对涉事医务人员及其相关责任人的惩罚；⑨对涉事医务人员造成心理压力，执业生涯受影响；⑩造成患者死亡。

3. 风险管控（有效措施，防患于未然）

根据风险评估结果针对存在的风险深度剖析，专业研讨，采取有效手段，建立有力防范措施，及时堵塞存在的漏洞，完善整改。

形成风险管理方案，用于指导实际工作，明确安全风险管控责任人，按照风险辨识后的标识，在安全风险易发生的时间、岗位或空间范围内及时发布患者安全风险预警、警示信息，提醒工作人员提高安全危机意识，在思想和日常工作中引起重视，加强各项规章制度、服务流程的强调，达到"未病先防"的效果。

以最小的成本将事故发生的概率、严重程度、风险损失、不良后果等降到最低，促进医疗服务治疗和患者安全的完整管理体系。

风险管控措施包括：①安全的就医环境，有床栏的病床等相应保护措施；②开展全面的入院评估、针对性的健康宣教；③老年、幼儿等特殊患者必须留有一名陪护人员；④设置"小心脚下楼梯""小心跌倒"等安全提示标识；⑤加强糖尿病、水肿等特殊患者的皮肤护理；⑥加强护理人员的压力性损伤评估、"六勤"等预防处理知识的培训，建立压力性损伤评估报告制度；⑦加强医护人员的敬业精神、服务意识，主动关注患者安全；⑧加强医护人员三查七对等医疗核心制度、工作标准、操作规范的学习、掌握及执行；⑨加强日常巡查，重视患者主诉；⑩严格落实手卫生等医院感染防控制度；⑪及时准确真实记录医疗文书；⑫加强医患沟通。

4. 管理控制（追踪检查，确保措施落地）

建立完善的监督检查机制，每月进行质量控制，对医疗机构涉及的各项工作实施监测，科学分析，安全隐患及时处理整治，避免风险事故发生。

不定时"回头看"跟踪执行情况，实行闭环管理，在现有的资源和条件下不能得到完全整改的，建立风险辨识清单，将风险按照高低程度分红、黄、绿给予标识，建立相应的风险管控措施，把问题化解到最低，将风险发生概率降到最低，最后形成患者安全管理成效评估方案，整理完成医疗机构具有预见性、前瞻性的安全管理模式，将不良事件处理在萌芽状态。

完整的患者安全风险管理系统，应实施从风险辨识→报告→风险评估→措施防控→追踪监管→反馈→完善优化的循环管理模式。

（二）护理风险管理常用量表评估工具

护理风险管理常用量表评估工具有压力性损伤高危因素评估表（见附录三）、跌倒/坠床危险因素评估表（见附录四）、导管滑脱高危因素评估表（见附录五）、自理能力评估表（见附录六）、住院患者疼痛评估记录表（见附录七）、危重患者风险评估及安全管理措施表（见附录八）等。

六、营造积极的患者安全文化

文化建设在患者安全管理工作中发挥导向作用，将构建患者安全文化纳入医疗机构发展建设总体目标，统筹规划，通过各项安全活动的规划和推动，营造积极的患者安全文化氛围，确保医疗安全和患者安全。

（一）患者安全文化概念

患者安全文化是指医疗机构为实现患者安全而形成的员工共同的态度、信念、价值观及行为方式。

（二）具体措施

1. 规范医疗机构从业人员行为

医疗机构应按我国行业法律法规、规章制度中对医疗机构从业人员的要求和规定，对机构内所有从业人员（包括医疗专业人员及行政、后勤、保安、保洁等非医疗专业人员）进行系统性培训，规范医疗服务行为，使从业人员整体做到遵纪守法、依法执业、尊重患者、关爱生命、廉洁自律、恪守医德；不断更新专业知识，保证医疗技术应用的科学性、合理性；落实安全生产管理措施，保持医疗环境卫生，为患者提供安全整洁、舒适便捷、秩序良好的就医环境。

2. 加强职业道德教育

1）对医务人员施行有目的、有组织、有计划的系统教育，包括职业观念、职业态度、职业技能、职业纪律和职业作风等多方面培训。

2）提高医务人员对患者安全的重视程度，在为患者实施任何诊疗时，都必须把患者安全放在首位。

3）发生或发现医疗过失行为，医务人员应当立即采取有效措施，避免或减轻对患者身体健康的损害，防止损害扩大。

3. 新进人员培训

医疗机构应制订新进人员培训计划，对新进职工，无论是初出茅庐的应届毕业生还是从业多年的资深医务人员，都需进行入职培训，培训内容应包括职业道德教育、行业法律法规、规章制度、文化内涵及机构的发展规划等内容，建立一种紧密而一致的团队精神，达成全心全意为人民健康服务的一致目标。制定统一的《患者安全目标操作手册》，灌输医疗安全和质量意识，指导新进人员将理论知识转化为实践能力，内化为工作习惯，形成人人参与的文化氛围。

（三）营造安全文化氛围

1）建章立制，从制度着手，将操作流程、制度规范以图文形式展现在墙上醒目位置，如氧气使用流程、手卫生执行温馨提示等，做到醒目、简洁，从视觉上提醒医护人员严格执行规范章程。

2）设立患者安全管理年、患者安全提升月等主题活动，强化患者安全意识，主动关注患者安全，积极参与患者安全工作，形成安全文化无处不在、润物无声的浓厚氛围。

3）针对各科室使用药物的情况将常用药的安全知识要点等内容用简单易懂、形象生动的图文形式展现在病房墙面，主动告知手卫生、三查七对等医务人员制度，请患者同步监督执行，主动参与。

（四）团队协作

患者安全不是某一个科室的责任和目标，要加强医护协作能力，树立患者安全、人人有责的大局意识，把确保患者安全作为医疗机构的总体目标任务，建立跨部门协调、会商机制，形成人人关心、人人参与、人人维护患者安全的管理氛围。孰能无过，尤其在作为高风险的医疗行业中，而团队之间的相互尊重、配合、监督、分担责任与压力，能有效减少错误的发生。

只有形成了安全文化、养成了安全习惯，摒弃安全事件中的侥幸心理，真正做到有敬畏心、有"慎独"精神，把真正的"视患者如亲人"的理念贯穿在诊疗的每一个细节中，才有可能做到更安全。

七、基层医疗卫生机构中涉及的其他患者安全内容

（一）加强对出院患者的健康管理、延伸服务，确保居家"患者"安全

患者在医疗机构治疗，有医生、护士24小时守护，每天查房及进行各项生命体征的监测、规律性治疗、生活方式的监督及专业指导，他们的安全都由医务人员来保障，而一旦出院，没有了在医疗机构的"约束"，回到家难免"放飞自我"，如胃病患者开始胡吃海喝，高血压患者开始抽烟酗酒，糖尿病患者放弃饮食控制、不规律服药。由于对相关疾病知识的缺乏、药物使用的不牢靠掌握，让很多患者一旦走出医疗机构，一旦疾病的症状消失，就自认为疾病已得到治愈。特别是一些慢性病患者，一部分患者会因为血压稳定、血糖正常等而停止服药、放弃生活方式的调整；也有一些患者坚持"是药三分毒"，不严格按照医嘱服药，在家自行增减药量，甚至擅自停药，导致出现耐药性、药物不良反应；还有一些患者盲目听信广告，购买大量保健品替代药品食用；采用"民间偏方"，认为中草药是纯天然的，无毒无害，最终却造成脑卒中、糖尿病足、失明等不

良后果，这部分居家患者的安全问题不容忽视。这也促使基层医疗卫生机构以患者为中心转换为以"人"为本，以健康为中心，从医疗机构的医疗服务延伸至家庭的健康管理。

（二）及时的出院追踪

基层医疗卫生机构面对的患者大多数都是社区的常住居民，患者出院后采取电话、入户面访等方式及时追踪了解患者出院后的服药情况、疾病预后情况，并针对存在的问题及时给予纠正和专业的指导，既能有效巩固治疗效果，又能给予患者情感上的支持与鼓励，提高服药依从性，坚持康复训练，减少并发症的发生，改善疾病预后。

（三）推进"医防融合"

一年一度的健康体检、一季度一次的慢性病随访、一月一次的严重精神障碍患者等重点人群管理，能极大地提高患者的自我管理能力和服药依从性，降低风险。将基本医疗与公共卫生紧密结合，组建临床医生、全科医生、公卫人员、社区护士、乡村医生为主的家庭医生团队，临床治疗后，及时将患者信息传送给相关公卫人员及社区护士，进行后续病情监测、服药安全、生活方式调整、并发症控制预防等健康管理，在社区康复过程中一旦出现高危因素应立即转诊临床医生进行干预治疗，无缝对接，避免病情恶化，实现预防、治疗、护理、康复全过程健康管理，为居家患者安全提供连续性、周期性的专业护航。

（四）针对性的健康指导

结合社区疾病谱的特点及居民的文化水平，开展针对性的健康教育讲座和个性化的健康指导、张贴通俗易懂的宣传海报、发放形象生动的健康知识手册，如针对高血压患者发放限盐勺、控油壶，针对糖尿病患者举办健康饮食大赛，现场教糖尿病患者如何吃、如何做，进行体验式健康教育，提高居民的健康素养及自我保健意识。

第三节　药事管理

药事管理是保证医疗机构药品质量、保障公众用药安全、维护公众身体健康相关的活动。加强医疗机构药事管理对确保药品质量、增进药品疗效、维护人民身体健康和用药的合法权益有着重大意义。药事管理工作直接体现医疗机构服务能力的重要指标之一，医疗机构应进一步加强药事管理，以保障居民用药安全、有效、经济、合理方便、及时，促进居民身体健康。

一、概述

（一）药事管理及医疗机构药事管理的含义

1. 药事管理的含义

药事管理是指对药学事业的综合管理，是运用管理学、法学、社会学、经济学的原理和方法对药事活动进行研究，总结其规律，并用以指导药事工作健康发展的社会活动。

药事管理包括宏观和微观两方面。宏观的药事管理主要指国家药政管理或药品监督管理。微观的药事管理指药事各部门内部的管理，包括人员管理、财务管理、物资设备管理、药品质量管理、信息管理、药学服务管理等工作。

2. 医疗机构药事管理的含义

《医疗机构药事管理规定》第二条规定，医疗机构药事管理，是指医疗机构以病人为中心，以临床药学为基础，对临床用药全过程进行有效的组织实施与管理，促进临床科学、合理用药的药学技术服务和相关的药品管理工作。

（二）医疗机构药事管理内容

1. 传统的药事管理

传统的药事管理主要是对药品的采购、储存、配制、检验、分发的管理及药品的经济管理，即以"物"——"药品"为中心的管理。包括以下内容。

1）组织机构管理。针对医疗机构药事管理组织和药学部门的组织体制、人员配备、职责范围等方面的管理。

2）药物临床应用管理，是对医疗机构临床诊断、预防和治疗疾病用药全过程实施的监督管理，包括临床药师的临床药学服务工作，药物使用的安全性、有效性、经济学评价与管理等。

3）药剂管理。医疗机构药剂管理包括药品供应管理（采购、储存与保管）、制剂管理及处方调剂、处方管理等内容。

4）药学专业技术人员配置与管理。主要指医疗机构药学专业技术人员的配备资历、职责、培训等方面的管理。

2. 医疗机构药事管理内容和模式转变

《关于加强药事管理转变药学服务模式的通知》要求各地进一步加强药事管理，促进药学模式转变，推进药学服务从"以药品为中心"转变为"以病人为中心""以保障药品供应为中心"转变为"在保障药品供应的基础上，以重点加强药学专业技术服务、参与临床用药为中心"。

（三）药事管理与药物治疗学委员会（组）的设置和工作职责

1）按照《医疗机构药事管理规定》的要求，二级以上医院应当设立药事管理与药物治疗学委员会；其他医疗机构应当成立药事管理与药物治疗学委员组。

基层医疗卫生机构作为二级以下医疗机构应设立药事管理与药物治疗学委员组，药事管理与药物治疗学委员组的人员组成主要包括药学、医务、护理、医院感染、临床科室等部门负责人和具有药师、医师以上专业技术职务任职资格人员组成。医疗机构负责人任药事管理与药物治疗学委员组主任委员，药学和医务部门负责人任药事管理与药物治疗学委员组副主任委员。

2）医疗机构应根据实际情况制定相应的工作职责和工作制度。内容应包括：贯彻执行有关药事法律法规、审核制定本机构药事管理和药学工作规章制度、药品供应目录的审定及监督实施、抗菌药物使用监督与评价、促进合理用药、处方点评、药品不良反应及药害事件的评估、供货公司资质评估、特殊药品的管理、机构内部的药事法规培训等内容。

3）药事管理与药物治疗学委员会（组）日常工作由药学部门负责，药事管理与药物治疗学委员会（组）应当定期召开会议，讨论研究药事相关事宜，一年不得少于 4 次，并做好记录留档备查。

（四）医疗机构药学部门设置及工作职责简述

1. 药学部门的设置

按规定三级医疗机构设药学部，二级医疗机构设药剂科，其他医疗机构设药房。基层医疗卫生机构一般设置中药房、西药房，有条件的机构还应设中药库和西药库。有住院部的社区还可根据条件设住院药房。药房的使用面积应能满足对应的服务人数。

2. 药学人员的要求

1）医疗机构药学部门为专业技术岗位，必须取得药学专业技术职称方能从事药学相关工作。药学专业技术人员不得少于本医疗机构专业技术人员的 8%。

2）药学部门的负责人的要求。二级以上医疗机构药学部门负责人应具有高等学校药学专业或临床药学专业本科以上学历及本专业高级技术职务任职资格；除诊所、卫生所、医务室、卫生保健所、卫生站以外的其他医疗机构药学负责人应具有高等学校药学专业专科以上或中等学校药学专业学历毕业及药师以上专业技术职务任职资格。

3. 药学部门的主要工作职责

药学部门主要是开展以患者为中心，以合理用药为核心的各项药学工作，具体负责药事管理日常工作、药品采购供应工作、药品质量管理工作、药品调剂工作、用药合理性审核、合理用药咨询和指导、处方点评工作、药品不良上报、临床用药监测等工作。

二、药品与药品管理

（一）药品简述

1. 药品的定义

《中华人民共和国药品管理法》所称药品，是指用于预防、治疗、诊断人的疾病，有目的地调节人的生理功能并规定有适应证或者功能主治、用法和用量的物质，包括中药、化学药和生物制品等。

2. 药品的分类

1）传统药和现代药。

2）处方药和非处方药。

3）新药、仿制药、医疗机构制剂。

4）国家基本药物、社保目录药品、医保谈判药品、国家集中采购药品、新型农村合作医疗药品。

5）特殊管理的药品，包括麻醉药品、精神药品、毒性药品、放射性药品、疫苗、药品类易制毒化学品（麻黄碱）、药品类的兴奋剂（如蛋白同化制剂、肽类激素）、部分抗菌药物等。

3. 药品的属性

一是药品质量属性：有效性、安全性、稳定性、均一性等；二是药品的商品属性：生命关联性、高质量性、公共福利性、高专业性、品种多、产量少等。

（二）药品的采购管理

药品作为特殊商品，具有特殊的属性，药品安全使用直接关系到公众的生命健康，所以，药品管理应当以人民健康为中心，坚持风险管理、全程管控、社会共治的原则，建立科学、严格的监督管理制度，全面提升药品质量，保障药品的安全、有效、可及。

医疗机构药事管理组织应建立健全药品质量管理体系，完善药品购进、验收、储存、养护、调配及使用等各环节的质量管理制度，并明确各环节工作人员的岗位职责。药学部门安排药学人员严格执行、认真落实，做到药品来源可追溯、药品在库质量有保障、药品使用合理、药品去向可查找。

1. 药品供应目录的建立

医疗机构应该以临床需求为导向，根据社区的常见病、多发病、慢性病管理情况，依托各省采购监督平台，按照药品分类，优先配置国家基本药物，形成以基本药物为主导，非基本药物为辅助的用药模式，同时优先选择国家集中采购药品和医保目录药品及医保谈判药品，建立本中心的供应目录。供应目录药品的遴选和淘汰由药事管理与药物治疗学委员会（组）讨论评估论证并通过。原则上应每年审核 1 次，每年增加的品种数不得过多，一旦形成供应目录，不得随意超目录采购，如遇国家政策调整或采购平台（如四川省药械集中采购及医药价格监管平台）目录调整，应及时调整，并向药事管理与药物治疗学委员会（组）备案。

2. 药品供货方资质审核及购进药品票据管理要求

在采购药品时应选择合格供货方，对供货方的法定资格、履约能力、质量信誉等进行调查和评估，并建立合格供货方档案。

供货方档案包括：①供货单位的"药品生产许可证""药品经营许可证""营业执照"、开户证明和公司开票信息、所销售的药品的批准证明文件等相关证明文件，购进国家实行批准文号管理的中药饮片，还应当验证注册证书并留存复印件；②与医疗机构进行业务联系的供货单位销售人员，应提供有法定代表人印章或签字的法人委托授权书，并标明委托授权销售药品的品种、地域、期限、销售人员的身份证号码并附身份证复印件；③与医疗机构签订的《药品采购质量保证协议》，明确质量条款；④与供货单位签订的《廉洁购销合同》，以规范购销双方在买卖合作过程中的廉洁行为，保证双方合作的公平性、公正性，供双方遵守执行。以上文件均需加盖供货方原印章，档案保存期不得少于 5 年。

3. 药品采购人员的要求

采购人员应具有药学专业知识及熟悉有关药品法律法规、

药品采购规定及网上采购流程。

4. 药品采购原则

1）坚持"按需进货、择优采购、质量第一"的原则，确保药品购进的安全性、合法性。药品采购应实行规范管理，医疗机构所有药品（包括中药饮片、中成药、西药）必须从通过上级统一招标且药事管理与药物治疗学委员会（组）认可的具有相应资质的合法供货公司定点采购。疫苗及特殊药品按规定定点采购。

2）医疗机构所有药品（不含中药饮片）均应通过省级招标平台采购，并且应符合药品采购"两票制"的有关规定（急抢救药品除外）。特殊管理的药品采购应严格按照国家有关管理规定执行。用于急救的药品及时平台备案，避免网下采购。

3）采购药品的价格须严格执行价格，不得高于省级药品招标采购网上采购价格。公立医疗机构购进药品（除中药饮片外）零加成销售。

4）医疗机构药品的采购计划，应由药品库管人员根据本机构药品供应录，在满足临床用药的基础上，合理制定采购数量，尽量减少库存，原则上库存药品周转天数不超过 1 个月；采购中药饮片还应考虑季节因素，高热、高湿季节减少采购数量，以销定存。对临床急需的抢救药品按本单位规定的程序及时采购、及时备案，采购计划要经过药房主管人员审核，医疗机构主要负责人签字认可才能发出采购订单。

5）医疗机构应定期评估药品储存情况和采购计划执行的适宜性，有分析报告，并有改进措施。定期检查总结药品采购制度的执行情况，每年至少两次，无违规采购。

（三）药品的验收管理

为保证购进药品的质量，把好药品的入库质量关，严防不合格药品流入，验收人员应依据药品质量标准、随货同行单内容，对照采购计划单，逐一核对到货药品的品名、规格、生产厂家、数量、国药准字等进行逐一查验，与采购计划不符的药品应拒收。同时还应对票据、药品质量及相关项目进行验收，并建立真实、完整的药品验收记录。

1. 票据验收

1）验收药品时，除随货同行单外，验收人员还应该按照"两票制"的相关规定索取以下资料：①药品生产企业及医药公司到医疗机构的全流程税票复印件，需加盖企业公章；全流程购销票据的药品信息，包括通用名、剂型、规格、批号、有效期等，以上信息要一致，能相互印证。不同批号的药品要提供一次完整的票据。②生产企业税票复印件、公司开具销售发票、随货同行单（销售出库复核单）需随货同行，每个药品品种的进货发票复印件至少提供一次。③公司开具的税票，作为中心支付药品货款凭证。

各类票据须加盖经营企业公章、财务专用章、出库章等合法有效的印章。原则上，采购药品时所有票据随货同行，对不能做到的，应确保在药品验收入库之日30天内补齐所有票据。对未到的票据及时索票，做好台账。对后补的票据及时分类存放，并附清单。

2）验收进口药品，其内外包装的标签应有中文注明药品的名称、主要成分及注册证号，其最小销售单元应有中文说明书。进口药品及港、澳、台药品应仔细核对加盖供货单位质管部门原印章的"进口药品注册证""医药产品注册证""进口药品检验报告书""生物制品进口批件""进口药材批件"复印件，文件不齐或文件与到货药品不符的拒收或退货。

3）验收冷链药品时，应对其运输方式及运输过程的冷链运输设备温度记录表的运输时间、温度等质量控制情况进行查验，符合规定方可验收。冷藏设备不符合规定、不能提供温度记录或温度不达标的应拒收。对运输时间超过6小时的，还须检查途中温度，途中温度时间间隔不超过6小时。验收生物制品时必须现场索取盖有供货单位药品质量管理专用章原印章的"生物制品批签发合格证"复印件。

2. 药品质量验收

1）药品质量验收包括对药品外观性状的检查和药品包装、

标签、说明书及专有标识等内容的检查。药品包装的标签和所附说明书上应有生产厂家的名称、地址，同时标有药品的通用名称、规格、批准文号、批号、生产日期、有效期等。标签或说明书上还应有药品的成分、适应证或功能主治、用法、用量、禁忌证、不良反应、注意事项及储藏条件等。验收整件药品，包装中应有产品合格证。对外观及包装破损、污染、渗透或封条破损的药品应拒收。

2）验收中药饮片应当按照国家药品标准和省、自治区、直辖市药品监督部门制定的标准和规范进行验收，购进国家实行批准文号管理的中药饮片，还应检查有效期，验收合格后方能入库。对重量不符、按要求应炮制的而未炮制的、包装破损、外观发霉、生虫、走油的中药饮片应拒收。

3）通过建立药品信息管理系统，应用医疗机构的医院信息系统，录入药品信息，建立完整的购进记录，购进记录注明通用名称、剂型、规格、有效期、生产厂家、批号、供货单位、购进数量、购货日期等内容，保证药品出入库的信息可追溯，确保票、账、物相符。有效期 2 年以上的，一般情况下有效期不足 12 个月的药品不得入库；有效期 2 年以下的，一般情况下有效期不足 6 个月的药品不得入库。购进记录应保存至超过药品有效期 1 年，但不得少于 3 年。

3. 验收记录

药品入库验收记录，记录内容包括供货单位、数量、到货日期、品名、剂型、规格、批号、生产企业、产地、有效期、质量状况、验收结论和验收人员等项目。验收记录应保存至超过药品有效期 1 年，但不得少于 3 年。

（四）**药品的储存和养护**

为了加强药品管理，保证药品质量，保障公众用药安全和合法权益，保护和促进公众健康，《中华人民共和国药品管理法》和《医疗机构药事管理规定》对药品的储存和养护都做出了相关规定，医疗机构应根据实际情况，建立健全药品储存保管制度，指定专人负责药品的储存和定期养护，保障在库药品的质量。

1）医疗机构应根据规模设置相应的药品库房和药房，配置相应的设施设备，采取必要的措施用于冷藏、防冻、防潮、防虫、防鼠等，保证药品质量。

2）合理陈列药品。药品按照安全、方便、节约的原则，正确选择库位，合理使用库容，药品按批号堆码，有效期近的放前面，不同批号同一种药品最好有隔板隔开。"五距"应适当（即堆垛应留有一定距离：垛间距不小5 cm；药品与墙、柱、屋顶、房梁、散热器或供暖管道的间距不小于30 cm；药品与地面的间距不小于10 cm）。

3）按药品自然属性及特殊管理药品的要求分类储存，分开摆放。①药品与非药品要分开存放；②化学药品、中成药、生物制品、中药饮片应分别储存；③内服药与外用药应分开存放；④品种外包装容易混淆或发音相似的药品应分开存放，并标注"看似""听似""多规"；⑤危险药品应与其他药品应分库存放，存放于危险品专库或专柜，并有标识；⑥麻醉药品、精神药品、毒性药品、放射性药品应专库或专柜加锁存放，并有统一的标识；⑦高警示药品应专区或专柜存放，并有统一的标识。另外，急救药品也应专区存放，并有急救药品常用目录备查。

4）按药品说明书对光线、温度、湿度有要求的药品，分别储存于阴凉库、常温库或冷藏库内。①对于遇光不稳定的药品应用遮光柜保存或遮光布避光保存；②对易受湿度影响变质的药品，应控制室内相对湿度在35%～75%；③易受温度影响的药品应分别储存。冷库：温度保持在2～10℃，储存疫苗、胰岛素、血液制品等。阴凉库：温度不高于20℃，储存抗菌药物。常温库：10～30℃，储存大部分常用药品。

5）药品库房储存药品，按质量状态实行色标管理。合格药品区包括发药区为绿色，不合格区为红色，待退药区和待验区为黄色。

6）药品储存保管人员应掌握主要剂型的储存保管与养护要点，正确储存药品，保证药品质量。①根据季节、气候变化，做好温湿度调控工作，每天上、下午各观测 1 次，上、下午至少间隔 6 小时，并根据具体情况和药品的性质及时调节温湿度，确保库房温湿度控制在规定范围内，并将处理过程和结果记录在温湿度记录本上，以备后查。②药品库管人员或养护人员应将在库所有药品循环检查 1 遍，原则上一个循环周期不超过 3 个月，新品种、质量不稳定品种应每月养护，发现问题及时处理，并填写药品养护工作记录表；对近效期不足 6 个月的药品，应按月填报近效期药品催销表，近效期药品应张贴近效期标志，近效期 3 个月的药品原则上不用于调剂，近效期 1 个月的药品单独存放在"不适用药品"专区或专柜。③保持库房、货架的清洁卫生，定期进行清理和消毒，做好防盗、防火、防潮、防腐、防鼠、防虫、防蛀、防污染等工作。

7）药品出库时，应坚持检查复核后出库并记录。出库坚持"先进先出、近效期先出、按批号发货"的原则，避免药品过期失效。对要求低温保存的药品出库移送时，应使用便捷式冷藏箱。

8）药房、药库工作人员定期做好药品库存盘点工作，做到账物相符，做好盈亏分析，对过期失效的药品及时报损，经财务确认及医疗机构负责人签字后，方可报损。报损药品应及时销毁，销毁药品应毁形后收集放置医疗垃圾，按医疗垃圾规定处理。特殊药品的报损和销毁按特殊药品相关规定执行。

（五）药品三级管理

医疗机构管理按照"定额管理、合理使用、加速周转、保证供应"的管理办法，根据药品的特点，医疗机构实行三级管理制度。

1. 一级管理

1）范围。麻醉药品、第一类精神药品、毒性妊娠药品和毒性药品等的药品原料药。如吗啡缓释片、吗啡注射液、盐酸哌替啶注射液等。

2）管理办法。处方要求单独存放，每天清点，必须做到账务相符，如发现药品短少，及时查找原因，上报医疗机构负责人，情况严重的应按规定上报相关部门。

麻醉药品、第一类精神药品实行"五专"管理，严格按麻醉、第一类精神药品"五专"（专人负责、专柜加锁、专用账册、专用处方、专册登记）程序执行。

2. 二级管理

1）范围。第二类精神药品、贵重药品和高警示药品。

2）管理办法。专柜存放、专账登记，贵重药品每天清点，第二类精神药品定期清点，高警示药品分类管理。

3. 三级管理

1）范围。普通药品。

2）管理办法。财务管理，每月盘点，以销定存，账物相符。

三、中药饮片管理

中医药学是中华民族的伟大创造，是中国古代科学的瑰宝，也是打开中华文明宝库的钥匙，为中华民族繁衍生息作出了巨大贡献，对世界文明进步产生了积极影响。为发挥中医药特色，满足人民群众临床用药的需求，国家先后出台了一系列文件，包括《中华人民共和国中医药法》《医院中药饮片管理规范》，对医疗机构中药饮片的炮制和使用及规范管理做出规定，以加强中药饮片管理。

（一）中药的概念

中药是指我国传统医药理论指导下，用于预防、治疗、诊断疾病，并具有康复和保健作用的药用物质和制剂。中药包括中药材、中药饮片和中成药（含传统民族药）。

1）中药材，是指原药材（生药）经过产地初加工后制成的中药。

2）中药饮片，是中药材按中医药理论、中药炮制方法加工炮制后可直接用于临床的中药。目前临床应用的中药饮片形式包括传统形式的中药饮片、小包装中药饮片。中药配方颗粒从2001 年12 月1 日起也纳入中药饮片管理范畴。目前应用比较广泛的颗粒剂有两种：一种是单味中药颗粒袋装，服用时根据处方具体要求，将不同小袋组合起来；另一种是药师先将中药颗粒按处方搭配好，然后包装成分量盒，患者按次服用，后者为基层医疗卫生机构常用的种类。

3）中成药（含传统民族药），是指在中医理论指导下，按规定的处方和工艺加工制成一定剂型（如丸、散、膏、丹、品、糖浆等），标明药物作用、适应证、用法、用量供医生、患者直接选用的药品。中成药应由依法取得药品生产许可证的企业生产，质量符合国家药品标准，包装、标签、说明书符合《中华人民共和国药品管理法》的规定。

（二）有特殊管理规定的中药品种简介

有特殊管理规定的中药品种有：毒性中药、中药麻醉药、易制毒中药、野生动植物保护目录的药品。

1）毒性中药，详见"特殊管理药品的管理"中毒性药品管理。

2）中药麻醉药，如罂粟壳。

3）易制毒中药，如麻黄草。

4）野生动植物保护目录的药品。目前规定有 42 种，分三级保护。

（三）医疗机构中药饮片管理

1. 人员要求

二级以上医疗机构的中药饮片管理由单位的药事管理与药物治疗学委员会监督指导，药学部门主管、中药房主任或相关部门负责人具体负责。药事管理与药物治疗学委员会的人员组成和职责应当符合《医疗机构药事管理规定》。一级医院应当设专人负责。直接从事中药饮片技术工作的，应当是中药学专业技术人员。三级医院应当至少配备一名副主任中药师专业技术人员，二级医院应当至少配备一名主管中药师以上专业技术人员，一级医院应当至少配备一名中药师或相当于中药师以上专业技术人员。

负责中药饮片验收的，在二级以上医院应当是具有中级以上职称和饮片鉴别经验的人员；在一级医院应当是具有初级以上专业技术职称和饮片鉴别经验的人员。负责中药饮片临方炮制工作的，应当是具有三年以上炮制经验的中药学专业技术人员。中药饮片煎煮工作应当由中药学专业技术人员负责，具体操作人员应当经过相应的专业技术培训。尚未评定级别的医院，按照床位规模执行相应级别医院的人员要求。

2. 药品采购、验收、储存、养护

医疗机构应建立健全中药饮片的采购、验收、储存、养护各环节的制度和岗位职责，由符合要求的专业药学人员来从事日常工作，设置适当的场所，配置适当的设施设备，保障中药饮片的质量。药学专业人员应根据季节及临床用药情况，及时制订采购计划。

验收中药饮片见"药品与药品管理"中药品的验收管理。

药库及中药房应配置通风、调温、防潮、防虫、防鼠、除尘设备，保证药品质量，对易虫蛀、走油的中药饮片应冷藏保存。

药学人员应定期对中药饮片进行养护，重点药品应每月养护，普通药品3个月检查1遍。温湿度记录需每天记录2次，中间间隔不小于6小时。设有中药颗粒分装间的中药房，更应严格控制温湿度，避免颗粒发潮、板结，及时做好养护登记。养护后对虫蛀、走油、发霉的中药饮片应及时清理造册，经上报批准后报损并销毁，不得流入调剂环节。

3. 中药饮片的调剂

1）医疗机构中药饮片的调剂及临方炮制要符合国家规定，中药饮片调剂室应当有与调剂量相适应的面积，配备通风、调温、调湿、防潮、防虫、防鼠、除尘设施，工作场地、操作台面应当保持清洁卫生。中药饮片调剂室的药斗等储存中药饮片的容器应当排列合理，有品名标签。药品名称应当符合《中华人民共和国药典》或省、自治区、直辖市药品监督管理部门制定的规范名称。标签和药品要相符。中药饮片装斗时要清斗，认真核对，装量适当，不得错斗、串斗。医院调剂用计量器具应当按照质量技术监督部门的规定定期校验，不合格的不得使用。

2）中药饮片调剂人员在调配处方时，应当按照《处方管理办法》和中药饮片调剂规程的有关规定进行审方和调剂。对存在"十八反""十九畏"、妊娠禁忌、超过常用剂量等可能引起用药安全问题的处方，应当由处方医生确认（"双签字"）或重新开具处方后方可调配。中药饮片调配后，必须经复核后方可发出。二级以上医院应当由主管中药师以上专业技术人员负责调剂复核工作，复核率应当达到100%。医院应当定期对中药饮片调剂质量进行抽查并记录检查结果。中药饮片调配每剂重量误差应当在±5%以内，贵重药品和毒性药品不超过±1%。

3）调配含有毒性中药饮片的处方，每次处方剂量不得超过两日极量。对处方未注明"生用"的，应给付炮制品。如在审方时对处方有疑问，必须经处方医生重新审定后方可调配。处方保存两年备查。

4）罂粟壳不得单方发药，不得生用，必须凭有麻醉药处方权的医生签名的淡红色处方方可调配，每张处方不得超过3日用量，连续使用不得超过7天，成人一次的常用量为每天3～6 g。处方保存三年备查。

4. 中药饮片的煎煮

医疗机构应具备中药饮片的煎煮服务功能。医疗机构应当有适应的场所和煎药设备，煎药室或区应当面积适当、环境清洁并配有通风、调温、冷藏、消毒等设施。医疗机构应建立健全煎药室的工作制度和操作程序，由中药师以上专业技术人员操作执行，煎药人员应根据中药饮片的性质，采取先煎、后下、布包煎、另煎等不同的煎煮，中药煎煮液的包装或容器应无毒、不易破损，符合有关安全规定，煎药人员在领药、装药、发药时都要认真核对，煎药前应浸泡半小时，煎药后认真清洁设备和环境，并填写中药煎药登记本及煎药室清洁记录。药渣原则上应保存24小时，以备必要时查对。

四、特殊管理药品的管理

（一）特殊管理药品概述

特殊管理药品，是指《中华人民共和国药品管理法》第六十一条规定的药品，即"疫苗、血液制品、麻醉药品、精神药品、医疗用毒性药品、放射性药品、药品类易制毒化学品等"。

麻醉药品、精神药品、毒性药品、放射性药品在临床上广泛使用，并具有不可替代的药物疗效，但是由于这些药物的一些独特毒副作用，如果管理不善，出现滥用或流入非法渠道，将会带来严重的社会危害，所以国家出台了一系列的法律法规规范其生产、销售、储存、运输及使用，以保证其合法使用，争取发挥其疗效。

此外，含特殊药品的复方制剂（如含麻黄碱类易制毒复方制剂、含可待因复方口服溶液、复方福尔可定口服液、复方甘草片等）国家药品监督部门陆续出台了严格的规定。

本部分主要介绍医疗机构常用的一些特殊管理规定的药品的管理。

（二）疫苗的管理

疫苗作为直接作用于健康人体预防与控制传染病的预防性生物制品，其流通与预防接种的质量安全、公众健康和生命安全密切相关。为加强疫苗的管理，国家2019年出台了《中华人民共和国疫苗管理法》。

1. 疫苗的定义

疫苗是指为预防、控制疾病的发生、流行，用于人体免疫接种的预防性生物制品。

2. 疫苗的分类

疫苗按《中华人民共和国疫苗管理法》规定分两类：免疫规划疫苗和非免疫规划疫苗。

1）免疫规划疫苗：是指居民按照政府的规定接种的疫苗。居住在中国境内的居民，依法享有接种的权利和履行接种免疫规划疫苗的义务。疫苗由政府免费提供。目前国家免疫规划的疫苗包括麻疹疫苗、脊髓灰质炎疫苗、百白破疫苗、卡介苗、乙肝疫苗，以及各省、自治区、直辖市人民政府增加的免费向公民提供的疫苗。

2）非免疫规划疫苗：是指由居民自愿受种的其他疫苗，原来称为第二类疫苗。接种单位接种此类疫苗，除收取疫苗费外，可以收取接种服务费。

3. 疫苗的包装标识

免疫规划疫苗应标明"免费"字样，字样应当标注在疫苗最小外包装的显著位置。还应有"免疫规划"专用标识，应当印刷在疫苗最小外包装顶面的正中处。

4. 医疗机构疫苗的使用管理

1）医疗机构疫苗管理必须由经过培训的人员负责疫苗管理工作，疫苗的计划应根据所在区域的预防、控制的需要及疫苗库的容量合理制定，原则上不超1月用量。计划需经过计划免疫负责人审核，并由机构负责人同意方可发出。

2）国家对疫苗实行全程冷链储运管理，疫苗在储存、运输全过程中应当处于规定的温度环境，冷链储存、运输应当符合要求，并定时监测、记录温度。医疗机构应当索取本次运输、储存等全过程温度监测记录，并保存至疫苗有效期满后不少于5年备查；对不能提供本次运输、储存全过程温度监测记录或者温度控制不符合要求的，不得接收或购进，并应当立即向县级以上地方人民政府药品监督管理部门、卫生健康主管部门报告。

3）医疗机构验收疫苗时，应当索取并查验供货公司加盖其印章的批签发证明复印件或电子文件，进口疫苗还应查验上市许可持有人印章的进口药品通关单复印件或电子文件，并保存至疫苗有效期满后不少于5年备查。

4）国家对疫苗实行全程信息化追溯，医疗机构所有疫苗应采用电子扫码入库，并认真核对疫苗的名称、生产企业、规格、批号、有效期、数量、用途、启动和到达时的疫苗储存温度和环境温度等内容，领取或分发疫苗时要遵循"先短效期、后长效期"和同批号疫苗"先入库、先出库"的原则。疫苗数量应

"日清月结，支支可追溯"。疫苗储存应有合格的储存冷库或专用冰箱，存储温度做到 24 小时电子监控，并有温度记录。有设备故障、停电等的应急预案，遇紧急情况仍可以妥善、安全地储存疫苗，保障疫苗的质量。

5）医疗机构应当建立疫苗定期检查制度，对存在包装无法识别、储存温度不符合要求、超过有效期等问题的疫苗，采取隔离存放、设置警示标志等措施，并按照国务院药品监督管理部门、卫生行政部门、生态环境主管部门的规定处置。医疗机构应当如实记录处置情况，处置记录应当保存至疫苗有效期满后不少于 5 年备查。

6）医务人员在实施接种前，应当按照预防接种工作规范的要求，检查受种者健康状况、核查接种禁忌，查对预防接种证，检查疫苗、注射器的外观、批号、有效期，并核对受种者的姓名、年龄和疫苗的品名、规格、剂量、接种部位、接种途径，做到受种者、预防接种证和疫苗信息相一致，确认无误后方可实施接种。

医务人员应当对符合接种条件的受种者实施接种。受种者在现场留观期间出现不良反应的，医务人员应当按照预防接种工作规范的要求，及时采取救治措施。

（三）麻醉药品、精神药品及其使用管理

1. 麻醉药品、精神药品的定义

麻醉药品是指具有依赖性潜力的药品，连续使用、滥用或不合理使用，易产生生理依赖性和精神依赖性，能成瘾的药品，如阿片、吗啡、哌替啶等。精神药品是指直接作用于中枢神经系统，能使其兴奋或抑制，连续使用能产生依赖性的药品，如苯巴比妥、阿普唑仑等。根据《麻醉药品和精神药品管理条例》第三条规定，麻醉药品和精神药品，是指列入麻醉药品目录和精神药品目录的药品和其他物质。

麻醉药品按其药理作用不同，临床上可以分为镇痛类和非镇痛类两类。镇痛类麻醉药品除了具有镇痛作用、可用于急性剧痛和晚期癌症疼痛治疗之外，在其他方面也有广泛用途，包

括治疗心源性哮喘、镇咳、止泻、人工冬眠、麻醉前给药与复合麻醉及戒毒等。非镇痛类麻醉药品现用于局部麻醉。麻醉药品与医疗上用于全身或局部麻醉的麻醉药不同，后者如氟烷、硫喷妥钠、普鲁卡因等。

精神药品按药理作用不同，可分为镇静催眠类、中枢兴奋剂类、镇痛及复方制剂类等，各类在临床上的作用也不相同。根据精神药品使人体产生依赖性和危害人体的程度，将其分为第一类精神药品和第二类精神药品。第一类精神药品比第二类精神药品作用更强，更易产生依赖性。

2. 麻醉药品和精神药品目录

麻醉药品和精神药品的具体品种以国家最新公布的目录为准。目前执行的是 2013 年 11 月 11 日原国家食品药品监督管理总局、公安部、原国家卫生计生委联合公布了《麻醉药品品种目录（2013 年版）》和《精神药品品种目录（2013 年版）》。

《麻醉药品品种目录（2013 年版）》共 121 个品种，其中我国生产及包括的制剂、提取物、提取粉如下：可卡因、罂粟浓缩物（包括罂粟果提取物、罂粟果提取物粉）、二氢埃托啡、地芬诺酯、芬太尼、氢可酮、氢吗啡酮、美沙酮、吗啡（包括吗啡阿托品注射液）、阿片（包括复方樟脑酊、阿桔片）、羟考酮、哌替啶、瑞芬太尼、舒芬太尼、蒂巴因、可待因、右丙氧芬、双氢可待因、乙基吗啡、福尔可定、布桂嗪、罂粟壳。上述品种包括其可能存在的盐和单方制剂（除另有规定外），可能存在的化学异构体及其酯、醚（除另有规定外）。罂粟壳只能用于中药饮片和中成药的生产及医疗配方使用。2023 年国家药品监督管理局、公安部、国家卫生健康委决定将奥赛利定列入麻醉药品目录。

《精神药品品种目录（2013 年版）》共 149 个品种，其中第一类精神药品有 68 个品种，第二类精神药品 81 个品种。目录确定的我国生产和使用的第一类精神药品具体有 7 个品种：哌醋甲酯、司可巴比妥、丁丙诺啡、γ-羟丁酸、氯胺酮、马吲哚、三唑仑。目录确定的我国生产第二类精神药品有异戊巴比妥、格鲁米特、喷他佐辛、戊巴比妥、阿普唑仑、巴比妥、氯硝西泮、地西泮、艾司唑仑、氟西泮、劳拉西泮、甲丙氨酯、咪达唑仑、硝西泮、奥沙西泮、匹莫林、苯巴比妥、唑吡坦、丁丙诺啡透皮贴剂、布托啡诺及其注射剂、咖啡因、安钠咖、地佐辛及其注射剂、麦角胺咖啡因片、氨酚氢可酮片、曲马多、扎来普隆。上述品种包括其可能存在的盐和单方制剂（除另有规定外）、可能存在的化学异构体及其酯、醚（除另有规定外）。2023 年国家药品监督管理局、公安部、国家卫生健康委决定将苏沃雷生、吡仑帕奈、依他佐辛、曲马多复方制剂列入第二类精神药品目录。将每剂量单位含氢可酮碱大于 5 mg，且不含其他麻醉药品、精神药品或药品类易制毒化学品的复方口服固体制剂列入第一类精神药品目录。将每剂量单位含氢可酮碱不超过 5 mg，且不含其他麻醉药品、精神药品或药品类易制毒化学品的复方口服固体制剂列入第二类精神药品目录。

3. 麻醉药品和精神药品的专用标志

根据《中华人民共和国药品管理法》及相关规定，麻醉药品和精神药品必须印有国务院药品监督管理部门规定的标签样式。

4. 医疗机构麻醉药品和第一类精神药品的管理

医疗机构应当建立由主管院长负责的，医疗管理、药学、护理、保卫部门参加的特殊药品管理组织，并指定专人负责日常管理工作。日常管理工作由药学部门承担。医疗机构应建立严格的工作制度和岗位职责，应包括特殊药品采购、验收、储存、发放、"五专"管理及药品的报损、销毁、空瓶、废贴销毁、安全存储等各环节管理，以保证特殊药品的药品质量、药品安全使用和安全存储。医疗机构应定期督导、检查、总结、反馈特殊管理的药品使用管理各环节，要有改进措施。

1）"麻醉药品、第一类精神药品购用印鉴卡"的管理。医疗机构使用麻醉药品和第一类精神药品的，应当经所在地设区的市级卫生行政部门批准，取得"麻醉药品、第一类精神药品购用印鉴卡"（以下称"印鉴卡"）。医疗机构应当凭"印鉴卡"

向本省、自治区、直辖市行政区域内的定点批发企业购买麻醉药品和第一类精神药品。

医疗机构取得"印鉴卡"应当具备下列条件：①有与使用麻醉药品和第一类精神药品相关的诊疗科目；②有专职的麻醉药品和第一类精神药品管理的药学专业人员；③有获得麻醉药品和第一类精神药品处方资格的医生；④有保证麻醉药品和第一类精神药品安全储存的设施和管理制度。

"印鉴卡"有效期为3年，期满前3个月，医疗机构应向市级卫生行政部门重新提出申请。

当"印鉴卡"中医疗机构名称、地址、医疗机构法定代表人（负责人）、医疗机构管理部门负责人、药学部门负责人、采购人员等项目发生变更时医疗机构应在3日内到市级卫生行政部门办理变更。

2）处方资格及调配资格。医疗机构应当按照国务院卫生行政部门的规定，二级以上医疗机构应对本机构注册的执业医师进行麻醉药品和精神药品使用专项培训、考核，考核合格的授予抗菌药物处方权，基层医疗卫生机构由上级主管部门统一对本单位执业医师进行有关麻醉药品和精神药品使用知识的培训、考核，经考核合格的，授予麻醉药品和第一类精神药品处方资格，并签字留样备查。执业医师取得麻醉药品和第一类精神药品的处方资格后，方可在本机构开具麻醉药品和第一类精神药品处方，但不得为自己开具麻醉药品和精神药品处方。执业医师应当根据国务院卫生行政部门制定的临床应用指导原则使用麻醉药品和精神药品，并按规定开具规定数量的处方。

二级以上医疗机构应对本机构药学人员进行麻醉药品和精神药品使用专项培训、考核，考核合格的药师方可授予麻醉药品和精神药品调配权，基层医疗卫生机构由上级主管部门统一对本单位药学人员进行有关麻醉药品和精神药品使用知识的培训、考核，经考核合格的授予麻醉药品和精神药品调配权。具有调配权的药师应按要求调配、审核、麻醉药品和精神药品处方。

3）采购、验收、储存、调配、使用、报损及处方管理。根据临床用药需要，麻醉药品和第一类精神药品应保持相应库存量，不得过量采购。采购前须经过库房管理人员制订采购计划，药房主任审核认可，经院长签字方可采购。注意须按要求在"医疗机构电子印鉴卡平台"上制订计划和进行进销存明细的上传操作。

麻醉药品和第一类精神药品验收必须双人验收方可进行，货到即验，验收到药品的最小单位，验收记录双人签字。入库验收应当采用专簿记录，核对无误后登记。

储存麻醉药品、第一类精神药品实行专人负责、专库（柜）加锁。对进出专库（柜）的麻醉药品、第一类精神药品建立专用账册，进出逐笔记录。出库应双人复核签字。做到账物相符。专用账册的保存期限应当自药品有效期期满之日起不少于5年。

库房应由熟悉并掌握与麻醉药品、精神药品管理相关的法律法规和政策的专人管理，麻醉药品和第一类精神药品实行双人双锁专柜保存，专库应当设有防盗设施并安装报警装置，专柜应当使用保险柜。

医疗机构对存放在本单位的过期、损坏的麻醉药品和精神药品应当登记造册，并向所在地卫生行政部门提出申请，在卫生行政部门监督下进行销毁，并对销毁情况进行登记。卫生行政部门接到医疗机构销毁麻醉药品、第一类精神药品申请后，应当于5日内到场监督医疗机构销毁行为。药房药师应对用后空瓶、废贴、保存到期的处方账册等详细登记，双人确认无误后，上报医院方可销毁。

具有处方权的医生在为患者首次开具麻醉药品和第一类精神药品处方时，应当亲自诊查患者，为其建立相应的病历，留存患者的身份证复印件，要求患者或亲属签署知情同意书，病历由医院保管。

调配人员应仔细核对处方上的所有内容，并与电脑内容相符方可调配。仔细检查是否符合处方管理规定。发药时应仔细检查药品有无破损、过期等情况。处方内容见"处方与调配管理"部分。

对口服、外用药品调配人员调配完毕签全名后，交药师审核，药师应详细交代使用方法，签署全名，并单独保存处方。注射剂只能由医务人员领取，并填写麻醉药品及第一类精神药品领用登记本。对不符合规定的处方，处方的调配人、核对人应当拒绝发药。

开具麻醉药品和精神药品专用处方，麻醉药品和第一类精神药品使用淡红色，处方右上角标有："麻醉、精一"。医疗机构应当根据麻醉药品处方开具情况，按照麻醉药品品种、规格对其消耗量进行专册登记，登记内容包括发药日期、患者姓名、用药数量。专册保存期限为3年。麻醉药品处方至少保存3年。

5. 第二类精神药品的管理

第二类精神药品的采购需要在有资质的供货公司采购，并留存相关资质档案备存，应有专人管理。第二类精神药品入库验收，必须双人验收方可进行，货到即验，验收到药品的最小单位，验所有票据单独保管，验收记录双人签字。入库验收应当采用专簿记录，核对无误后登记。

储存第二类精神药品实行专人负责、专柜加锁。对进出专柜的第二类精神药品建立专用账册，进出统一登记。

具有处方资格的医生开具时，应使用白色专用处方，右上角标注"精二"，并遵守处方限量规定。医疗机构应当根据精神药品处方开具情况，按照精神药品品种、规格对其消耗量进行专册登记，登记内容包括发药日期、患者姓名、用药数量。专册保存期限为3年，第二类精神药品保存至少2年。

药学部门调配处方时，应审核处方的合理性、适宜性，对不合理处方进行干预。药师应对第二类精神药品处方每天进行专册登记。

（四）毒性药品管理

1. 毒性药品的定义

毒性药品，是指毒性剧烈，治疗量与中毒剂量相近，使用不当会致人中毒或死亡的药品。

2. 毒性药品的品种目录

现已公布的管理品种分为中药品种和西药品种两大类。

1）毒性中药品种。毒性中药品种 27 种：砒石（红砒、白砒）、砒霜、水银、生马钱子、生川乌、生草乌、生白附子、生附子、生半夏、生南星、生巴豆、斑蝥、青娘虫、红娘子、生甘遂、生狼毒、生藤黄、生千金子、生天仙子、闹羊花、雪上一枝蒿、白降丹、蟾酥、洋金花、红粉、轻粉、雄黄。

毒性中药品种是指原药材和饮片，不含制剂。

2）毒性西药品种。毒性西药品种 13 种：去乙酰毛花苷 C、阿托品、洋地黄毒苷、氢溴酸后马托品、三氧化二砷、毛果芸香碱、升汞、水杨酸毒扁豆碱、氢溴酸东莨菪碱、亚砷酸钾、士的宁、亚砷酸注射液、A 型肉毒毒素及其制剂。

需要说明的有两点：一是上述西药品种除亚砷酸注射液、A 型肉毒毒素制剂以外均指原料药；二是上述西药品种士的宁、阿托品、毛果芸香碱等包括其盐类化合物。

3. 毒性药品专有标志

根据《中华人民共和国药品管理法》及相关规定，毒性药品标签必须印有国务院药品监督管理部门规定的毒性药品的标志样式。

4. 毒性药品管理

1）医疗机构应从有毒性药品经营资格的供货公司购买毒性药品，供货公司资料备查。

2）购进的毒性药品应双人验收，仔细查验，专册登记入库验收情况，所有票据单独妥善保管，药库设专柜加锁保存。

3）建立专用账册，对毒性药品原料与成品账分别建账，按处方统计，日耗日销，定期检查，做到日清月结。

（五）放射性药品的管理

放射性药品是指用于临床诊断或治疗的放射性同位素制剂或其标记药物。药品标签必须印有国务院药品监督管理部门规定的放射性药品的标志样式。

放射性药品的包装必须安全实用，符合放射性药品质量要求，具有与放射性剂量相适应的防护装置，包装必须分内包装和外包装两部分，外包装必须贴有商标、标签、说明书和放射性药品标志，内包装必须贴有标签。标签必须注明药品品名、放射性比活度、装量。

说明书除注明前款内容外，还须注明生产单位、批准文号、批号、主要成分、出厂日期、放射性同位素半衰期、适应证、用法、用量、禁忌证、有效期和注意事项等。

医疗单位设置核医学科、室（同位素室），必须配备与其医疗任务相适应的并经核医学技术培训的技术人员。非核医学专业技术人员未经培训，不得从事放射性药品使用工作。医疗单位使用放射性药品，必须符合国家放射性同位素卫生防护管理的有关规定。所在地的省、自治区、直辖市的公安部及环境保护和卫生行政部门，应当根据医疗单位和医疗技术人员的水平、设备条件，核发相应等级的"放射性药品使用许可证"，无"放射性药品使用许可证"的医疗单位不得使用放射性药品。

五、临床用药管理

临床用药管理是指对医疗机构临床诊断、预防和治疗用药全过程实施监督管理。医疗机构应当遵循安全、经济、有效的合理用药原则，尊重患者对药品使用的知情权和隐私权。

（一）合理用药原则

临床上，药物是最常用的疾病治疗手段，成功的治疗需要正确的药物，准确的剂量、用于正确的疾病和正确的患者。在药物的临床应用中，医疗机构应该遵循有关药物临床应用原则、临床路径、临床诊疗指南和说明书等合理使用药物；对医生处方、用药医嘱的适宜性进行审核。

所谓合理用药，就是以当代药物和疾病的系统知识和理论为基础，安全、有效、经济、适当地使用药品。临床用药管理的核心就是合理用药。

1. 合理用药管理组织建立

医疗机构药事管理与药物治疗学委员会（组）应下设合理

用药管理工作组，并建立完善工作制度。合理用药管理工作组应对本机构医生处方行为、药师处方审核、核对等进行监督检查，定期汇总、分析、评估本机构合理用药情况；定期对医务人员进行合理用药知识培训与教育；制定并落实持续质量改进措施；并将合理用药纳入医务人员绩效考核。

2. 及时优化本机构用药目录

医疗机构药事管理与药物治疗学委员会（组）依据安全、有效、经济的用药原则和本机构的疾病治疗特点，及时优化本机构用药目录。优先配备国家基本药物、国家集中采购药品、医保谈判药品、社保目录药品、新型农村合作医疗药品并保证供应。按疾病谱和抗菌药物分级管理合理配备抗菌药物。

3. 提高医生的合理用药水平，强化药师对处方的审核

1）医生要遵循合理用药的原则，能口服不肌内注射，能肌内注射不输液，依据有关药物临床应用原则、临床路径、临床诊疗指南和说明书等合理使用药物。规范医生的用药行为，确保医生在选用药品时，优先选用基本药物、国家集中采购药品、医保谈判药品等。

2）药师加强处方审核，发现不合理处方应当及时干预，要求处方医生修改，确保实现安全、有效、经济、适宜用药。

4. 做好处方和医嘱用药统计

医疗机构动态监测、统计处方和医嘱药品使用情况，重点跟踪、监控辅助药品、医院超常使用药品、抗菌药物、贵重药品的使用情况。通过统计，了解医生是否带普遍性的不良处方和医嘱行为，以便针对问题，采取措施，不断提高合理用药水平。

（二）抗菌药物的管理

为了加强抗菌药物的临床管理，提高抗菌药物合理应用能力，提升抗菌药物的管理水平，自 2012 年原卫生部发布《抗菌药物临床应用管理办法》以来陆续出台一系列的指导文件，2019 年国家卫生健康委办公厅发布的《关于持续做好抗菌药物临床应用管理工作的通知》，特别要求"地方各级卫生健康行政

部门要重视县医院和基层医疗机构的管理，发挥医联体、对口支援的带动帮扶作用，指导基层规范使用抗菌药物。加强药事、院感等相关专业质控中心建设，依托专业组织开展培训、指导和检查等工作"。可见，医疗机构加强抗菌药物的使用是药物临床应用管理的重要内容。

1. 抗菌药物的定义

抗菌药物是指治疗细菌、支原体、衣原体、立克次体、螺旋体、真菌等病原体所致感染性疾病的药物，不包括治疗结核病、寄生虫病和各种病毒所致感染性疾病的药物以及具有抗菌作用的中药制剂。

2. 抗菌药物管理组织机构的建立及职责

医疗机构主要负责人是本机构抗菌药物临床应用管理的第一责任人。医疗机构应设立抗菌药物管理工作机构或配备专（兼）职人员负责抗菌药物管理工作，二级以下医疗机构药事管理与药物治疗学委员会（组）应下设抗菌药物使用管理工作小组。抗菌药物使用管理工作小组人员应包括医务、药学、感染性疾病、临床微生物、护理、医院感染管理等部门负责人，医务和药学等部门共同负责日常工作。医疗机构应建立完善抗菌药物工作机构的工作制度和本机构抗菌药物临床使用的监管机制。

基层医疗卫生机构抗菌药物使用管理工作小组主要职责包括：贯彻实施抗菌药物管理相关法律法规；审议本机构抗菌药物的供应目录；对本机构医生抗菌药物的处方行为及药师处方审核、核对等进行监督检查；评估抗菌药物使用适宜性；对抗菌药物使用趋势进行分析，动态监测本机构抗菌药物使用情况，对抗菌药物不合理使用情况应当及时采取有效干预措施，定期分析、评估、汇总并定期发布相关信息；定期对医务人员进行抗菌药物知识培训与教育；制定并落实抗菌药物使用持续质量改进措施。

3. 抗菌药物的分级管理

抗菌药物临床应用实行分级管理。根据安全性、疗效、细菌耐药性、价格等因素，将抗菌药物分为三级：非限制使用级、限制使用级与特殊使用级。具体划分标准如下。

1）非限制使用级抗菌药物是指经长期临床应用证明安全、有效，对细菌耐药性影响较小，价格相对较低的抗菌药物。

2）限制使用级抗菌药物是指经长期临床应用证明安全、有效，对细菌耐药性影响较大或价格相对较高的抗菌药物。

3）特殊使用级抗菌药物是指具有以下情形之一的抗菌药物：①具有明显或者严重不良反应，不宜随意使用的抗菌药物；②需要严格控制使用，避免细菌过快产生耐药的抗菌药物；③疗效、安全性方面的临床资料较少的抗菌药物；④价格昂贵的抗菌药物。

医疗机构和医务人员应当严格掌握使用抗菌药物预防感染的指征。预防感染、治疗轻度或局部感染时，应当首选非限制使用级抗菌药物；严重感染、免疫功能低下合并感染或病原体只对限制使用级抗菌药物敏感时，方可选用限制使用级抗菌药物。严格控制特殊使用级抗菌药物使用。特殊使用级抗菌药物不得在门诊使用。

4. 抗菌药物处方权、调配权的授予

二级以上医疗机构应对本机构注册的执业医师进行抗菌药物使用培训、考核，考核合格的授予抗菌药物处方权，基层医疗卫生机构由县级以上地方卫生行政部门组织相关培训、考核，经考核合格授予抗菌药物使用处方权。具有高级职称的医生，可授予特殊使用级抗菌药物处方权；具有中级及以上职称的医生，可授予限制级抗菌药物处方权；具有初级职称的医生及在乡、民族乡、镇、村的医疗机构从事一般执业活动的医生和乡村医生，可以授予非限制级抗菌药物处方权。

二级以上医疗机构应对本机构药学人员进行抗菌药物使用培训、考核，考核合格的药师授予抗菌药物调配权，基层医疗卫生机构由县级以上地方卫生行政部门组织相关培训、考核，经考核合格授予抗菌药物使用调配权。

因抢救生命垂危的患者等紧急情况，医生可以越级使用抗菌药物。越级使用抗菌药物应当详细记录用药指征，并应当于 24 小时内补办越级使用抗菌药物的必要手续。

5. 抗菌药物临床应用管理

医疗机构应当严格执行《处方管理办法》《医疗机构药事管理规定》《抗菌药物临床应用指导原则》《中国国家处方集》等相关规定及技术规范，加强对抗菌药物遴选、采购、处方、调剂、临床应用和药物评价的管理。

医疗机构应当按照省级卫生行政部门制定的抗菌药物分级管理目录，制定本机构抗菌药物供应目录，并向核发其"医疗机构执业许可证"的卫生行政部门备案。医疗机构抗菌药物供应目录包括采购抗菌药物的品种、品规。医疗机构应当严格控制本机构抗菌药物供应目录的品种数量。具有相似或相同药理学特征的抗菌药物不得重复列入供应目录。

医疗机构遴选和新引进抗菌药物品种，应当由临床科室提交申请报告，经药学部门提出意见后，由抗菌药物管理工作组审议。抗菌药物管理工作组三分之二以上成员审议同意，并经药事管理与药物治疗学委员会（组）三分之二以上委员审核同意后方可列入采购供应目录。

医疗机构要对抗菌药物目录进行全面梳理，严格控制抗菌药物购用品规数量。三级医院抗菌药物品种不超过 50 种，二级医院不超过 35 种，同一通用名注射和口服剂型各不超过 2 种，处方组成类同的复方制剂 1~2 种，三代及四代头孢菌素（含复方制剂）口服剂型不超过 5 个品规，注射剂型不超过 8 个品规，碳青霉烯类注射剂型不超过 3 个品规，氟喹诺酮类注射和口服剂型各不超过 4 个品规，深部抗真菌药物不超过 5 个品规。医疗机构抗菌药物目录要向当地卫生行政部门备案。

因特殊治疗需要，医疗机构需使用本机构抗菌药物供应目录以外抗菌药物时，可以启动临时采购程序。临时采购应当由临床科室提出申请，说明申请购入抗菌药物名称、剂型、规格、数量、使用对象和使用理由，经本机构抗菌药物管理工作组审核同意后，由药学部门临时一次性购入使用。医疗机构应当严格控制临时采购抗菌药物品种和数量，同一通用名抗菌药物品种启动临时采购程序原则上每年不得超过 5 例次。如果超过 5 例次，应当讨论是否列入本机构抗菌药物供应目录。调整后的抗菌药物供应目录总品种数不得增加。

6. 抗菌药物临床异常情况的处理

1）抗菌药物应用的公示。医疗机构应当对临床科室和医务人员抗菌药物使用量、使用率和使用强度等情况进行排名并予以内部公示；对排名后位或发现严重问题的医生进行批评教育，情况严重的予以通报。

2）抗菌药物应用异常情况调查。医疗机构应当对以下抗菌药物临床应用异常情况开展调查，并根据不同情况做出处理：①使用量异常增长的抗菌药物；②半年内使用量始终居于前列的抗菌药物；③经常超适应证、超剂量使用的抗菌药物；④企业违规销售的抗菌药物；⑤频繁发生严重不良事件的抗菌药物。

医疗机构应当加强对抗菌药物生产、经营企业在本机构销售行为的管理，对存在不正当销售行为的企业，应当及时采取暂停进药、清退等措施。医疗机构应当对出现抗菌药物超常处方 3 次以上且无正当理由的医生提出警告，限制其特殊使用级和限制使用级抗菌药物处方权。药师未按照规定审核抗菌药物处方与用药医嘱造成严重后果的，或者发现处方不适宜、超常处方等情况未进行干预且无正当理由的，医疗机构应当对药师进行相应的处理，情节严重的应取消其调配权。

六、处方与调配管理

（一）处方的概念和格式

1. 处方的概念

《处方管理办法》明确规定"处方，是指由注册的执业医师和执业助理医师在诊疗活动中为患者开具的、由取得药学专业技术职务任职资格的药学专业技术人员审核、调配、核对，并作为患者用药凭证的医疗文书。处方包括医疗机构病区用药医嘱单"。

2. 处方的格式

处方由前记、正文和后记三部分组成。

1）前记，包括医疗机构名称、费别、患者姓名、性别、年龄、门诊或住院病历号、科别或病区和床位号、临床诊断、开具日期等。可添加特殊要求的项目。麻醉药品和第一类精神药品处方还应当包括患者身份证明编号，代办人姓名、身份证号码。

2）正文，以 Rp 或 R 标示，分列药品名称、剂型、规格、数量、用法、用量。

3）后记，医生签名或加盖专用签章，药品金额及审核、调配，核对、发药药师签名者加盖专用签章。

处方标准由国家卫生健康委统一规定，处方格式由省、自治区、直辖市卫生行政部门统一制定，处方由医疗机构按照规定的标准和格式印制。普通处方的印刷的纸为白色；急诊处方用纸为淡黄色，右上角标注"急诊"；儿科处方印刷用纸为淡绿色，右上角标注"儿科"；麻醉药品和第一类精神药品用淡红色，右上角标注"麻醉、精一"；第二类精神药品用纸为白色，右上角标注"精二"。

（二）处方管理

1. 处方权的获得

经过注册的执业医师在执业地点取得相应的处方权。经过注册的执业助理医师和试用期人员在医疗机构开具的处方，应当经所在执业地点执业医师签名或加盖专用签章方可有效。医生应在注册的医疗机构签字留样或专用签章备案后，方可开具处方。

二级以上医疗机构应对本机构注册执业医师进行麻醉药品和精神药品、抗菌药物使用培训、考核，考核合格的授予抗菌药物处方权，基层医疗卫生机构由县级以上地方卫生行政部门组织相关培训、考核，经考核合格授予麻醉药品和精神药品、抗菌药物使用处方权。

2. 处方开具的规定

医生开具处方和药师调剂处方应当遵循安全、有效、经济的原则。处方药应当凭医生处方销售、调剂和使用。处方书写应当符合下列规则：

1）患者一般情况、临床诊断填写清晰、完整，并与病历记载相一致。

2）每张处方限于一名患者的用药。

3）字迹清楚，不得涂改；如需修改，应当在修改处签名并注明修改日期。

4）药品名称应当使用规范的中文名称书写，没有中文名称的可以使用规范的英文名称书写；医疗机构或医生、药师不得自行编制药品缩写名称或使用代号；书写药品名称、剂量、规格、用法、用量要准确规范，药品用法可用规范的中文、英文、拉丁文或缩写体书写，但不得使用"遵医嘱""自用"等含糊不清字句。

药品剂量与数量用阿拉伯数字书写。剂量应当使用法定计量单位：重量以克（g）、毫克（mg）、微克（μg）、纳克（ng）为单位；容量以升（L）、毫升（ml）为单位；国际单位（IU）、单位（U）；中药饮片以克（g）为单位。

片剂、丸剂、胶囊剂、颗粒剂分别以片、丸、粒、袋为单位；溶液剂以支、瓶为单位；软膏剂及乳膏剂以支、盒为单位；注射剂以支、瓶为单位，应当注明含量；中药饮片以剂为单位。

5）患者年龄应当填写实足年龄，新生儿、婴幼儿写日、月龄，必要时要注明体重。

6）西药和中成药可以分别开具处方，也可以开具一张处方，中药饮片应当单独开具处方。

7）开具西药、中成药处方，每一种药品应当另起一行，每张处方不得超过5种药品。

8）中药饮片处方的书写，一般应当按照"君、臣、佐、使"的顺序排列；调剂、煎煮的特殊要求注明在药品右上方，并加括号，如布包、先煎、后下等；对饮片的产地、炮制有特殊要求的，应当在药品名称之前写明。

9）药品用法用量应当按照药品说明书规定的常规用法用量使用，特殊情况需要超剂量使用时，应当注明原因并再次签名。

10）除特殊情况外，应当注明临床诊断。

11）开具处方后的空白处画一斜线以示处方完毕。

12）处方医生的签名式样和专用签章应当与院内药学部门留样备查的式样相一致，不得任意改动，否则应当重新登记留样备案。

3. 开具处方的限量规定

1）处方一般不得超过 7 日用量；急诊处方一般不得超过 3 日用量；对于某些慢性病、老年病或特殊情况，处方用量可适当延长，但医生应当注明理由。

2）除需长期使用麻醉药品和第一类精神药品的门急诊癌症疼痛患者和中、重度慢性疼痛患者外，麻醉药品注射剂仅限于医疗机构内使用，或由医疗机构派医务人员出诊至患者家中使用。

3）为门急诊患者开具的麻醉药品注射剂，每张处方为 1 次常用量；控缓释制剂，每张处方不得超过 7 日常用量；其他剂型，每张处方不得超过 3 日常用量。

4）第一类精神药品注射剂，每张处方为 1 次常用量；控缓释制剂，每张处方不得超过 7 日常用量；其他剂型，每张处方不得超过 3 日常用量。哌醋甲酯用于治疗儿童多动症时，每张处方不得超过 15 日常用量。

为门急诊癌症疼痛患者和中、重度慢性疼痛患者开具的麻醉药品、第一类精神药品注射剂，每张处方不得超过 3 日常用量；控缓释制剂，每张处方不得超过 15 日常用量；其他剂型，每张处方不得超过 7 日常用量。

5）第二类精神药品一般每张处方不得超过 7 日常用量；对于慢性病或某些特殊情况的患者，处方用量可以适当延长，医生应当注明理由。

6）为住院患者开具的麻醉药品和第一类精神药品处方应当

逐日开具，每张处方为 1 日常用量。

7）对于需要特别加强管制的麻醉药品，如二氢埃托啡，处方为 1 次常用量，仅限于二级以上医院内使用；哌替啶，处方为 1 次常用量，仅限于医疗机构内使用。

8）医疗机构应当要求长期使用麻醉药品和第一类精神药品的门急诊癌症患者和中、重度慢性疼痛患者，每 3 个月复诊或随诊 1 次。

4. 处方的开具、传递

利用计算机开具、传递普通处方时，应当同时打印出纸质处方，其格式与手写处方一致；打印的纸质处方经签名或加盖专用签章后有效。药师核发药品时，应当核对打印的纸质处方，无误后发给药品，并将打印的纸质处方与计算机传递处方同时收存备查。

5. 处方的保管

处方由调剂处方药品的医疗机构妥善保存。普通处方、急诊处方、儿科处方保存期限为 1 年，毒性药品、第二类精神药品处方保存期限为 2 年，麻醉药品和第一类精神药品处方保存期限为 3 年。

6. 处方的有效期

处方开具当日有效，特殊情况需要延长有效期的，由开具处方的医生注明有效期限，最多不得超过 3 天。

7. 慢性病长期药品处方

2018 年 11 月，《关于加快药学服务高质量发展的意见》提出"探索慢性病长期处方管理，鼓励各级卫生健康行政部门商医保部门制订出台慢性病处方管理政策，明确可开具长期处方的慢性病目录、用药范围、管理制度，安全告知等要求，对评估后符合要求的慢性病患者，一次可开具 12 周以内相关药品"。

（三）**处方的调剂、审核与点评**

1. 处方的调剂

1）调剂人员的资格。要求取得药学专业技术职务任职资格的人员方可从事处方调剂工作。药师在执业的医疗机构取得处方调剂资格。药师签名或专用签章式样应当在本机构留样备查。

具有药师以上专业技术职务任职资格的人员负责处方审核、评估、核对、发药及安全用药指导；药剂士从事处方调配工作。

药师应当凭医生处方调剂处方药品，非经医生处方不得调剂。

2）处方调剂的流程。药师应当按照操作规程调剂处方药品：认真审核处方，准确调配药品，正确书写药袋或粘贴标签，注明患者姓名和药品名称、用法、用量，包装；向患者交付药品时，按照药品说明书或处方用法进行用药交代与指导，包括每种药品的用法、用量、注意事项等。

3）处方调配的"四查十对"原则。药师调剂处方时必须做到"四查十对"：查处方，对科别、姓名、年龄；查药品，对药名、剂型、规格、数量；查配伍禁忌，对药品性状、用法用量；查用药合理性，对临床诊断。

2. 处方的审核

处方的审核是指药学专业技术人员运用专业知识与实践技能，根据相关法律法规、规章制度与技术规范等，对医生在诊疗活动中为患者开具的处方进行合法性、规范性和适宜性审核。

1）药师应当审核处方的合法性。开具处方的医生是否在本单位取得处方权，处方签名和专用签章是否备案，开具特殊管理药品的医生是否取得特殊管理药品的处方权，开具抗菌药物的医生是否经过考核，是否符合分级管理要求的规定。

2）药师应当认真逐项检查处方前记、正文和后记书写是否清晰、完整，处方是否符合规定的标准和格式规范。

3）药师应当对处方用药适宜性进行审核。审核内容包括以下几点。

（1）规定必须做皮试的药品，处方医生是否注明过敏试验及结果的判定。

（2）处方用药与临床诊断的相符性。

（3）剂量、用法的正确性。

（4）选用剂型与给药途径的合理性。

（5）是否有重复给药现象。

（6）是否有潜在临床意义的药物相互作用和配伍禁忌。

（7）其他用药不适宜情况。

药师是处方审核的第一责任人。依法经过资格认证的药师，应该对调配的处方进行核对，对处方所列药品不得擅自更改或代用，药师经处方审核后，认为存在用药不适宜时，应当告知处方医生，请其确认或重新开具处方。药师发现严重不合理用药或用药错误，应当拒绝调剂，及时告知处方医生，并记录，按照有关规定报告。

3. 处方点评

为了提高处方质量，促进合理用药，保障医疗安全，根据《中华人民共和国药品管理法》《中华人民共和国执业医师法》《医疗机构管理条例》《处方管理办法》等有关法律法规、规章制度，2010年，原卫生部制定并印发了《医院处方点评管理规范（试行）》，其对医疗机构处方点评工作做出规定。

1）处方点评。是根据相关法规、技术规范，对处方书写的规范性及药物临床使用的适宜性（用药适应证、药物选择、给药途径、用法用量、药物相互作用、配伍禁忌等）进行评价，发现存在或潜在的问题，制定并实施干预和改进措施，促进临床药物合理应用的过程。

2）处方点评的组织领导和实施。处方点评工作在医疗机构药事管理与治疗学委员会（组）和医疗质量与安全管理委员会领导下，医疗管理部门和药学部门共同组织实施。医疗机构药事管理与治疗学委员会（组）和医疗质量与安全管理委员会应下设处方点评工作小组，建立处方点评制度，组织医疗和药学专业技术人员，每月对本机构的处方进行点评。

3）处方点评的数量和点评处方的抽取要求。医院药学部门应当会同医疗管理部门，根据医院诊疗科目、科室设置、技术水平、诊疗量等实际情况，确定具体抽样方法和抽样率，其中门急诊处方的抽样率不应少于总处方量的1‰，且每月点评处方绝对数不应少于 100 张；病房（区）医嘱单的抽样率（按出院病历数计）不应少于 1%，且每月点评出院病历数不应少于 30份。基层医疗卫生机构每月至少抽取 50 张门急诊处方（含中药饮片处方）和 10 份出院病历进行点评。医院处方点评小组应当按照确定的处方抽样方法随机抽取处方，并按照《处方点评工作表》对门急诊处方进行点评；病房（区）用药医嘱的点评应当以患者住院病历为依据，实施综合点评，点评表格由医院根据本院实际情况自行制定。

4）处方点评的结果。处方点评结果分为合理处方和不合理处方。不合理处方包括不规范处方、用药不适宜处方及超常处方。

（1）有下列情况之一的，应当判定为不规范处方：①处方的前记、正文、后记内容缺项，书写不规范或字迹难以辨认的；②医生签名、专用签章不规范或与签名、专用签章的留样不一致的；③药师未对处方进行适宜性审核的（处方后记的审核、调配、核对、发药栏目无审核调配药师及核对发药药师签名，或单人值班调剂未执行双签名规定）；④新生儿、婴幼儿处方未写明日、月龄的；⑤西药、中成药与中药饮片未分别开具处方的；⑥未使用药品规范名称开具处方的；⑦药品的剂量、规格、数量、单位等书写不规范或不清楚的；⑧用法、用量使用"遵医嘱""自用"等含糊不清字句的；⑨处方修改未签名且注明修改日期，或药品超剂量使用未注明原因和再次签名的；⑩开具处方未写临床诊断或临床诊断书写不全的；⑪单张门急诊处方超过五种药品的；⑫无特殊情况下，门诊处方超过 7 日用量，急诊处方超过 3 日用量，慢性病、老年病或特殊情况下需要适当延长处方用量未注明理由的；⑬开具麻醉药品、精神药品、毒性药品、放射性药品等特殊管理药品处方未执行国家有关规定的；⑭医生未按照抗菌药物临床应用管理规定开具抗菌药物处方的；⑮中药饮片处方药物未按照"君、臣、佐、使"的顺序排列，或未按要求标注药物调剂、煎煮等特殊要求的。

（2）有下列情况之一的，应当判定为用药不适宜处方：①适应证不适宜的；②遴选的药品不适宜的；③药品剂型或给药途径不适宜的；④无正当理由不首选国家基本药物的；⑤用法、用量不适宜的；⑥联合用药不适宜的；⑦重复给药的；⑧有配伍禁忌或不良相互作用的；⑨其他用药不适宜情况的。

（3）有下列情况之一的，应当判定为超常处方：①无适应证用药；②无正当理由开具高价药的；③无正当理由超说明书用药的；④无正当理由为同一患者同时开具 2 种以上药理作用相同药物的。

5）点评结果的应用与持续改进。处方点评的结果应及时反馈给相关医生，并上报医疗管理部门，对开具不合理处方的医生进行相应的绩效适当处罚。药师未按规定审核处方、未对不合理处方进行有效干预的也应有适当处罚。药学部门会同医疗管理部门，对药事管理、处方管理和临床用药方面存在的问题，进行汇总和综合分析评价，提出质量改进建议，在处方点评中发现的用药错误和不合理用药问题要及时要求改进，发现可能造成患者损害的，应当及时采取措施，防止损害发生。医疗管理部门应定期对处方点评情况汇总通报。

医疗机构药事管理与治疗学委员会（组）和医疗质量与安全管理委员会应当根据药学部门会同医疗管理部门提交的质量改进建议，研究制定有针对性的临床用药质量管理和药事管理改进措施，并责成相关部门和科室落实质量改进措施，提高合理用药水平，保证患者用药安全。

七、药品不良反应

（一）药品不良反应概述

为加强药品的上市后监管，规范药品不良反应报告和监测，及时、有效控制药品风险，保障公众用药安全，原卫生部发布了《药品不良反应报告和监测管理办法》。

1. 药品不良反应的定义

1）WHO 药品不良反应的定义。一种有害的和非预期的反应，这种反应是在人类预防、诊断或改变生理功能而正常使用药物剂量时发生的。

2）我国药品不良反应的定义。根据我国《药品不良反应报告和监测管理办法》规定，药品不良反应，是指合格药品在正常用法用量下出现的与用药目的无关的有害反应。

药品不良反应是药品固有特性所引起的，任何药品都有可能引起不良反应。

2. 药品不良反应相关概念

1）新的药品不良反应，是指药品说明书中未载明的不良反应。说明书中已有描述，但不良反应发生的性质、程度后果或频率与说明书描述不一致或更严重的，按照新的药品不良反应处理。

2）严重药品不良反应，是指因使用药品引起以下损害情形之一的反应，①导致死亡；②危及生命；③致癌、致畸、致出生缺陷；④导致显著的或者永久的人体伤残或器官功能的损伤；⑤导致住院或住院时间延长；⑥导致其他重要医学事件，如不进行治疗可能出现上述所列情况的。

3）药品群体不良事件，是指同药品在使用过程中，在相对集中的时间区域内，对一定数量人群的身体健康或生命安全造成损害或威胁，需要予以紧急处置的事件。

（二）药品不良反应上报的组织领导

医疗机构药事管理与药物治疗学委员会（组）应下设药品不良报告和监测管理小组，建立药品不良报告和监测管理制度，药品不良报告和监测管理小组人员应包括：医疗管理部门、药学管理部门、护理部门、妇幼保健与计划免疫部门等部门人员，并设专人为单位的药品不良反应监测员，负责药品不良反应的汇总、评价、报告，以及药品不良反应的档案资料的管理。药师应在辨识、发现、解决和防止药品不良反应发生的工作中发挥专业作用，并主动监测和收集、报告药品不良反应。

（三）药品不良反应上报的报告范围和原则

我国药品不良反应监测中心在 WHO 的国际药物监测合作中心定义的药品不良反应的基础上包括了可疑药物相互作用等内容，我国规定的药品不良反应的范围是上市 5 年以内的药品和列为国家重点监测的药品，报告有可能引起的所有可疑不良反应；上市 5 年以上的药品，主要报告严重的、罕见或新的不良反应。药品不良反应报告遵循"可疑即报"的报告原则，及时上报。

（四）药品不良反应报告的方式和要求

医疗机构获知或发现可能与用药有关的不良反应，医生应填写"药品不良反应/事件报告表"（见附录九），交医疗机构指定的专人通过国家药品不良反应监测信息网络报告；对不具备在线报告条件的，应该通过纸质报表报所在地药品不良反应监测机构，由所在地药品不良反应监测机构代为在线报告。

药品不良反应报告应当真实、完整、准确。

（五）药品不良反应报告时限

新的、严重的药品不良反应应于发现或获知之日起 15 日内报告，其中死亡病例须立即报告，其他药品不良反应 30 日内报告。有随访信息的，应当及时报告。

（六）药品不良反应报告的处理

所有药品不良反应报告将会录入数据库，专业人员会分析药品和不良反应之间的关系。根据药品风险的普遍性或严重程度，决定是否需要采取相关措施，如在药品说明书中加入警示信息，更新药品如何安全使用的信息等。在极少数情况下，当认为药品的风险大于效益时，药品也会撤市。所以，及时准确地报告对提高合理用药、保障居民身体健康有重要的意义。

（七）药品不良反应报告持续改进

药品不良反应报告和监测管理小组应定期向本机构药事管理与药物治疗学委员会（组）汇报药品不良监测情况，分析制定改进措施，提高安全用药水平。

第四节　医院感染管理

一、医院感染管理概述

医院感染直接影响医疗质量和患者安全，是现代医院管理的难题和挑战之一。医院感染不可能被消灭，尽管现代化的医院具备先进的诊疗技术和良好的基础设施，但医院感染仍然会在患者中发生，也同样会影响到医院工作人员的健康。导致医院感染的因素有很多。在传染源环节，能够导致医院感染的病原体有多种，主要包括条件致病菌、耐药菌等。在传播途径环节，医院感染病原体可以通过外源性（如接触、飞沫、空气、生物媒介等）途径传播，也可以通过内源性（如内镜检查、活检、导管技术、机械通气及手术等）途径传播，一些新兴的介入下诊疗技术的发展和应用也一定程度增加了医院感染的风险。在易感人群环节，感染对象的易感性（如年龄大、免疫力低等）及所应用的诊疗方法等也会对医院感染的发生产生影响。

虽然医院感染不能够被消灭，但是，通过控制感染源、切断传播途径、保护易感人群等措施，可以大大降低医院感染发生的概率和发生后的危害程度，有效预防与控制医院感染。美国医院感染控制效果研究（SENIC）结果表明，通过实施各种预防与控制措施，1/3 的医院感染是可以预防的。

提高医疗质量、保证患者安全是医疗机构永恒的工作目标。有效预防与控制医院感染，是保证医疗质量和患者安全的重要环节之一。我国《中华人民共和国传染病防治法》《医疗机构管理条例》《突发公共卫生事件应急条例》和《医院感染管理办法》等法律法规明确规定医疗机构应当做好医院感染的预防与控制工作。《中华人民共和国传染病防治法》第二十一条规定：医疗机构必须严格执行国务院卫生行政部门规定的管理制度、操作规范，防止传染病的医源性感染和医院感染。医疗机构应当确定专门的部门或者人员，承担传染病疫情报告、本单位的传染病预防、控制以及责任区域内的传染病预防工作；承担医疗活动中与医院感染有关的危险因素监测、安全防护、消毒、隔离和医疗废物处置工作。从法律层面规定了医疗机构在传染病的医院感染、医源性感染预防与控制方面应当履行的义务。《医疗机构管理条例》是关于医疗机构准入及其执业管理的行政法规，《医疗机构管理条例实施细则》明确规定：医疗机构应当严格执行无菌消毒、隔离制度，采取科学有效的措施处理污水和废弃物，预防和减少医院感染。由于医院感染的暴发有可能表现为群体性不明原因疾病，因此，医院发现此类情况的，也要按照《突发公共卫生事件应急条例》的有关规定报告、处理。《医院感染管理办法》适用于各级各类医疗机构，其中包括基层医疗卫生机构。《医院感染管理办法》对医疗机构医院感染的组织管理、预防与控制、人员培训、监督管理等做出了明确的规定，是基层医疗卫生机构做好医院感染管理工作的法律依据。

以下是一些基本概念：

（1）医院感染：是指住院患者在医院内获得的感染，包括在住院期间发生的感染和在医院内获得出院后发生的感染，但不包括入院前已开始或者入院时已处于潜伏期的感染。医院工作人员在医院内获得的感染也属医院感染。

（2）医源性感染：是指在医学服务中，因病原体传播引起的感染。

（3）医院感染暴发：是指在医疗机构或其科室的患者中，短时间内发生3例以上同种同源感染病例的现象。

（4）消毒：是指用化学、物理、生物的方法杀灭或消除环境中的病原体。

（5）灭菌：是指杀灭或者消除传播媒介上的一切微生物，包括致病微生物和非致病微生物，也包括细菌芽孢和真菌孢子。

（6）医院感染管理：是指各级卫生行政部门、医疗机构及医务人员针对诊疗活动中存在的医院感染、医源性感染及相关的危险因素进行的预防、诊断和控制活动。

二、基层医疗卫生机构的感染管理

做好基层医疗卫生机构的感染管理首先要明确医院感染管理组织，其次要夯实医院感染管理责任，最终要把各项医院感染管理制度落到实处。

（一）明确医院感染管理组织

1. 建立医院感染管理责任制

医院感染预防与控制是医疗机构的基本任务之一，所有医疗机构均应建立预防与控制医院感染的责任制。我国从开始医院感染管理工作至今，大部分医疗机构均成立了医院感染管理部门，医院感染管理专业人员队伍也已形成，但由于各地区的差异、医疗机构级别的差异、管理者水平的差异，人们对此项工作的认识也存在较大差异。不少地方的工作仅靠少数医院感染管理专职人员，因此工作开展不深入，严重的医院感染事件屡有发生。

医院感染的预防与控制是个系统工程，需要全院的统一协调的管理，领导重视是做好医院感染管理工作前提，各职能部门的配合支持关系到医院感染控制系统是否能正常运转，专职人员的水平决定着医院感染管理工作的成效。为此，建立医院感染管理责任制就成为医疗机构在预防医院感染管理工作中组织管理的第一要素。在医院管理系统中，各级行政领导应各有分工，院长及主管副院长应当在管理中承担领导责任，医院感染管理委员会、医院感染管理部门及专（兼）职人员、其他部门也应各负其责。

基层医疗卫生机构应当由医院感染管理的专（兼）职人员负责该机构的医院感染的预防与控制工作，保障患者安全。有条件的可以指定分管医院感染管理工作的部门。医院规模虽然小，但医院感染管理工作要求不能放松，部门不一定是独立的，但要指定分管的具体部门，按照医院感染管理责任制的要求，分管部门应承担该机构医院感染管理的预防与控制工作。

具备一定规模的基层医疗卫生机构应当组建医院感染管理委员会。医院感染管理委员会由医院感染管理部门、医务部门、护理部门、临床科室、消毒供应室、手术室、临床检验部门、药事管理部门、设备管理部门、后勤管理部门及其他有关部门的主要负责人组成，主任委员由医院院长或者主管医疗工作的副院长担任。医院感染管理委员会主要负责认真贯彻医院感染管理方面的法律法规及技术规范、标准，制定本医院预防与控制医院感染的规章制度、医院感染诊断标准并监督实施；根据预防医院感染和卫生学要求，对本医院的建筑设计、重点科室建设的基本标准、基本设施和工作流程进行审查并提出意见；

研究并确定本医院的医院感染管理工作计划，并对计划的实施进行考核和评价；研究并确定本医院的医院感染重点部门、重点环节、重点流程、危险因素及采取的干预措施，明确各有关部门、人员在预防与控制医院感染工作中的责任；研究并制定本医院发生医院感染暴发及出现不明原因传染病或特殊病原体感染病例等事件时的控制预案；建立会议制度，定期研究、协调和解决有关医院感染管理方面的问题；根据本医院病原体特点和耐药现状，配合药事管理与药物治疗学委员会（组）提出合理使用抗菌药物的指导意见。

基层医疗卫生机构要将医院感染管理纳入总体工作规划和质量与安全管理目标。要以高度的责任感和敏感性，提高政治站位，树立底线意识，重视并做好医院感染预防与控制工作。要严格落实相关法律法规、规章制度及技术标准，采取有力有效措施，提高感染性疾病诊疗防控能力，预防与控制感染性疾病传播，杜绝医源性感染发生，防范化解感染暴发风险，以对人民健康高度负责的态度，切实加强医院感染预防与控制管理，为人民群众提供安全、高质量的医疗服务。

2. 制定并落实医院感染管理的规章制度

制度是管理的基础与保证，医院感染管理工作更是如此，近年来，随着医院感染管理工作的深入开展，各地区在医院感染预防与控制工作中均积累了丰富的经验，特别是在建章立制方面做了很多工作，各地区的医院感染管理规章与制度也在陆续完善，不少医院将医院感染管理制度装订成册，便于使用和查阅。但是，由于医院感染管理工作在我国开始时间不长，可借鉴的经验也有限，有些医院存在互相抄袭、只注重形式不注重内容的现象，也有些医院的医院感染管理制度与实际情况脱节，使制度表面化、形式化。为此，加强医院感染管理的制度建设是有效开展工作的保证。一般而言，医院感染的管理制度应包括以下几个方面。

1）医院感染管理制度，是根据国家相关的法规及规范，结合医院的具体情况，在医院感染管理方面建立制度。如医院感染管理委员会的例会制度、医院感染管理质量考核制度、医院感染管理三级网络制度、医院感染管理监控制度等。

2）医院感染管理工作制度，是根据医院感染管理制度结合各临床科室的具体情况就工作内容制定的制度。如医院消毒隔离制度、无菌操作制度、门急诊的医院感染控制措施、病房的感染控制措施、口腔科的医院感染控制措施等。

3）医院感染工作流程，是根据医院感染预防与控制的原则及医院感染管理制度结合具体的工作过程，制定的程序化的规则。如气管插管操作程序、留置导尿管的操作程序、医院感染暴发调查流程、医务人员血液暴露处理流程、医院感染突发事件处理流程等。

4）医院感染管理评价方法，是根据医院感染管理的制度结合医院的质量管理体系，对医院管理的实效进行考核的规定。如医院感染管理质量考核标准、消毒灭菌效果考核评价标准、消毒隔离效果考核评价标准等。

5）质量持续改进。医院感染管理的最终目的是有效预防与控制医院感染的发生。医院感染是医学发展的必然产物，只要有医疗活动，医院感染就不可能完全避免。医院感染管理就是要将人为因素或医源性因素降低到可以接受的水平或最大限度地控制它的发生。为此，需要我们通过有效的监测，不断寻找易感因素、易感环节、易感染部位，采取有效的干预措施，这就是持续改进的过程。如消化内镜诊疗技术的出现为早期发现胃癌提供了一个有效的手段，经过一段临床实践，我们发现在消化内镜的使用中，如果不解决消化内镜的消毒问题，消化内镜可能成为血源性病原体传播的新途径，为此，我们制定了内镜消毒技术操作规范来解决此问题。但内镜的清洗消毒解决了，可能我们又发现消毒方法会给内镜带来损害，我们又会寻找有效的、低腐蚀的内镜消毒方法，这就是一个持续改进的过程。为此，在医院感染管理中应该将此方法作为制度，避免医院感染控制工作缺乏连续性和过于表面化的状况。

3. 有针对性地开展医院感染管理培训

医院感染的发生发展是错综复杂的，涉及许多环节，涉及临床、医技、后勤和行政等多个部门，因此医院感染管理知识的培训必须普及医疗机构每一个工作人员。要做好这项工作，医院内每一个工作人员应当通力合作、共同参与完成。医疗机构应当定期对各类人员采取有针对性的培训，并不断强化。对进修、实习、新上岗人员进行岗前培训，考试合格后方可上岗，使广大医务人员充分认识到医院感染管理工作的重要性，掌握医院感染管理的基本知识和技能。对工勤人员进行有针对性培训，保证医院感染管理各个环节的质量，将预防与控制医院感染知识宣教作为医疗质量的重要内容之一，使大家认识到预防与控制医院感染的必要性，自觉遵守规章制度，有效预防与控制医院感染。

1）对医务人员进行预防与控制医院感染知识的教育培训。预防与控制医院感染知识是一个合格的临床医生、护士所必须掌握的基础知识，是一个高素质的临床医护人员必须具备的基本要素。医院应当组织进行对医生（本院医生、进修医生、实习医生等）预防与控制医院感染知识的培训，达到相应学时，合格后方能上岗，培训记录可作为职称晋升参考。通过培训，医生能够重点掌握无菌操作规程、医院感染诊断标准、抗菌药物合理应用、消毒药械正确使用、医院感染的流行病学、医院感染的预防与控制方法、职业卫生安全防护等知识。能够在工作中落实医院感染管理规章制度、工作规范和技术要求，并能在预防与控制医院感染中发挥积极作用。对护士定期进行预防与控制医院感染知识的教育培训极为重要，尤其是对新上岗的护士应将预防与控制医院感染知识教育作为岗前教育的一项重要内容。开展继续教育除加强基础知识学习外，还应增加医院感染新知识、新技术及医院感染监测等知识。护士培训的主要内容有医院感染诊断标准，医院感染的流行病学，医院感染与护理管理，职业卫生安全防护，医务人员手卫生，医院感染的隔离技术，消毒与灭菌技术，各种消毒、灭菌剂的正确应用，医院环境微生物学监测标准，空气、物体表面、手的采样方法及标本的采集、留取、运送等。

2）对工勤人员进行基础卫生学和消毒隔离基础知识培训。工勤人员工作范围广、流动性大，并缺乏基本医学常识，因其直接为患者服务，接触患者污染的器具、衣物、排泄物、医疗废物等机会较多，是医院内交叉感染的媒介，易造成医院感染。所以，有必要对他们进行卫生知识基础教育，加强无菌观念，让他们了解传染病的预防知识，清洁与污染的区别，简单消毒、隔离方法，洗手的意义和方法，以及医疗废物的分类管理等。

3）对患者、陪护人员、探视家属进行消毒隔离基础知识的培训。采用宣传栏、科普书和入院须知等形式对他们进行预防与控制医院感染的宣传教育，增强清洁、卫生观念，配合落实医院消毒隔离制度、探视及陪住制度，规范他们在医院的行为。

基层医疗卫生机构应当建立医院感染全员培训制度，制定培训大纲和培训计划，每年至少开展 1 次医院感染法律法规、知识和技能专项培训。培训对象覆盖全体医务人员以及医疗机构的管理、后勤（包括外包服务）等人员，培训内容针对不同岗位特点设定，并组织培训效果考核。将参加培训情况及考核结果作为重要内容，纳入医生、护士、药师、医技及其他人员岗位管理，并与职称晋升、绩效分配、评优评先等挂钩。

（二）夯实医院感染管理责任

基层医疗卫生机构的医院感染管理部门、分管部门及医院感染管理专（兼）职人员是医院感染管理工作的具体执行者。医院感染管理工作具有管理与业务的双重职能，应当明确其人员定位：医院感染管理部门、分管部门及医院感染管理专（兼）职人员具体负责医院感染预防与控制方面的管理和业务工作，既体现了医院感染管理工作的管理职能，又突出了医院感染工作的技术性和专业特点，为医院感染管理专（兼）职人员更好地发挥作用奠定了基础。以下职责可以充分体现医院感染管理工作的重要性。

1）对有关预防与控制医院感染管理规章制度的落实情况进行检查和指导。本条主要体现了医院感染管理专（兼）职人员的监督和指导职能，在医院工作的运行中，预防与控制医院感染管理的规章制度辐射医疗活动各个环节，一个规章制度再好，如果不实施也将是形同虚设，在医院感染管理的专（兼）职人员职责中，检查和指导各项相关制度的落实是最重要的。通过检查可以督促医务人员在执行制度中提高依从性，及时发现管理中的薄弱环节，加以纠正。避免不良事件的发生。

2）对医院感染及其相关危险因素进行监测、分析和反馈，针对问题提出控制措施并指导实施。一个好的医院感染的监控体系应该对医院感染可能发生的环节与危险因素非常敏感，医院感染管理专（兼）职人员应该采用科学的方法，开展医院感染及其相关危险因素的监测，对监测的数据加以分析，找出危险因素，并能够及时向有关部门进行反馈，尽可能找到感染可能发生的证据，并针对问题采取相应的措施，发挥预警与防范作用。

3）对医院感染发生状况进行调查、统计分析，并向医院感染管理委员会或者医疗机构负责人报告。医院感染管理专（兼）职人员除了针对医院感染的危险因素进行预警外，在日常的医院感染监测中还应将医院感染发生的趋势、病原体的特点、重点科室与重点部位进行调查分析，并将有关情况定期向医院感染管理委员会或医疗机构的负责人报告，使他们对医院感染的状况有较全面的了解，以便在医院的重大决策中充分考虑医院感染控制的问题，利于医院的良性发展。

4）对医院的清洁、消毒灭菌与隔离、无菌操作、医疗废物管理等工作提供指导。在医院感染中，外源性感染占了较大部分，在外源性感染的控制中，医院的清洁、消毒与灭菌隔离和无菌操作有着举足轻重的作用，医院感染管理专（兼）职人员应当掌握医院感染控制的新进展与新理念，为医院的环境、物品、设施的清洁，医用卫生用品及无菌医疗器具的消毒与灭菌，医务人员的手卫生，无菌操作的实施，以及医疗废物的管理等方面进行适时的指导。有效切断外源性感染的传播途径，最大限度地降低外源性病原体传播引起的医院感染。

5）对传染病的医院感染控制工作提供指导。尽管传染病以社会感染为主，但鉴于我国传染病的流行趋势，特别是 HBsAg 携带者占我国人口的 1/10，丙肝及 HIV 感染等均呈上升趋势。在住院患者中，传染病的医院感染也难以避免，为此，医院感染管理专（兼）职人员还应承担采取有效措施控制传染病在医院内传播的职责，以便在诊疗过程中对既有基础病又合并传染病的患者采取必要的隔离措施，保证医患双方的安全。

6）对医务人员有关预防医院感染的职业卫生安全防护工作提供指导。医疗行业的高风险除了医学科学的特殊性外，还在于医务人员工作对象全部是有疾病的人，医务人员不仅长期地、大量地、频繁地接触各种病原体，而且还频繁地接触各种化学药品及使用各种锐器，这些都增加了医务人员患感染性疾病的风险，为此，医院感染管理专（兼）职人员有责任对医务人员进行有关预防医院感染的职业卫生安全防护的指导工作，这些指导应包括医务人员职业安全的基本知识、医务人员消毒灭菌技术、标准预防隔离的技术、防护用品的科学应用、职业暴露后的应急处理及发生职业暴露后的报告方式和报告渠道等，争取最大限度地降低职业暴露和职业伤害的风险，保障医务人员的安全，使他们健康、安全地为患者服务。

7）对医院感染暴发事件进行报告和调查分析，提出控制措施并协调、组织有关部门进行处理。医院感染是伴随着医学发展而发生的必然产物，它不可能完全杜绝，但可以最大限度地控制，而医院感染暴发常因其发生的范围广、影响大，会造成严重的危害，增加额外的医疗费用，带来恶劣的社会影响。为此，医院感染管理专（兼）职人员应当对医院感染的暴发保持高度的警惕性，一方面应能及时发现医院感染暴发，另一方面对医院感染的暴发事件进行积极的调查取证和分析，按规定的时限和途径进行报告，并有能力针对发生的问题提出控制措施，一旦发生医院感染等暴发，需要医务、护理、检验及物资供应等部门积极协调和组织各部门相互配合，尽快控制医院感染的暴发，将影响降到最低程度。

8）对医务人员进行预防与控制医院感染的培训工作。医院感染的预防与控制工作需要全员参与，特别是医务人员的支持与参与，医院感染管理专（兼）职人员应当根据医院各级各类人员采取不同的方式进行预防与控制医院感染的培训工作。由于我国尚未将医院感染的预防与控制工作纳入医学生的基础教育，因此对大中专毕业生应当进行岗前培训，使他们进入临床工作前能基本了解医院感染管理的基本要求、各项规章制度、医院感染的诊断、医院感染的报告程序，掌握职业安全的基本技能等；对医务人员还应当定期开展继续教育，使他们对医院感染和耐药菌流行趋势有所了解，对医院感染控制的基本知识和技能能够掌握，对本学科医院感染发生的规律有较深刻的认识；对工勤人员及保洁人员应当定期进行基本卫生学和消毒隔离知识的培训，总之，预防与控制医院感染的培训工作关系到医务人员对医院感染控制的参与与认识程度，也关系到医院感染控制的效果。

9）对消毒药械和一次性使用医疗器械、器具的相关证明进行审核。医院使用消毒药械和一次性使用医疗器具的质量与效果与医疗安全密切相关，此类器具管理和使用有一定的特殊性，为此，医院感染管理专（兼）职人员还应负责对这些物品的资质进行审核，避免医院因使用不合格器具带来的医疗安全隐患。

（三）落实各项医院感染管理制度

2019 年国家卫生健康委下发了《关于进一步加强医疗机构感染预防与控制工作的通知》，明确了医疗机构感染预防与控制基本制度，对医院感染预防与控制工作提出了具体要求。基层医疗卫生机构应当切实执行以下制度。

1. 感染预防与控制监测及报告管理制度

该项制度是医疗机构根据感染预防与控制工作需要，对健康保健相关感染的发生、分布及其影响因素等数据信息开展收集、分析、反馈，以及依法依规上报等活动的规范性要求。主要包括以下基本要求。

1）制定并实施可行的健康保健相关感染监测与报告管理规定，主要内容包括但不限于监测的类型、指标、方法及监测结果的反馈等；明确监测责任主体、参与主体及其各自职责；强化临床一线医务人员履行健康保健相关感染监测与报告义务第一责任人的主体责任。

2）为开展健康保健相关感染监测提供物资、人员和经费等方面的保障；积极稳妥地推动信息化监测工作，并将健康保健相关感染的监测质量、结果评价及数据利用等纳入医疗质量安全管理考核体系。

3）加强对健康保健相关感染监测制度执行情况的监管，并进行持续质量改进及效果评价。

4）完善健康保健相关感染监测多主体协调联动机制和信息共享反馈机制，确保监测工作顺利开展，监测结果能够有效应用于医疗质量安全持续改进的实践。

2. 感染预防与控制标准预防措施执行管理制度

该项制度是医疗机构中各相关主体自觉、有效、规范地执行感染预防与控制标准预防措施的规范性要求。标准预防主要包括手卫生、隔离、环境清洁消毒、诊疗器械/物品清洗消毒与灭菌、安全注射等措施。医疗机构应当加强资源配置与经费投入，以保障感染预防与控制标准预防措施的落实；不得以控制成本和支出为由，挤占、削减费用，影响感染预防与控制标准预防措施的落实。

1）手卫生，是医疗机构及医务人员依据标准预防的规定和诊疗活动的需要，合理配置手卫生设施、持续推动和优化手卫生实践的规范性要求。其基本要求有：

（1）根据《医务人员手卫生规范》等标准和规范的要求，制定符合本机构实际的手卫生制度，全面推动手卫生的实施。

（2）指定相关部门负责手卫生的宣传教育、培训、实施、监测和考核等工作；定期开展覆盖全体医务人员的手卫生宣传、教育和培训，并对培训效果进行考核。临床科室是手卫生执行的主体部门，日常实施自查与监督管理。

（3）根据不同部门和专业实施手卫生的需要，为其配备设置规范、数量足够、使用方便的手卫生设备设施，包括但不限于流动水洗手设施、洗手池、洗手液、干手设施、速干手消毒液及手卫生流程图等。重点部门、区域和部位应当配备非手触式水龙头。

（4）建立并实施科学规范的手卫生监测、评估、干预和反馈机制，不断提升医务人员手卫生知识知晓率、手卫生依从性和正确率。

2）隔离，是医疗机构及医务人员针对诊疗过程中出现或可能出现的感染传播风险，依法、规范地设立有效屏障的规范性要求。隔离对象分为两类：一类是具有明确或可能的感染传播能力的人员，对其按照感染源进行隔离；另一类是具有获得感染可能的高风险目标人员，对其进行保护性隔离。隔离屏障包括物理屏障和行为屏障。物理屏障以实现空间分隔为基本手段，行为屏障以规范诊疗活动和实施标准预防为重点。其基本要求有：

（1）根据感染性疾病的传播途径及特点，制定并实施本机构的隔离措施管理规定。

（2）对需要实施隔离措施的患者，应当采取单间隔离或同类患者集中隔离的方式；对医务人员加强隔离技术培训；为隔离患者和相关医务人员提供必要的个人防护用品；隔离患者所用诊疗物品应当专人专用（听诊器、血压计、体温计等）。

（3）在严格标准预防的基础上，按照疾病传播途径和防控级别实施针对性隔离措施。

（4）加强对隔离患者的探视、陪护人员的感染预防与控制知识宣教与管理，指导和监督探视、陪护人员根据患者感染情况选用合适的个人防护用品。

（5）对隔离措施执行情况进行督查、反馈，并加以持续质量改进。

3）环境清洁消毒，是医疗机构及其工作人员对诊疗区域的空气、环境和物体（包括诊疗器械、医疗设备、床单位等）表面，以及地面等实施清洁消毒或新风管理，以防控与环境相关感染的发生和传播的规范性要求。其基本要求有：

（1）确定实施环境物表面清洁消毒的主体部门及监管部门，明确各部门及相关岗位人员的职责。

（2）确定不同风险区域环境物表清洁消毒的基本规范、标准操作流程和监督检查的规定，并开展相关培训。

（3）规范开展针对诊疗环境物表清洁消毒过程及效果的监测。

（4）制定并严格执行感染暴发（疑似暴发）后的环境清洁

消毒规定与床单位终末处置流程。

（5）明确对空调通风系统、空气净化系统与医疗用水实施清洁消毒、新风管理和进行监管的主体部门及其职责，制定并执行操作规程及监测程序。

4）诊疗器械/物品清洗消毒与灭菌，是医疗机构对临床使用的诊疗器械和物品正确地实施清洁消毒与灭菌处置的规范性要求。其基本要求有：

（1）根据所使用可复用诊疗器械/物品的感染风险分级，选择适宜的消毒灭菌再处理方式，包括但不限于各种形式的清洁、低水平消毒、中水平消毒、高水平消毒与灭菌等；相关操作人员应当做好职业防护。

（2）在实施消毒灭菌处置前应当对污染的器械/物品进行彻底清洗。但针对被朊病毒、气性坏疽及突发不明原因传染病病原体污染的诊疗器械、器具和物品，在灭菌处置前应当先消毒。

（3）建立针对内镜、外来器械、植入物等的清洗消毒与灭菌管理规范和相应标准操作规程，做好清洗消毒与灭菌质量监测和反馈。

（4）诊疗活动中使用的一次性使用诊疗器械/物品符合使用管理规定，在有效期内使用且不得重复使用。

（5）医疗机构使用的消毒灭菌产品应当符合相应生产与使用管理规定，按照批准使用的范围、方法和注意事项使用。

（6）器械/物品清洗、消毒、灭菌程序符合标准或技术规范的规定，做好过程和结果监测，建立并执行质量追溯机制和相应的应急预案。医疗机构对经清洗消毒灭菌的器械/物品应当采取集中供应的管理方式。

5）安全注射，是医疗机构及医务人员在诊疗活动中，为有效防范因注射导致的感染风险所采取的，对接受注射者无害、使实施注射操作的医务人员不暴露于可避免的风险，以及注射后医疗废物不对环境和他人造成危害的临床注射活动的规范性要求。其基本要求有：

（1）制定并实施安全注射技术规范和操作流程；明确负责安全注射管理的责任部门和感染预防与控制部门或人员的监督

指导责任；加强对医务人员安全注射相关知识与技能培训；严格实施无菌操作。

（2）诊疗活动中使用的一次性使用注射用具应当一人一针一管一用一废弃；使用的可复用注射用具应当一人一针一管一用一清洗灭菌；杜绝注射用具及注射药品的共用、复用等不规范使用。

（3）加强对注射前准备、实施注射操作和注射操作完成后医疗废物处置等的全过程风险管理、监测与控制，强化对注射全过程中各相关操作者行为的监督管理。

（4）提供数量充足、符合规范的个人防护用品和锐（利）器盒；指导、监督医务人员和相关工作人员正确处置使用后的注射器具。

3. **医疗机构内感染暴发报告及处置制度**

这是医疗机构及医务人员针对诊疗过程中出现的感染疑似暴发、暴发等情况，依法依规采取预警、调查、报告与处置等措施的规范性要求。其基本要求包括：

1）建立医疗机构内感染暴发报告责任制，强化医疗机构法定代表人或主要负责人为第一责任人的定位；制定并执行感染监测以及感染暴发的报告、调查与处置等规定、流程和应急预案。

2）建立并执行感染疑似暴发、暴发管理机制，组建感染预防与控制应急处置专家组，指导开展感染疑似暴发、暴发的流行病学调查及处置。

3）强化各级具有报告责任主体履职情况的监督问责。在诊疗过程中发现短时间内出现 3 例或以上临床症状相同或相近的感染病例，尤其是病例间可能存在具有流行病学意义的共同暴露因素或共同感染来源时，无论有无病原体同种同源检测的结果或检测回报结果如何，都应当按规定逐级报告本机构感染预防与控制部门（或专职人员）和法定代表人或主要负责人。

4）制定并实施感染疑似暴发、暴发处置预案。处置预案应当定期进行补充、调整和优化，并组织开展经常性演练。

4. 医务人员感染性病原体职业暴露预防、处置及上报制度

这是医疗机构感染性病原体职业暴露预防、处置和上报等活动的规范性要求。感染性病原体职业暴露按传播途径分类，主要包括血源性暴露、呼吸道暴露、消化道暴露和接触暴露等。其基本要求包括：

1）建立适用于本机构的感染性病原体职业暴露预防、处置及上报规范和流程，主要内容包括但不限于明确管理主体及其职责；制定并执行适用的预防、处置和报告流程；实施监督考核等。

2）根据防控实践的需要，为医务人员提供数量充足、符合规范要求的用于防范感染性病原体职业暴露风险的设备设施、个人防护用品，以及其他支持、保障措施。

3）医务人员开展有关预防感染性病原体职业暴露的培训教育，感染性病原体职业暴露高风险部门应当定期进行相关应急演练。

4）建立医务人员感染性病原体职业暴露报告管理体系与流程。

5）对发生感染性病原体职业暴露的医务人员进行暴露后评估、处置和随访，严格按照相关防护要求采取检测、预防用药等应对处置措施。

6）建立并执行预防感染性病原体职业暴露相关医务人员疫苗接种管理制度。

5. 医疗机构内传染病相关感染预防与控制制度

这是医疗机构及医务人员依法依规开展本机构内传染病相关感染防控活动的规范性要求。其基本要求包括：

1）诊疗区域空间布局、设备设施和诊疗流程等符合传染病相关感染预防与控制的要求。

2）确定承担本机构内传染病疫情监测、报告、预防和控制工作的主体部门、人员及其职责；明确感染预防与控制管理部门或人员指导监督本机构内传染病相关感染防控工作开展的职责。

3）严格执行传染病预检分诊要求，重点询问和关注就诊者发热、呼吸道症状、消化道症状、皮肤损害等临床表现和流行病学史，并了解就诊者症状出现以来的就医、用药情况。医疗机构不具备相应的救治条件时，应当规范采取就地隔离或转诊至有能力救治的医疗机构等措施。

4）根据传染病传播途径的特点，对收治的传染病患者采用针对性措施阻断传播途径，防止传染病传播；做好疫点管理，及时进行终末消毒，按规范做好医疗废物处置。

5）定期对医务人员进行传染病防控和职业暴露防护知识、技能的培训；为从事传染病诊疗工作的医务人员提供数量充足且符合规范要求的个人防护用品，并指导、监督其正确选择和使用。

第五节　医疗废物管理

一、医疗废物管理概述

医疗废物是一种特殊的废弃物，专指在医疗卫生机构对人体进行治疗的过程中、在疾病的预防过程中、在保护和增进人体健康而采取措施的过程中，以及其他类似活动中产生的，对人体健康具有危害的特殊废弃物。从广义上来说，只要是医疗卫生机构产生的废弃物，就称为医疗废物，不仅包括有毒有害的危险废弃物，还包括未被污染过的，对环境和人体健康没有任何危害性的各种废物，如医疗用品包装箱，修建医疗卫生机构建筑设施产生的建筑垃圾，医疗卫生机构工作人员产生的日常生活废物等。从狭义上来说，医疗废物则仅指医疗卫生机构在对患者进行诊断、治疗过程中产生的，易直接或间接对人体健康产生危险性的污染性医用废弃物。《医疗废物管理条例》第二条规定，医疗废物，是指医疗卫生机构在医疗、预防、保健以及其他相关活动中产生的具有直接或者间接感染性、毒性以及其他危害性的废物。

医疗废物中存在含有传染性病原体、化学污染及放射性有害物质，具有极大的危险性。在国外被视为"顶级危险"和

"致命杀手"，在我国的《国家危险废物名录》中被列为头号危险废物。加强医疗废物的管理，可以有效阻止由其导致的传染病的传播，减少感染性疾病的发生，同时减小其对环境的危害。

医疗废物种类较多，不同种类的医疗废物组成成分又不同，而复杂的组成成分决定了其不同的化学特性，所以在对医疗废物进行处置时，需要针对不同医疗废物的特性采用不同的技术手段进行处理。医疗废物的高危险性决定了其处置工作必须由专业人员采用特定技术手段完成，否则易造成人员感染事故。又由于医疗废物的成分复杂，形态具有持久性、不可逆性，所以医疗废物很难被彻底清除，其有害成分很容易侵蚀渗入土壤中，不易为环境吸收转化，危险性难以消除，导致污染危害的滞后性和严重性。因此，必须利用专门技术，集中处理。

二、医疗废物管理的法律依据

1990 年以前，我国医疗废物基本倒入生活垃圾处理，对环境和人民健康造成极大威胁；20 世纪 90 年代末期至 2003 年，医疗废物多采取焚烧、填埋等措施处理。2003 年 6 月国务院出台了首部《医疗废物管理条例》，是我国对医疗废物管理的里程碑，各级各类医疗卫生机构对医疗废物的管理工作逐步进入规范化历程。同年及 2004 年，我国陆续出台了《医疗卫生机构医疗废物管理办法》《医疗废物分类目录》以及《医疗废物管理行政处罚办法》，上述法律及规定基本确立了我国医疗废物集中处置的法律制度。随后，我国又相继颁布了多项技术规范，对医疗废物集中处置的全过程做出了明确的技术要求。二十年来，这套法律法规和标准规范体系不断更新、完善，并在控制感染等方面发挥了重要作用。在这套法律制度体系中，医疗卫生机构具有不可推卸的主体责任，基层医疗卫生机构作为医疗卫生机构的其中一类，也应当依法依规做好医疗废物的管理工作。

三、基层医疗卫生机构如何做好医疗废物管理

做好基层医疗卫生机构的医疗废物管理首先要明确管理组织架构，其次要建立完善的管理制度，开展人员培训，最终要

把各项医疗废物处置措施落到实处。

（一）建立医疗废物管理责任制

医疗废物的安全管理，依赖于健全的规章制度、管理组织。基层医疗卫生机构应当建立医疗废物管理责任制，落实主体责任，配备专门人员负责检查、督促，落实医疗废物管理工作要求。医疗卫生机构法定代表人为本机构医疗废物管理第一责任人，切实履行职责，确保医疗废物的安全管理。

医疗卫生机构应当制定一套内容完整的医疗废物管理制度。内容应该包括但不限于：医疗卫生机构内医疗废物各产生地点对医疗废物分类收集方法和工作要求；医疗卫生机构内医疗废物的产生地点、暂时储存地点的工作制度及从产生地点运送至暂时储存地点的工作要求；医疗废物在医疗卫生机构内部运送及将医疗废物交由医疗废物处置单位的有关交接、登记的规定；医疗废物管理过程中的特殊操作程序及发生医疗废物流失、泄漏、扩散和意外事故的紧急处理措施；医疗废物分类收集、运送、暂时储存过程中有关工作人员的职业卫生安全防护措施。

医疗卫生机构应当设置负责医疗废物管理的监控部门或者专（兼）职人员，负责指导、检查医疗废物分类收集、运送、暂时储存及机构内处置过程中各项工作的落实情况；负责指导、检查医疗废物分类收集、运送、暂时储存及机构内处置过程中的职业卫生安全防护工作；负责组织医疗废物流失、泄漏、扩散和意外事故发生时的紧急处理工作；负责组织有关医疗废物管理的培训工作；负责有关医疗废物登记和档案资料的管理；负责及时分析和处理医疗废物管理中的其他问题。

医疗卫生机构应当依据国家有关法律、行政法规、部门规章和规范性文件的规定建立医疗废物相关报告制度。发生医疗废物流失、泄漏、扩散时，应当在 48 小时内向所在地的县级卫生行政部门、环境保护行政部门报告，调查处理工作结束后，医疗卫生机构应当将调查处理结果向所在地的县级卫生行政部门、环境保护行政部门报告。发生因医疗废物管理不当导致 1 人以上死亡或 3 人以上健康损害，需要对患者提供医疗救护和现场救援的重大事故时，应当在 24 小时内向所在地的县级卫生行政部门、环境保护行政部门报告，并根据《医疗废物管理条例》的规定，采取相应紧急处理措施。发生医疗废物导致传染病传播或者有证据证明传染病传播的事故有可能发生时，应当按照《中华人民共和国传染病防治法》及有关规定报告，并采取相应措施。

（二）规范医疗废物收集、运送与暂存操作

基层医疗卫生机构应当按照要求做好医疗废物的源头分类，规范医疗废物分类收集、运送、暂存、交接的方法和程序。基层医疗卫生机构要依据《医疗废物分类目录》制定具体的分类收集清单，实施相应的分类管理流程，重点加强感染性、损伤性、病理性医疗废物分类管理。医疗废物的包装应当符合《医疗废物专用包装袋、容器和警示标志标准》要求。严格规范医疗废物暂存场所（设施）管理，不得露天存放，防止二次污染。基层医疗卫生机构应当将医疗废物交由持有危险废物经营许可证的医疗废物集中处置单位处置，建立交接登记制度，按照医疗废物的种类、数量做好交接登记，严格执行危险废物转移联单管理制度，认真填写危险废物转移联单（医疗废物专用）。

规范的操作内容包括但不限于：根据医疗废物的类别，将医疗废物分置于符合《医疗废物专用包装袋、容器和警示标志标准》的包装袋或容器内；在盛装医疗废物前，应当对医疗废物包装袋或容器进行认真检查，确保无破损、渗漏和其他缺陷；感染性废物、病理性废物、损伤性废物、药物性废物及化学性废物不能混合收集。少量的药物性废物可以混入感染性废物，但应当在标签上注明；废弃的麻醉药品、精神药品、放射性药品、毒性药品等及其相关的废物的管理，依照有关法律、行政法规和国家有关规定、标准执行；化学性废物中批量的废化学试剂、废消毒剂应当交由专门机构处置；批量的含有汞的体温计、血压计等医疗器具报废时，应当交由专门机构处置；医疗废物中病原体的培养基、标本和菌种、毒种保存液等高危险废物，应当首先在产生地点进行压力蒸汽灭菌或者化学消毒处理，然后按感染性废物收集处理；隔离的传染病患者或者疑似传染病患者产生的具有传染性的排泄物，应当按照国家规定严格消

毒，达到国家规定的排放标准后方可排入污水处理系统；隔离的传染病患者或者疑似传染病患者产生的医疗废物应当使用双层包装袋，并及时密封；放入包装袋或容器内的感染性废物、病理性废物、损伤性废物不得取出。

1. 医疗废物的分类收集

基层医疗卫生机构的治疗室、病房等医疗废物产生地点应当张贴医疗废物分类收集方法的示意图或文字说明。盛装的医疗废物达到包装袋或者容器的 3/4 时，应当使用有效的封口方式，使包装袋或容器的封口紧实、严密。包装袋或容器的外表面被感染性废物污染时，应当对被污染处进行消毒处理或增加一层包装袋。盛装医疗废物的每个包装袋、容器外表面应当有警示标识，在每个包装袋、容器上应当系中文标签，中文标签的内容应当包括：医疗废物产生单位、产生日期、类别及需要的特别说明等。

2. 医疗废物的转运

指定专人运送基层医疗卫生机构内部各环节产生的医疗废物。运送人员每天从医疗废物产生地点将分类包装的医疗废物按照规定的时间和路线运送至内部指定的暂时储存地点。运送人员在运送医疗废物前，应当检查包装袋或容器的标识、标签及封口是否符合要求，不得将不符合要求的医疗废物运送至暂时储存地点。运送人员在运送医疗废物时，应当防止造成包装袋或容器破损和医疗废物的流失、泄漏和扩散，并防止医疗废物直接接触身体。运送医疗废物应当使用防渗漏、防遗撒、无锐利边角、易于装卸和清洁的专用运送工具。每天运送工作结束后，应当对运送工具及时进行清洁和消毒。

3. 医疗废物的暂时储存

基层医疗卫生机构应当建立医疗废物暂时储存设施设备，不得露天存放医疗废物；医疗废物暂时储存的时间不得超过 2 天。基层医疗卫生机构建立的医疗废物暂时储存设施设备应当达到以下要求：远离医疗区、食品加工区、人员活动区和生活垃圾存放场所，方便医疗废物运送人员及运送工具、车辆出入；

有严密的封闭措施，设专（兼）职人员管理，防止非工作人员接触医疗废物；有防鼠、防蚊蝇、防蟑螂的安全措施；防止渗漏和雨水冲刷；易于清洁和消毒；避免阳光直射；设有明显的医疗废物警示标识和"禁止吸烟、饮食"的警示标识。暂时储存病理性废物的设施设备，应当具备低温储存或防腐条件。

4. 医疗废物的处置交接

基层医疗卫生机构应当将医疗废物交由取得县级以上环境保护行政部门许可的医疗废物集中处置单位处置，依照危险废物转移联单制度填写和保存转移联单。基层医疗卫生机构应当对医疗废物进行登记，登记内容应当包括医疗废物的来源、种类、重量或数量、交接时间、最终去向及经办人签名等项目。登记资料至少保存 3 年。医疗废物转交出去后，应当对暂时储存地点、设施及时进行清洁消毒处理。禁止基层医疗卫生机构及其工作人员转让、买卖医疗废物。禁止在非收集、非暂时储存地点倾倒、堆放医疗废物，禁止将医疗废物混入其他废物和生活垃圾。

5. 医疗废物的事故紧急处置

基层医疗卫生机构发生医疗废物流失、泄漏、扩散和意外事故时，应当按照以下要求及时采取紧急处理措施：确定流失、泄漏、扩散的医疗废物的类别、数量、发生时间、影响范围及严重程度；组织有关人员尽快按照应急方案，对发生医疗废物泄漏、扩散的现场进行处理；对被医疗废物污染的区域进行处理时，应当尽可能减少对患者、医务人员、其他现场人员及环境的影响；采取适当的安全处置措施，对泄漏物及受污染的区域、物品进行消毒或其他无害化处置，必要时封锁污染区域，以防扩大污染；对感染性废物污染区域进行消毒时，消毒工作从污染最轻区域向污染最严重区域进行，对可能被污染的所有使用过的工具也应当进行消毒；工作人员应当做好卫生安全防护后进行工作。处理工作结束后，基层医疗卫生机构应当对事件的起因进行调查，并采取有效的防范措施预防类似事件的发生。

（三）强化人员培训，做好职业安全防护

医疗卫生机构要定期开展培训，强化相关人员的法制意识、责任意识，提高规范管理医疗废物的能力。特别要加强对涉及医疗废物分类收集、转运、暂存、交接等工作人员的培训和管理，严格落实职业安全防护措施，定期进行健康检查。医疗卫生机构应当对本机构工作人员进行培训，提高全体工作人员对医疗废物管理工作的认识。对从事医疗废物分类收集、运送、暂时储存、处置等工作的人员和管理人员，进行相关法律和专业技术、安全防护及紧急处理等知识的培训。

1. 医疗废物相关工作人员和管理人员应达到的要求

医疗废物相关工作人员和管理人员应掌握国家相关法律法规、规章制度和有关规范性文件的规定，熟悉本机构制定的医疗废物管理的规章制度、工作流程和各项工作要求；掌握医疗废物分类收集、运送、暂时储存的正确方法和操作程序；掌握医疗废物分类中的安全知识、专业技术、职业卫生安全防护等知识；掌握在医疗废物分类收集、运送、暂时储存及处置过程中预防被医疗废物刺伤、擦伤等伤害的措施及发生后的处理措施；掌握发生医疗废物流失、泄漏、扩散和意外事故情况时的紧急处理措施。

2. 医疗废物相关工作人员的职业防护要求

医疗卫生机构应当根据接触医疗废物种类及风险大小的不同，采取适宜、有效的职业卫生防护措施，为机构内从事医疗废物分类收集、运送、暂时储存和处置等工作的人员和管理人员配备必要的防护用品，定期进行健康检查，必要时，对有关人员进行免疫接种，防止其受到健康损害。医疗卫生机构的工作人员在工作中发生被医疗废物刺伤、擦伤等伤害时，应当采取相应的处理措施，并及时报告机构内的相关部门。

附录

附录一 患者安全风险告知书

尊敬的患者/家属：

在住院期间，您将会接受一系列医疗护理措施，可能会遇到一些无法预测和无法避免的风险，在此，向您或您的委托人告知如下：

项目	内 容
A：高危药物静脉输液风险	使用药物（　　　　　　　　）静脉输液时可能会出现静脉炎和输液不良反应，护士会及时给予观察及处理。患者及家属请不要随意调节输液速度，出现异常及时告知当班护士
B：压力性损伤发生危险（评分≤12分）	重危、昏迷、消瘦、长期卧床、特大手术、截瘫和采取强迫体位的患者是压力性损伤的易发人群。即使在医护人员采取措施的情况下，患者仍存在发生预期压力性损伤的可能。一旦发生，护士会进行精心的护理
C：跌倒/坠床发生危险（评分≥45分）	由于年龄、精神、用药、活动能力、视力、疾病、意识状态、既往史等因素影响，患者有坠床/跌倒的危险，请配合医护人员采取相应安全防护，并加强陪护
D：保护具使用	在住院治疗期间，您可能因□意识不清；□意识清醒但不配合；□行为不能自控；□年龄＞65岁；□危重；□其他原因，可能出现拔出导管/摔伤/坠床等危险，为保证安全，需采用护理保护具□床栏；□约束带；□限制肢体活动，这是一项保障患者安全的主要措施，希望得到您的理解和配合
E：烫伤发生危险	热水袋使用时要求：①成人水温60~70℃，对老年人、昏迷、末梢循环不良、感觉障碍等患者，水温应调至50℃以内，并用大毛巾包裹，避免直接接触患者的皮肤而引起烫伤。②使用过程中，应经常观察局部皮肤的颜色，如发现皮肤潮红，应立即停止使用，并在局部涂凡士林，可起保护皮肤的作用。请您配合医护人员采取相应安全防护，并加强陪护
F：导管滑脱危险	由于意识状态、精神等因素影响，患者有管道脱落的危险，医护人员采取相应安全防护、约束，请配合、谅解并加强陪护
其他：	

评估风险项目	年/月/日	时间	知晓项目	患者签名	委托人签名	告知护士签名

以上您的签名表示：①您已经了解、同意前面所诉的内容；②您的责任护士针对以上情况已向您做了充分解释；③您已获得了相关安全、护理风险防范的相关信息。

附录二　医疗质量（安全）不良事件报告表

报告日期：　　年　月　日　时　分　　事件发生日期：　　年　月　日　时

A. 患者资料			
1. 姓名：	2. 性别：	3. 年龄：	4. 职别：
5. 诊疗时间：		6. 住院号/就诊卡号：	
7. 临床诊断：			
8. 在场相关人员或相关科室：			

B. 不良事件情况

9. 事件发生场所：□急诊　□门诊　□住院部　□医技部门　□行政后勤部门　□其他

10. 不良后果：□无　□有（请写出）＿＿＿＿＿＿

11. 事件经过：

C. 不良事件类别

□ 信息传递错误事件：医生、护理、医技判定意见错误、医嘱错误（口头及书面）、其他传递方式错误	□ 营养与饮食事件：如饮食类别错误、未按医嘱用餐或禁食等
□ 治疗错误事件：患者、部位、器材、剂量等选择错误；不认真查对事件	□ 物品运送事件：如延迟、遗忘、丢失、破损、未按急需急送、品种规格错误等
□ 方法/技术错误事件：遗忘、未治疗、延期、时间或程序错误、不必要的治疗、灭菌/消毒错误、体位错误等	□ 放射安全事件：如放射线泄漏、放射性物品丢失、未行防护、误照射等
□ 药物调剂分发错误事件：医嘱、处方、给药、调剂等不良事件	□ 诊疗记录事件：包括诊疗记录丢失、未按要求记录、记录内容失实或涂改、无资质人员书写记录等
□ 输血事件：医嘱、备血、传送及输血不当引起的不良事件	□ 知情同意事件：如知情告知不准确、未行知情告知、未告知先签字同意、告知与书面记录不一致、未行签字同意等
□ 设备器械使用事件：设备故障或使用不当导致的不良事件	□ 非预期事件：非预期重返 ICU 或延长住院时间
□ 导管操作事件：液体漏/渗、导管脱落/断裂/堵塞、连接错误等	□ 医护安全事件：包括针刺、锐器刺伤、接触化疗药物、传染病等导致损害的不良事件
□ 医疗技术检查事件：检查人员无资质、标本丢失或弄错标本、试剂管理、医疗信息沟通错误；迟报、漏报、错报结果等	□ 不作为事件：医疗护理工作中已发现问题，但未及时处理及汇报，导致的不良后果加重等事件
□ 基础护理事件：如摔倒、坠床、误吸、误咽、未按医嘱执行禁食/禁水、无约束固定、烧烫伤事件等	□ 其他事件：非上述异常事件

续表

D. 不良事件的等级

□Ⅰ级事件　　□Ⅱ级事件　　□Ⅲ级事件　　□Ⅳ级事件

E. 事件发生后及时处理与分析

导致事件的可能原因:

事件处理情况（提供补救措施或改善建议）:

F. 不良事件评价（主管部门填写）

G. 持续改进措施（主管部门或医疗质量与安全管理委员会填写）

H. 选择性填写项目（中毒、重度、极重度事件必填，其余事件建议填写）

报告人:　□医生　　□技师　　□护理人员　　□其他
当事人的类别:□本院员工　　□进修生　　□实习生　　□不详
职称:　　　□高级　　□中级　　□初级　　□士级
报告人签名:_____　科室:_____　联系电话:_____

附录三 压力性损伤高危因素评估表

评估内容	评 分				首次评估		
	1分	2分	3分	4分			
1. 感知能力	完全丧失	大部分丧失	轻度受限	未受损			
2. 潮湿温度	持久潮湿	常常潮湿	偶尔潮湿	罕见潮湿			
3. 活动能力	卧床	坐位	偶尔行走	经常行走			
4. 移动能力	完全受限	非常受限	轻微受限	不受限			
5. 营养摄取能力	非常差	可能不足	充足	丰富			
6. 摩擦力和剪切力	存在问题	有潜在问题	不存在问题				
得 分							
得分≤12分为压力性损伤高危,用"√"表示							
落实防范压力性损伤相关措施(用"√"表示)							
必做	预防压力性损伤健康教育						
	保持床单位清洁、干燥、平整						
	保持随身衣裤清洁、干燥、舒适						
	保持皮肤清洁干燥和光滑						
选做	定时翻身、观察受压皮肤情况						
	使用气垫床						
	骨突、受压部位予以保护						
	摄取足够营养、能量和蛋白质						
	调整患者姿势、无拖拉动作						
	帮助患者行主动或被动关节活动						
	使用床头警示标示,并在腕带上粘贴高危标识						
	加强巡查、重点交接						
	认真书写护理记录,落实风险告知						
其他措施							
结果	是否发生压力性损伤:□否 □是 发生时间:_____ 部位:_____ 程度:_____ 转归情况:_____				评估人签名:_____ 签名日期:_____		

附录四　跌倒/坠床危险因素评估表

评估内容	评　分	首次评估	
1. 跌倒史/视觉障碍	0 分 = 无		
	25 分 = 有（①入院前一年有跌倒史；②坠床史；③视觉障碍）		
2. 超过 1 个医学诊断	0 分 = 1 个		
	15 分 = 超过 1 个		
3. 行走辅助	0 分 = ①卧床；②有人照顾活动；③不需要任何物品辅助；		
	15 分 = 使用拐杖、手杖、助行器		
4. 接受药物治疗	0 分 = 无		
	20 分 = 有（目前使用①镇静药；②镇痛药；③安眠药；④利尿药；⑤泻药；⑥降压药；⑦降糖药；⑧其他特殊药物等）		
5. 步态/移动	0 分 = ①正常；②卧床休息；③不能移动		
	10 分 = ①年龄超过 65 岁；②迈步时感觉下肢乏力或无力；③需要辅助物品支撑		
	20 分 = ①站立困难；②下肢颤抖；③关节强直；④小步态；⑤不抬腿拖着脚走		
6. 精神状态	0 分 = 自主行为能力		
	15 分 = ①意识障碍；②沟通障碍；③睡眠障碍；④躁动；⑤非常自信，对评估提醒漠视		
得分			
（低危 < 25 分；中危 25 ~ 44 分；高危 ≥ 45 分）高危用"√"表示			
必做	保持病房地面清洁干燥		
	病房床旁走道障碍清除		
	将常有物品放置于便于患者拿取处		
	留陪护，应在有人陪护下方可离床活动		
	向患者及家属进行防跌倒/坠床的宣教		

续表

评估内容	评 分	首次评估	
选做	指导患者渐进活动，必要时使用辅助工具		
	家属陪伴在旁，离开时需告知值班护士		
	床栏保护		
	使用约束带保护		
	指导床上使用便器		
	指导改变体位遵循"三部曲"：平躺30秒—起坐30秒—站立30秒—再行走		
	使用床头警示牌，佩戴粘贴有高危标识的腕带		
	加强巡视，列为交班重点		
	书写护理记录，落实风险告知		
其他措施			
结果	是否发生跌倒/坠床：□否　□是 发生时间：＿＿＿＿　　　地点：＿＿＿＿ □跌倒/坠床未受伤　　　□跌倒/坠床受伤 受伤情况：＿＿＿＿　受伤转归：＿＿＿＿	结果评估人签名： ＿＿＿＿ 签名日期：＿＿＿＿	

附录五　导管滑脱高危因素评估表

评估内容	评分	分值	首次评估		
年龄	<14 岁或≥65 岁	2			
意识状态	意识模糊	3			
	嗜睡/浅昏迷/昏睡	2			
	中/深昏迷/镇静	1			
情绪状态	不稳定	2			
	有时稳定	1			
合作程度	不合作	3			
	间断合作	2			
耐受程度	疼痛或不适导致不耐受	2			
	疼痛或不适，但基本能耐受	1			
导管类型	A. 胸腔引流管　B. T 型引流管　C. 气管插管 D. 动静脉插管　E. 其他	3			
	A. 胸腔引流管　B. 深静脉导管　C. 胃肠营养管　D. 其他	2			
	A. 导尿管　B. 胃管　C. 氧气管　D. 其他	1			
管道固定类型	胶布	3			
	固定器	2			
活动	使用助行器/步态不稳/需搀扶	2			
	绝对卧床/定时翻身/完全自主活动	1			
得分					
导管脱落高危（≥9 分为高危，用"√"表示）					
落实防范导管滑脱的相关措施（用"√"表示）					
必做	预防管道滑脱健康教育				
	管道标识明显，固定稳妥				
选做	加强巡视、重点交班				
	使用床头警示牌、并在腕带上粘贴高危标识				
	进行保护性约束				
	书写护理记录，落实风险告知				
其他措施					

附录六 自理能力评估表

评估内容	完全独立	需部分帮助	需极大帮助	完全依赖	首次评估				
进食	10	5	0	—					
洗澡	5	0	—	—					
修饰	5	0	—	—					
穿衣	10	5	0	—					
控制大便	10	5	0	—					
控制小便	10	5	0	—					
如厕	10	5	0	—					
床椅转移	15	10	5	0					
平地行走	15	10	5	0					
上下楼梯	10	5	0	—					
得　　分									
重度依赖（≤40分为重度依赖，用"√"表示）									

附录七　住院患者疼痛评估记录表

科室＿＿＿＿＿床号＿＿＿姓名＿＿＿＿＿＿性别＿＿＿住院号＿＿＿诊断＿＿＿＿＿＿＿

0～10 数字疼痛强度量表

0：无痛。1～3：轻度疼痛。4～7：中度疼痛。8～9：重度疼痛。10：剧烈疼痛

Wong－Sanker 面部表情量表

急性疼痛者、老人、小儿、表达能力丧失者适用

年　月　日	时间	疼痛部位	评分	措施	签名

备注：

1. 评分说明

评分＜4分，需对患者和家属进行健康宣教，每天16:00评分。

评分≥4分，≤7分，每天9:00、16:00评估，采取疼痛和护理措施并记录。

评分≥8分，每天6:00、11:00、16:00、21:00评估，采取措施、记录并床头交接班。

2. 护理措施

A. 心理安慰；B. 卧床休息；C. 镇痛泵；D. 分散注意力；E. 冷敷；F. 热敷；G. 理疗；H. 知识宣教；I. 遵医嘱用药；J. 调整体位；K. 按摩止痛；L. 其他。

附录八　危重患者风险评估及安全管理措施表

床号：　　姓名：　　性别：　　年龄：　　科别：　　诊断：　　住院号：

项目	风险评估	防范措施
病情变化	□猝死 □出血 □昏迷 □脑疝 □其他	□按照护理级别按时巡视患者，落实基础护理措施 □护理记录真实、准确、客观、完整、及时 □加强意识、瞳孔和生命体征监测，及时准确执行医嘱 □常规抢救设备完好 □常规抢救药品完好
心理因素	□恐惧 □愤怒 □焦躁 □悲伤 □其他	□帮助患者适应住院生活，详细介绍病情及预后 □多陪伴患者，多与患者接触交谈，同情、关心患者，了解其心理动态及情绪波动的原因 □营造安静舒适的休息环境，避免强光、噪声等不良刺激，避免一切精神干扰，消除有害刺激因素 □合理安排陪护与探视，使其充分享受亲情
护理并发症	□口腔炎 □肺部感染 □泌尿系感染 □压力性损伤 □其他	□协助患者漱口，口腔护理每天两次 □保持环境卫生，按时翻身拍背，每天两次 □会阴清洁每天一次，导尿患者尿道口用普罗碘胺消毒每天两次 □床单位平整干燥，翻身拍背每两小时一次
患者安全	□跌倒 □烫伤 □坠床 □导管滑脱 □误吸 □静脉炎 □自伤 □其他	□床头警示，穿防滑鞋，行动有陪伴，用助行工具，勤巡视 □床头警示，温水袋外裹毛巾，水温不超过50℃，加强巡视 □床头警示，加床栏，必要时用保护性约束，加强巡视 □妥善固定导管，移动患者时注意导管位置，加强巡视 □床头抬高30°～45°，从健侧喂食，增加食物黏稠度 □严格执行无菌操作，遵守操作规程 □加强看护，各班认真交接

评估时间：　　年　月　日　时　分　　　　　责任护士：

附录九 药品不良反应／事件报告表

编码：＿＿＿＿＿＿

首次报告□　　跟踪报告□

报告类型：新的□　严重□　一般□　报告单位类别：医疗机构□　经营企业□　生产企业□　个人□　其他□

患者姓名：＿＿＿＿　性别：男□　女□　出生日期：＿＿＿年＿＿月＿＿日　民族：＿＿＿　体重（kg）：＿＿＿　联系方式：＿＿＿＿
或年龄：＿＿＿

原患疾病：　医院名称：＿＿＿＿　　　　　　　　　　　　　既往药品不良反应事件：有□　无□　不详□
　　　　　病历号／门诊号：＿＿＿＿　　　　　　　　　家族药品不良反应事件：有□　无□　不详□

相关重要信息：吸烟史□　饮酒史□　妊娠期□　肝病史□　肾病史□　过敏史□　其他□

药品	批准文号	商品名称	通用名称（含剂型）	生产厂家	生产批号	用法用量（次剂量、途径、日次数）	用药起止时间	用药原因
怀疑药品								
并用药品								

不良反应／事件名称：　　　　　　　　　　　　　　　　　　　　　　不良反应／事件发生时间：　　年　　月　　日

续表

不良反应/事件过程描述（包括症状、体征、临床检验等）及处理情况（可附页）：

不良反应/事件的结果：痊愈□ 好转□ 未好转□ 未转归□ 不详□ 有后遗症□ 表现：_____
死亡□　直接死因：_____　死亡时间：　　年　月　日

停药或减量后，不良反应/事件是否消失或减轻？　是□　否□　不明□　未停药或未减量□

再次使用可疑药品后是否再次出现同样不良反应/事件？　是□　否□　不明□　未再使用□

对原患疾病的影响：不明显□　病程延长□　病情加重□　导致后遗症□　导致死亡□

关联性评价	报告人评价：	肯定□	很可能□	可能□	可能无关□	待评价□	无法评价□	签名：
	报告单位评价：	肯定□	很可能□	可能□	可能无关□	待评价□	无法评价□	签名：
报告人信息	联系电话：		职业：医生□ 药师□ 护士□ 其他□			
	电子信箱：		签名：			
报告单位信息	单位名称：	联系人：	电话：	报告日期：　　年　月　日		
生产企业请填写信息来源	医疗机构□　经营企业□　个人□　文献报道□　上市后研究□　其他□					
备注						